党建引领
文化铸魂
人民医院为人民

主　编　刘玉村

副主编（按参编单位排序）

方建宁　王建六　钭方芳　武素英　李　俊

吴晓华　曹志宏　黄　鬻　戴　辉　周　琳

叶秀峰　严想元　高瑞彦　李兴元

人民卫生出版社

·北　京·

图书在版编目（CIP）数据

党建引领 文化铸魂：人民医院为人民 / 刘玉村主编 . -- 北京：人民卫生出版社，2024. 8. -- ISBN 978-7-117-36766-0

Ⅰ. D267.6；R197.3

中国国家版本馆 CIP 数据核字第 2024A3R526 号

人卫智网	www.ipmph.com	医学教育、学术、考试、健康，购书智慧智能综合服务平台
人卫官网	www.pmph.com	人卫官方资讯发布平台

党建引领 文化铸魂
——人民医院为人民
Dangjian Yinling Wenhua Zhuhun
——Renmin Yiyuan Wei Renmin

主　　编：刘玉村
出版发行：人民卫生出版社（中继线 010-59780011）
地　　址：北京市朝阳区潘家园南里 19 号
邮　　编：100021
E - mail：pmph @ pmph.com
购书热线：010-59787592　010-59787584　010-65264830
印　　刷：北京瑞禾彩色印刷有限公司
经　　销：新华书店
开　　本：710×1000　1/16　　印张：19
字　　数：254 千字
版　　次：2024 年 8 月第 1 版
印　　次：2024 年 9 月第 1 次印刷
标准书号：ISBN 978-7-117-36766-0
定　　价：120.00 元

打击盗版举报电话：010-59787491　E-mail：WQ @ pmph.com
质量问题联系电话：010-59787234　E-mail：zhiliang @ pmph.com
数字融合服务电话：4001118166　E-mail：zengzhi @ pmph.com

组织编写单位

国家卫生健康委人才交流服务中心

编者名单

国家卫生健康委人才交流服务中心

方建宁

北京大学第一医院

刘玉村　赵　菲

北京大学人民医院

王建六　邵晓凤　孙　薇　汪铁铮　吕箐雯

江西省人民医院

钭方芳　邹清水　杨　婷　乐熙文　张　峰　梁建军

河南省人民医院

武素英　胡晓军　王心果

山西省长治市人民医院

李　俊　胡文庆　胡　鼎　张　蔷　赵亚宁

四川省成都市新都区人民医院

吴晓华　陈少銮　古翔儒　吴曼迪　戴佳利

江苏省宜兴市人民医院

曹志宏　殷洁君　王晨祎　卢　旭

浙江省湖州市德清县人民医院

黄　鬶　赵伟平　陆国强　陈铁腾　沈卫良　刘　翔

江西省赣州市人民医院

戴　辉　潘贤波　朱　琦　蓝　婷　杨院勤

广东省人民医院

周　琳　张玲玲　张蓝溪　冯军东　郑俊秋　郑卫平

广东省深圳市人民医院

叶秀峰　董国营　陈晓光　梁颖妍　吴　璨　詹岳伟

湖北省天门市第一人民医院

严想元　陈伯勋　谭彩华

河北省正定县人民医院

高瑞彦　梁文正

山东省威海市威海卫人民医院

李兴元　谷源林　王华媛　王海萍　颜军尧　钟　群

编写秘书

中国现代医院管理智库办公室

陆建成　靖　洲　温　静　赵旭岩　张　政　刘彤彤

　　2019 年，国家卫生健康委人才交流服务中心、上海申康医院发展中心和无界进修发起成立了中国现代医院管理智库四个专家委员会，我应邀担任党的建设和医院文化专委会主任委员。在工作研讨会上，我就如何开展和推进专委会工作的计划中提出了设想，其中包括编写一本介绍医院发展经验的图书，此想法得到了与会专家的积极鼓励，也得到了人民卫生出版社王雪凝董事长的大力支持，即决定编写《党建引领 文化铸魂——医院发展经验谈》一书。经过通盘考虑，大家选定国内最有代表性的八家医院作为参编单位，提供案例介绍经验。经过大家的勤奋工作，此书在中国共产党建党百年华诞之前隆重出版发行。超乎我们的预想，此书受到了业内广泛的关注。作为主编，我也接到如是否还能继续编写、是否能纳入更多医院的咨询和建议。

　　大家的热情给予我很大的鼓励，我由此萌生出策划编写第二本乃至第三本图书的想法。这两本书用怎样的思路来选择参编的医院，从而达到最好的效果，成了我脑海里挥之不去的问题。最终，我提出了选择医院的基本思路：沿着红色之旅、踏着伟人足迹、人民医院为人民和改革开放前沿遴选编写单位，并且要求打破地域、级别等限制，以各单位建院年份为主线进行排序。此方案得到了大家的广泛支持和积极参与，经过不懈努力，《党建引领 文化铸魂——人民医院为人民》《党建引领 文化铸魂——公立医院高质量发展开新篇》两本书即将出版发行。

　　人民就是江山、江山就是人民。一切为了人民是中国共产党的核心要义。习近平总书记 2019 年 3 月在意大利国事访问时说过的那句"我将无我，不负人民"振聋发聩，始终感染着我们每一位共产党员。

党建引领，是人民医院发展的根本保证。人民医院始终坚持以人民为中心的发展思想，不断提升医疗服务水平，为人民群众的健康福祉贡献力量。党建工作也促进了医院内部的团结协作，激发了医务工作者的积极性和创造力，为医院的高质量创新发展注入了强大动力。

文化铸魂，是人民医院发展的内在动力。医院文化有着独特的精神力量，凝聚着医务工作者的共同信念和追求。"人民至上、生命至上"激励着大家无论是战时还是平时，都会把人民始终放在最重要的位置不断前行。

我相信此书会给广大读者以启发，也希望此书能为各级医院党的建设和医院文化建设提供参考，为我国公立医院的高质量发展贡献微薄的力量。

感谢所有参与本书编辑出版工作的同道，感谢无界进修为此书编写所做的大量工作，正是他们的辛勤付出使得此书得以问世。

谨以此书献给共和国 75 岁生日。

刘玉村
2024 年 4 月

第一章

百年传承为人民

——北京大学人民医院的百年荣光

第二章

文化铸魂百廿载，护佑健康永相传

——江西省人民医院（南昌医学院第一附属医院）践行高质量发展

第三章

百廿载初心不改，两甲子矢志为民

——河南省人民医院"一切为了人民健康"的基因解码

第四章

弘扬"雪芳精神"，坚持党建引领

——山西省长治市人民医院奋力实现高质量发展

第五章

施医养济铭初心，现代管理绘蓝图

——四川省成都市新都区人民医院高质量发展掠影

第六章
强根铸魂聚合力，惟实励新谱华章
——江苏省宜兴市人民医院党建案例分享

第七章
固本强基抓党建，凝心铸魂促发展
——浙江省湖州市德清县人民医院助力高质量发展纪实

第八章

赓续伟大红医精神，守护苏区人民健康

——江西省赣州市人民医院党建案例分享

第九章

人民健康的守护者，高质量发展的排头兵
——广东省人民医院发展经验谈

第十章

坚守初心使命，赓续特区精神
——探寻广东省深圳市人民医院的"人民情结"

第十一章

初心如磐担使命，医心向党逐梦行

——湖北省天门市第一人民医院党建案例分享

第十二章

风雨沧桑七十余载，不忘初心砥砺前行

——河北省正定县人民医院党建案例分享

第十三章

以人民的名义办人民满意的医院

——山东省威海市威海卫人民医院党建案例分享

第一章

百年传承为人民

——北京大学人民医院的百年荣光

北京大学人民医院创建于 1918 年，是中国人自行筹资建设和管理的第一家综合性西医医院，前身为"中央医院"，中国现代医学先驱伍连德博士任首任院长。经过一个世纪的发展，医院现已成为集医疗、教学、科研、保健为一体的现代化综合性三级甲等医院，是国家卫生健康委委管医院、北京大学附属医院、北京大学第二临床医学院。

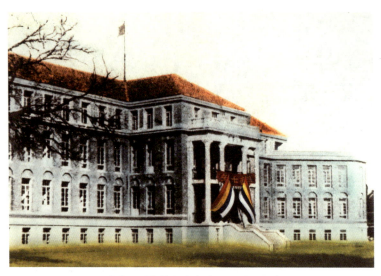

中央医院（北京大学人民医院前身）

医院始终坚持党对医院工作的全面领导，为贯彻习近平总书记关于"始终把最广大人民根本利益放在心上，坚定不移增进民生福祉，把高质量发展同满足人民美好生活需要紧密结合起来"的要求，落实《关于推动公立医院高质量发展的意见》精神，将"一二三四"工程作为医院的总体发展战略。其中，"一"是指一个目标，以实现高质量发展为目标；"二"是围绕着两条主线来进行发展，这两条主线是医教研防管协同发展、集成创新发展；"三"是实施了三大战略，包括

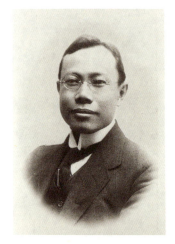

医院首任院长伍连德

学科人才战略、空间战略和运营战略；"四"是最终希望能够达到四个满意，也就是患者满意，员工满意，社会满意，国家满意。

百年传承，是一条光明之路，亦是一条坚韧而漫长的道路。时光淬炼中，流淌的是时间涟漪，不变的是一代代北京大学人民医院员工（以下简称"人民人"）对医者仁心的坚守；吹拂的是岁月砂砾，不变的是一代代"人民人"对精湛医术的追求。他们是历史的见证者，也是未来的创造者。他们与时间赛跑，与生命对话，在亦长亦短的岁月中，铸就了一个又一个的辉煌篇章！

一、文化铸魂，人民至上

正所谓"古之立大事者，不惟有超世之才，亦必有坚忍不拔之志"，没有信仰，个人便无法自立；医院的管理与发展亦是如此，没有信仰，医院就如无舵之船，难以前行。自创院之初，人民医院便将"人民至上"的信念深深地烙印在心，历经百余年风雨交替，血脉传承，"人民至上"始终是其不变的底色与力量。

人民医院院区里的人民公园中，中国现代医学先驱，中国卫生防疫奠基人，医院首任院长伍连德博士伟岸的铜像沉静安详。一百多年前人类历史上载入史册的那次波澜壮阔的鼠疫抗争，仿佛就在眼前。

1910 年底，东北鼠疫大流行时，伍连德临危受命，承担起东北防疫的重任。这不仅是拯救数以万计的鲜活生命，亦在捍卫东北的土地不被侵略占领。北上抗疫的过程中，他发现病原体、找到传播途径；通过"疫患隔离""伍氏口罩"等创新性措施切断疫情蔓延；通过焚烧疫尸消灭传染源。一系列开拓性工作有力控制了肆虐数月的疫情，避免了一场世界性灾难。伍连德在短时间内成功抗击鼠疫，无疑打破了以日俄为代表的帝国主义侵略者的美梦。

伍连德身上所体现出的科学精神、人文精神、奉献精神流淌在北京大学人民医院这所百年医学殿堂，受任于疫虐之际，奉命于病难之间，坚守在生死之线，成为了一代代"人民人"的使命。

（一）众志成城，抗击"非典"

2003年春天，由SARS病毒引发的严重急性呼吸综合征（以下简称"非典"）悄无声息地在北京蔓延，也将整个社会推向了恐慌的边缘。人们对未知的病毒感到惶恐，对未来的痛苦充满不安，"无形杀手"随时可能扩散，向无辜的人民显现出狰狞面孔。

面对来势汹汹的SARS病毒，面对种种不确定的未知，每个人都会害怕，会担忧，会犹豫踟蹰，这是人之常情；但"人民人"在恐惧不安中仍然选择"冲上去"，将自己的生死抛于脑后，不遗余力地奉献自己的力量，这是"医者厚道"。经过"非典"之战的医生回忆说："那真是一段惊心动魄的经历，前一天晚上还一起吃饭的同事，第二天就被告知发烧了、隔离了，下一个医务人员赶紧补上去。"

当人民医院的临时"非典"病房抢建完成后，急诊科和呼吸科已经无医护人员可调用。医院只能抽调其他临床科室的医护人员作为替补。内分泌科、免疫科、消化科等各个科室，毅然参战，成为替补科室，补上医生缺口。SARS病毒传染性极强，负责病房工作无异于是在刀尖上跳舞，其凶险程度不言而喻。明知山有虎偏向虎山行，即使在这种情况下，医护人员依然抢着进入病房为患者输液、送药、查房。考虑到身体条件，各医院都不建议50岁以上的医师再进"非典"病房，但仍有诸多超龄医师主动请缨。

"非典"病房当时有多名确诊患者，配有多名医师和护士承担治疗护理，为了尽量减低医护人员被感染的风险，医院打破常规，一线医师在室外监控和处理医嘱，由二线医师直接床旁检查患者。医院好几位副主任医师级别的高年资医生，直面患者。更具危险性的是治疗护理工作，已经记不清这些来自不同科室的、年轻护士的名字，每天有5～6位护士在床旁护理"非典"患者，每班要在病房里连续工作4小时，名副其实地和患者"同呼吸共命运",护士队伍中不断有人发热倒下,几乎每天都有新面孔的年轻护士来接替。

他们也是年迈老者的儿女,是垂髫幼儿的父母,是家里的顶梁柱,是某人的唯一,是如你我一般的普通人,"大家都是医务工作者,谁不知道危险啊!但是没有人后退,前仆后继"。因为他们始终记得,他们是"人民人",是人民健康的守卫者,在时刻可能感染烈性传染病的风险中,在没有后援和明确轮换制度的情况下,"人民人"凭借医者的责任心、使命感和相互的信任、鼓励,始终保持着团队的战斗力和凝聚力。

随着医院的隔离、"非典"患者的转出,在"非典"病房工作过的医护人员作为"非典"患者的密切接触者,被安排集体"休整"隔离。在隔离地点召开的党员大会上,讨论发展了5名新党员。隔离区内还有27位同志递交了入党申请书。在这场战役中,他们看到了党组织的力量和责任,看到了党员们冲锋陷阵、身先士卒的精神风貌。每个冲上前的党员,都有着"虽九死其犹未悔"的无畏与坚毅,这样的信仰给人力量,这样的组织给人希望。

在那场难忘的"非典"遭遇战中,"人民人"经历了触及灵魂的日日夜夜,多少仁人志士咬紧牙关,拼搏奋战,人民医院各科室、各部门的职工在这场世纪瘟疫面前经受住了考验。两个多月艰难拼搏,二十多天封闭隔离,人民医院的广大医务人员为北京市战胜SARS病毒作出的特有贡献,赢得了时间,"人民人"用生命维护着自己的职业尊严,守护着人民群众的生命安全。

（二）英勇应战：收治急危重症患者数位居北京市第一

2020年初,新型冠状病毒感染疫情发生后,医院党委快速反应,积极应对,召开党委会对疫情防控工作统筹部署,按照坚定信心、同舟共济、科学防治、精准施策的要求切实做好各项工作,统一思想认识,加强组织建设,完善服务保障,充分发挥基层党组织战斗堡垒作用和党员先锋模范作用,为打赢疫情防控阻击战提供强有力的政治保障。

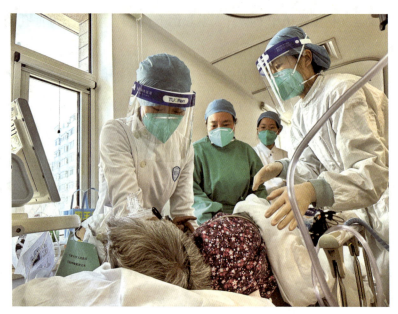

北京大学人民医院抗击疫情，全力救治患者

在上级党委的坚强领导下，院党委积极发挥政治核心作用，立即组建了百人医疗队驰援武汉。患者徐伯伯入院时病情危重，虽然全力救治，但病情仍不见好转。专家组决定尽快进行气管插管，有创呼吸机辅助通气治疗。但新型冠状病毒不仅通过飞沫传染，还有气溶胶传播风险，患者气道与外界相通，近距离操作被感染风险更大；麻醉药对循环系统有很强的抑制作用，让患者在低氧时发生心跳骤停的风险更高；危重症患者的血氧饱和度勉强达到90%，气管插管时不加重缺氧的可操作时间所剩无几……这些都要求医生用最短的时间，一次插管成功！

患者口腔气道有大量分泌物，医护人员穿着厚厚的防护服，戴着三层手套，视野被汗水和雾气重重阻挡，还要戴着闷热的防护头套。打开口腔、放入喉镜、挑起会厌、插入导管、拔出导芯、导管深入、放置牙垫、气囊充气，一气呵成。固定好气管导管、接上呼吸机，调整好参数，患者各项指标随之出现了改善。所有人才终于松了一口气。

如果说这样的极限操作只是偶然发生的一次挑战，那么闯关成功并不难；关键在于这是"人民人"疫情三年来的日常写照，他们每天都面对死神发出的战书，英勇应战。

2023 年 2 月 1 日下午，人民医院重症医学科，充满欢声笑语，99 岁高龄的裴爷爷，继 3 天前拔除气管插管成功脱离有创呼吸机后，从重症监护病房转出到普通病房康复治疗，成为人民医院 2023 年成功救治的最高龄的新型冠状病毒感染康复者。

而一个月前，裴爷爷的情况还令人揪心。裴爷爷因新型冠状病毒感染被收治在老年科病房。由于高龄、合并一系列基础病，他的病情急剧恶化，意识模糊、呼吸急促，血压、血氧饱和度不断下降，甚至出现心肾功能下降等多器官衰竭症状……裴爷爷的情况十分危急！

紧要关头，医院老年科立即联系麻醉科与重症医学科会诊。对于危重症新型冠状病毒感染患者，建立气管插管，有创正压通气是最为有效的措施。但为 99 岁高龄老年患者实施气管插管以及机械通气预后如何，大家都捏了一把汗。

"该出手就出手！"气管插管、呼吸机辅助通气势在必行！及早进行气管插管，建立有效的呼吸支持，是提高患者生存率的重要环节。严格规范操作，合理进行保护性通气，会最大限度防止并发症出现。临床治疗的每一次决策，都是在权衡、审慎中形成，尽快治疗疾病拯救生命，是每一位医生的最大愿望。同时经验丰富、技术娴熟的医护团队是守护生命健康的重要保障。

麻醉医师又快又准地将气管导管插入气道，同时导管连接呼吸机回路，开始机械通气，监护仪参数显示气管插管成功。裴爷爷血氧饱和度迅速回升，生命体征逐渐恢复正常。在场所有医护人员都松了一口气。

老年患者是感染新型冠状病毒后出现重症的高危人群，在重症患者中，70% 在 80 岁以上，90 岁以上的超高龄患者不在少数。人民医院充分发挥多学科优势，为患者提供高质量的综合生命支持。通过氧疗、抗病毒治疗和营养支持等手段，与病毒展开较量，护士们也进行着细致入微的护理。

每日早上八点，医护人员开始叫患者起床，"我们上班，爷爷奶奶们也要'上班'哦！"医护人员阳光的笑脸、开心的声音鼓励着老年人们积极加入康复训练。坐位体位有助于防止气道闭塞、从而预防肺不张，帮助老年人增加肺容量、提高血氧饱和度，同时还能有效降低呼吸时所消耗的能量。为了防止患者长时间卧床而引发的萎缩肌肉，医护又为老年人增加床上"空中踩车"等下肢肌肉力量训练。在医护人员每天耐心指导和不断鼓励下，患者们重新拾起了康复信心。

随着精准规范治疗的开展与康复训练的助益，裴爷爷身体恢复。2023年1月29日，重症医学科为他拔除气管导管，转为鼻导管吸氧。"谢谢你们，新年快乐！"这时99岁高龄的裴爷爷终于有力清晰地说出一直在纸上给医护人员写下的话。

一次次全力救治，一次次生死闯关，一位位危重症患者康复转出，一个个阖家团圆的好消息不断传回。爷爷奶奶们出院时，家人喜笑颜开的场景，深深留在每一名医护人员的脑海。

人民医院全力提升急危重症医疗救治能力水平，收治急危重症患者数量在北京市位居第一，为每一位患者的生命健康保驾护航。在这里，医护人员与患者并肩作战创造了无数生命的奇迹。这是对医院专业技术水平的肯定，同时也是对医院"人民至上"理念的最好证明。

不仅是救治急危重症患者，面对新型冠状病毒感染疫情的所有环节，人民医院全体员工都无愧于"人民人"的光荣传承。无论是134名医护人员火速集结驰援武汉，坚守72天攻坚重症救治，还是成功识别及时诊断处置北京市第一例确诊病例，快速反应全面部署；无论直面疫情遭遇战，妥善处理院内疫情，实现零感染、零意外，还是积极配合北京市疫情防控工作，圆满完成首都核酸检测任务；无论是作为牵头单位建设管理新国展方舱，率先开舱并坚守到最后一个关舱，累计治愈出舱患者1 547名，为首都疫情防控工作贡献"人民智慧"与"人民经验"，还是响应国家召唤，火速集结，义无反顾，千里驰援拉萨，为拉萨抗击疫情带去首都力量，又或是最强"专家天团"援助青岛医院，将"国家队"同质化的新型冠状病毒诊疗方案深入"扎根"青岛……北京大学人民医院全体员工始终坚定果敢、坚忍不拔、勠力同心,在不同的战场、以不同的方式,共同投入到疫情防控、守护人民健康工作中,为取得全国抗疫斗争的胜利作出贡献。

而在整个抗疫过程中,党组织充分发挥了战斗堡垒作用。在医院党委的领导下,医院因时制宜、因事制宜,成立了诸多临时党支部,要求各支部扛起疫情防控政治责任,树牢战疫信心。医院党委制作了"我是共产党员"的标识,医疗队党员身着带有"我是共产党员"标识的防护服开展各项医疗工作,并将党旗悬挂在工作区域,时刻提醒党员在前线亮身份、作表率,承担急难险重任务,彰显党员本色。党员的身份激励着大家,也给了患者更多的安慰和放心。一名急诊患者看到穿着贴有"我是共产党员"标志的工作服的医务人员,激动地喊出:"共产党员请救救我!"党员们在抗疫一线冲锋在前,做好表率,发挥党员先锋模范作用。

"人事有代谢,往来成古今",历史的风沙吹过伍连德博士北上抗击鼠疫时坚毅的眉宇,吹过 2003 年抗击"非典"时火线入党医护人员宣誓时的指尖,吹过 2020 年疫情因佩戴口罩而溃烂的医护人员的面庞。白驹从不曾停歇,然而无论时代如何变迁,人民医院为人民,"人民至上,生命至上"始终是"人民人"不变的信条。

面对一次次重大的突发事件,"人民人"永远冲锋在前:1951 年组建抗美援朝医疗队、1970 年组建云南抗震救灾医疗队、1976 年组建唐山大地震抗震救灾医疗队、2003 年在北京抗击"非典"、2008 年组织汶川大地震救援、2014 年抗击非洲埃博拉、2020 年援鄂抗击疫情……一次次大灾大难面前,都留下了"人民人"无私奉献的身影。

医院还承担着国家重大活动的医疗保障工作:医院出色完成了 2008年北京奥运会、健康快车、非洲"光明行"、历次全国两会等各项医疗保障任务。并作为 2022 年北京冬季奥运会医疗保障单位,承担医疗保障工作。

同时,医院扎实推进援疆、援藏、对口支援等工作,截至 2023 年底先后派出援藏干部 9 批,涉及 20 个学科,共 59 名专家,援疆干部共 15 名。

作为全国三家承担西部卫生人才培养工作的医院之一，医院自 2010 年起承担国家卫生健康委西部地区卫生人才培养项目，到 2021 年共举办 11 届，为贵州、重庆、新疆、江西等十余个西部省（自治区、直辖市）培养了 797 名医疗骨干人才。

一代代"人民人"在一个个挑战面前，都坚守住了"仁恕博爱、聪明精微、廉洁醇良"的百年传承，都用实际行动诠释了"人民至上"的核心精神。国有召，召必战，战必胜，只要国家和人民需要，他们便义无反顾地挺身而出、冲锋在前，他们是国家的脊梁，是人民群众的守护者，他们用自己的坚韧和毅力，支撑起了一个强大的医疗防线，将人民群众挡在身后，他们用自己的汗水甚至是生命，做到了"仰不愧于天，俯不怍于人"，"人民人"，好样的！

2023 年是医院建院 105 周年，也是医院高质量发展年，医院挖掘和传承医院百年文化，以建院 105 周年为契机，将医院发展历程与国家历史、党史联系起来开展系列活动形成党建特色，增强文化自信，提出"艰苦奋斗、拼搏创新、无私奉献"的百年精神，医院"四满意"文化建设深入人心，通过四个"力量"强化文化软实力，推动百年老院高质量发展：一是增强医院发展持续力，让患者满意，开展延长医疗服务时间、优化就诊流程、做好互联网医院建设等多项举措为患者提供就医便捷，通过改善院风院貌、设置"医院大使"、开展文明服务月活动、党委负责"接诉即办"、设立社会监督员、开展满意度调查等措施，为优质医疗服务提供了良好保障；二是增强医院员工凝聚力，让员工满意，创新文化宣传方式，挖掘展示医院名医大家学术思想、高尚医德，在院内多区域进行院史文化展示，推出文化创意产品，畅通沟通渠道与平台，包括院长信箱、设置医院"6789"24 小时服务热线，支持统战人士建言献策、开展活动，全院党支部开展离退休职工关心关爱工作，让老同志们老有所依、有所学、有所为、有所乐；三是提升医院品牌影响力，让社会满意，通过融媒体传播方式展现人民风采，宣传优质医疗技术、科研成果，各方媒体总报道数量 8 万件次，科普宣传累计浏览量近百万人次，官方宣传视频号浏览量百万人次；四是打造医院形象引领力，让国家满意，医院党委和各党支部在医院内及合作医院继续开展党建义诊活动，参加"高原脊柱健康"医疗公益活动、"同心·共铸中国心"西藏昌都行大型医疗公益活动、"国际光明行"等多项公益活动，获益患者上万人次，也为"一带一路"贡献"人民力量"！

二、学科先行，医疗精进

作为中国人自行筹资创建的第一家西医综合医院，亚洲第一例异体同基因骨髓移植、中国第一支血源性乙型肝炎疫苗、中国第一台体外冲击波碎石机，诞生在这里。

这些突破与成就的取得，都源于人民医院深厚而独特的传承，这种传承始于百年的医学积淀。从基础理论研究到临床实践，从疾病预防到疾病治疗，每一步的探索和前进，都离不开一代代医护人员的研究和努力，离不开医生对医术的严谨追求。他们以卓越的医疗技术，为患者提供了最高水平的医疗服务。同时，他们也在不断地学习和探索中，推动医疗技术的更新换代，为医院的发展注入了持续的动力，为医学事业的进步贡献自己的智慧和力量。

（一）"亚洲首例"

为了攻克再生障碍性贫血这一疾病，陆道培在有了充足的理论基础支撑后，做了大胆而谨慎的实践探索，在临床开始采用骨髓输注治疗再生障碍性贫血。

当时的医院设备简陋、经费少、人力紧，而骨髓移植所要求的各方面条件极为严格。但这项创新技术的探索，得到医院、内科的支持，得到血液组同事们的积极响应。没有条件就创造条件，没有资料就一步步探索钻研，一切从头开始！

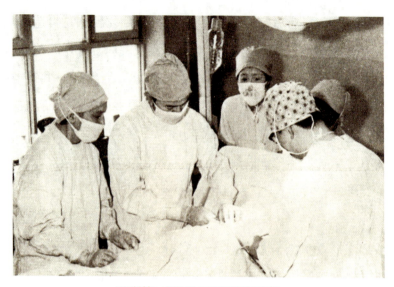

亚洲第一例异体同基因骨髓移植

　　骨髓移植需要严格的无菌环境，没有层流病房，陆道培腾出自己的办公室进行改建，自己则在楼道里办公；没有层流无菌隔离设施，他和同事们亲自联系购买鼓风机、高效过滤器；用一张双层床改成无菌床，上面覆盖塑料布，并把两间小房间用塑料布分隔为更衣室、药品室、病床区，想尽任何办法硬是把两间窄小的空间改造并达到国际净化标准的要求。

　　有了达到要求的空间，技术也要合格。他和团队从取骨髓针头的设计、骨髓的采集、骨髓用量、骨髓颗粒的打碎（以防止在肺循环中的堵塞）等每一步、每一个环节都进行了细致的研究与测算。

　　经过和团队不断思考总结，不断摸索规律，1961年，陆道培总结了同种骨髓移植治疗再生障碍性贫血10例病例，提出由于受体对异体骨髓会产生的免疫反应问题，为了解决这一问题，陆道培在不停查找文献研究的同时，在临床也在留意观察总结。

　　1963年底的那个冬天，患有重症再生障碍性贫血的双胞胎姐姐找到人民医院的陆道培医生，将其作为最后的救命稻草。面对如此危重的病情，只能采用骨髓输注这唯一可能产生疗效的方法，但存在免疫性排异的风险。陆道培看到患者的孪生妹妹，想到可以在同卵双胞胎之间开展同质骨髓移植，就可以解决免疫性排异的问题。但"一山放过一山拦"，事情总在刚有转机的时候又出现新的挑战，原来妹妹是已有3月身孕的孕妇。从身上抽骨髓，万一妹妹和肚子里的宝宝无法承受怎么办？可是如果不做骨髓移植，姐姐的病就没有转机只有死路一条，大家左右为难。

在做了充足的准备工作之后，1964年1月17日，双胞胎姐姐和妹妹被推进了层流手术间，家人在门口焦急地等待。由于前期多例骨髓输注的操作实践，团队技术已经十分娴熟，手术非常顺利。术后，妹妹没有出现不舒服，腹中的宝宝也健康成长；而姐姐的全血指标"长势喜人"，妹妹的骨髓移植到姐姐的体内，不仅适应良好，更是开始全面发挥了作用！

患者出院时，陆道培心中充满喜悦，为姐姐重获健康而开心，而当时这位33岁的年轻医生，并不知道自己成功完成的是日后轰动国际的亚洲第一例、世界第四例异体同基因骨髓移植！

（二）"北京方案"

"人民制造"的创新技术，开创了中国异基因骨髓移植事业的先河，促进了造血干细胞移植事业在中国的迅速发展：医院在1964年有了"亚洲首例"，在1981年开展血型不合异基因骨髓治疗白血病，而后血液团队首创半相合造血干细胞移植体系，"北京方案"得到世界公认，实现骨髓移植"人人有供者"。现在，在通州院区建立的全亚洲最大骨髓移植单体中心、国家血液系统疾病临床医学研究中心，为疏解城区医疗资源拥挤、均衡地区优质医疗资源发挥了重要作用，为更多血液病患者带来新的希望。

"感谢你们给了孩子第二次生命！我不能陪孩子进仓，甚至经常在晚上去叨扰护士长，可是渐渐地我就不问了，因为我每次看到孩子的状态都是那么好，人民医院治愈了我的焦虑，让我感受到了久违的温暖。孩子出仓抱在手里那一刻，他竟然还重了几斤……"患儿小宝（化名）妈妈哽咽了。

小宝是备孕多年才得到的宝宝，对小家庭本就来之不易。刚六个月的他却罹患了急性淋巴细胞白血病，2023年6月19日成为通州院区血液病区里最小的患者。在家属的全力配合下，医护团队和小宝一起度过了28天的层流室生活。移植的骨髓细胞在他的体内，源源不断地发出澎湃的生命力量，也将给孩子带来健康快乐的童年，给家庭带来本该有的天伦之乐。医院用爱和实力托举生命延续，作为全亚洲最大的骨髓移植单体中心，为更多血液病患者带来新的希望。

骨髓移植从零的突破到不断积累发展，从同基因骨髓移植到异基因骨髓移植，再到现在世界公认的单倍型骨髓移植"北京方案"，从设施简陋的血液病房到世界最大的现代化血液病研究中心，北京大学人民医院已经成为享誉世界的"中国引领"！

（三）7571 疫苗：党的生日献礼

1975 年，全国各条战线都在为加快经济恢复、促进科技发展全面作出努力，发展经济、振兴国家、实现"四化"的目标为全国人民带来崭新的希望。

与此同时，在医院一间临时隔出来的简陋的 6 平方米无菌室里，陶其敏和他的团队正在自制的密闭式装置前忙碌，分离提纯、严格灭活乙型肝炎抗原带毒者的血清，得到能使人产生抗体的血源疫苗。为了这个目标，她和她的团队已经整整筹备了三年。

当日历一页一页被撕下，我国第一代血源性乙型肝炎疫苗终于在 1975 年 7 月 1 日研制成功，整个研究团队沸腾了，"陶大夫，给咱们的疫苗起个名字吧！"

陶其敏看向这批千辛万苦研制出来的疫苗，感慨良深，"有了疫苗乙型肝炎就能够预防，'肝炎大国'的帽子就能够摘掉。马上要到'七一'了，这第一代血源性乙型肝炎疫苗就当作我们研究团队献给党的生日礼物吧！"疫苗遂被命名为"7571 疫苗"。

然而，研制成功只是起点，还需要检验疫苗的有效性。但受制于当时的艰苦条件，医院缺乏进行动物试验的大猩猩。由于没法进行安全试验，制出的疫苗被锁进了冰箱。陶其敏望着凝聚着研究组几个月心血、克服

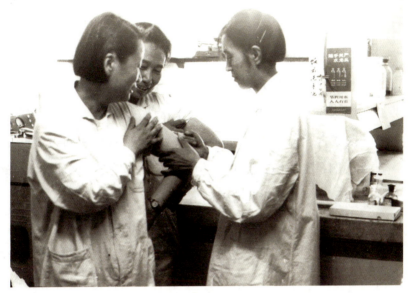

我国第一支血源性乙型肝炎疫苗

了重重困难研制出来的疫苗，默默地思忖，"疫苗做不了安全试验，不能使用，怎么办？用大猩猩做试验也不过是为了增加一项安全指标，试验后，还是需要有一个人来做第一例人体试验。"疫苗是自己亲手做的，作为一名有着"政治坚定、技术优良、身体健康白求恩式的医务工作者"理想的共产党人，陶其敏毅然决定：在自己身上试验！

此后两个月内，陶其敏坚持每天记录自己的生命体征和反应，每周抽血5毫升进行检测，并将检测数据详尽地记录比对，留下了第一手试验依据。第三个月时转入定期检查，始终没有发现异常，而且体内的抗体也产生了。乙型肝炎疫苗是安全可靠的！没有一个消息比这个结果更令人兴奋！

第一代血源性乙型肝炎疫苗的诞生，不仅成为我国现代医学防控传染病领域的重要里程碑，更成为载入史册的"中国第一"。

（四）让胸部微创技术扎根雪域高原

自2015年起，医院响应国家号召，对西藏自治区人民医院进行"组团式"医疗帮扶。2022年7月27日，北京大学人民医院第八批"组团式"援藏医疗队的六名援藏医疗专家抵藏，开启为期一年的医疗援藏工作，胸外科团队就在其中。

"一天之内，成功完成了3例不同程度的胸廓畸形手术，你们简直太厉害了！不愧是北京来的专家！"当胸外科团队走出手术室，周围的医护人员发出了由衷的赞叹。当天，西藏自治区人民医院心胸外科团队和医院胸外科团队联合麻醉科合作，同一天成功完成3例不同程度的胸廓畸形手术。其中一例是胸腔镜辅助下漏斗胸矫正 Nuss 手术（漏斗胸微创矫形术），这也是西藏地区首例胸腔镜辅助下漏斗胸矫正 Nuss 手术。

在当天手术的3例患儿中，畸形最严重的是一名15岁的男孩多吉（化名），小伙子阳光、帅气，身高超过180厘米，但胸壁畸形，不仅严重影响外观，还经常引起胸闷、憋气。家人朋友多方打听，听说西藏自治区人民医院有来自北京的专家，于是来到心胸外科求助。经科内讨论后，决定为多吉进行胸腔镜辅助下漏斗胸矫正 Nuss 手术。

然而多吉的手术难度不仅仅在于漏斗胸范围较大，还在于他的骨性结构已基本发育完全，且定期体育锻炼，胸壁肌肉较为发达，与年龄小的孩子相比，手术要相对复杂。在胸腔镜的辅助监视下，胸外科团队尽量减小创伤，仅采用不到2厘米的微小切口进行手术。因胸腔镜下实时直视，解剖结构清晰显露，手术十分顺畅，术中无任何出血。仅经过1个小时的手术，就完成了两块塑形钢板的放置。随着塑形钢板将胸廓凹陷撑起，手术室一片惊叹："太厉害了，现在外形与正常胸壁已经差不多一样了！"

此次胸腔镜辅助下漏斗胸矫正 Nuss 手术的开展，标志着西藏自治区人民医院胸部微创手术的全面性上升到新的高度，也为广大漏斗胸的患儿提供了更加安全、可靠的治疗方法，为患病多年的儿童解除痛苦，有力推动了该病在西藏地区的规范化治疗，大力推动了当地胸外科微创技术的发展与普及，为实现胸部疾病患者"大病不出藏"贡献了巨大努力。

不忘初心，方得始终。造福西藏人民健康，始终是北京大学人民医院援藏医师心底不变的信条。

（五）中国首台体外冲击波碎石机

1978 年，沐浴着改革开放的春风，位于白塔寺的北京医科大学人民医院（医院前身）亦蓬勃发展、欣欣向荣。此时，医院刚刚设立泌尿外科，为泌尿系统疾病不断探索。

泌尿外科的何申戌大夫偶然间看到德国公司研制出世界上第一台实用型体外冲击波碎石机，并于 1980 年 2 月 20 日利用体外冲击波碎石术治疗肾结石患者获得成功后，便开始思考，"这些机器外国能做，中国为什么不能做？"

在取得院领导的支持后，在国家数个研究机构与军工企业的协助下，不到两年的时间里，1984 年 10 月，由何申戌牵头作为第一完成人，人民医院联合多单位成功研制出核心技术达到国际

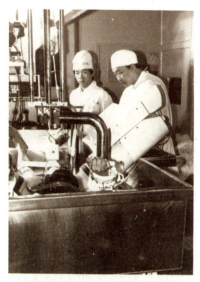

中国第一台体外冲击波碎石机

先进水平的中国第一台体外冲击波碎石机。这便是我国第一台液电技术体外冲击波碎石机。它完全由"北医人"自主研发，国产件比重达到 95%，经过更新迭代后更是达到百分之百国产。

这台体外冲击波碎石机的诞生，开启了中国结石非手术治疗的先河，实现了从微创到无创治疗的飞跃。在外国公司主控大型医疗器械领域的当时，体外冲击波碎石机几乎是唯一一个可以骄傲地宣称是"站在国际最前沿的国产大型医疗器械"。

而这项从无到有的硕果，填补了我国泌尿系结石非开放手术治疗领域的空白，为当时的中国医学与中国科学注入一针有力的强心剂。医科工联合、众多专业部门的合作和交流、跨领域的对话、两个及以上学科的交叉合作，是这个重大研究项目带来的深刻启示和珍贵的精神财富，值得所有领域学习并发扬。在新时代，这种模式的合作与交流仍然有巨大的借鉴意义。

（六）国家区域医疗中心的帮扶与转运

正所谓"同心合意，庶几有成"，只要团结协作，没有什么难关不会被克服，没有什么高山不会被逾越。这种合作交流模式，一直延续到现在，被应用到国家区域医疗中心的建设中。

三百多千米，三小时车程，这是北京到石家庄的距离，也可能是生死转瞬的距离，但是这三百多千米，随着国家区域医疗中心的建设，被骤然拉近！

2023 年 2 月初，心外科团队整体入驻北京大学人民医院石家庄医院（以下简称石家庄医院），开始了全面的门诊、病房、监护以及手术的工作。在入驻的第三天，医生们就开始了常规手术——冠心病搭桥、瓣膜病修复、先心病矫正……一张张康复后的笑容，展示了"优质医疗资源下沉"为老百姓的生命健康带来的就医获得感大幅提升。

59 岁的老王多年前就知道自己有冠心病，需要手术，但是在石家庄的多家医院都被告知"病情太重"，劝离转院。听说石家庄医院有北京专家固定坐诊，他便慕名前来。由于病情拖得时间太久，就诊时，老王已经是心功能Ⅲ级的状态，左心室射血分数也只有 30%，三支冠状动脉严重病变——属于猝死的高风险状态。

经过一段时间的调整治疗，老王的状态逐渐稳定，手术治疗的安排也提上了日程，出于安全考虑，西直门和石家庄两个院区的医护团队经过谨慎的筹划，为老王安排了进京手术的治疗方案。经过管理者的统筹协调与联络调度，石家庄到北京，整个转运流程精准联动、无缝衔接，充分保障了老王持续用药及病情动态监测，过程极其平稳。来到西直门之后，心外科派专人引领家属办理手续，给初到外地就医的老王一家十足的温暖和安全感。医疗团队针对老王的病情特点，研究制定出精准的手术和治疗方案。手术顺利完成，病情平稳恢复，老王转回了石家庄接受进一步康复治疗。

由此，依托于国家区域医疗中心建设的"京－石"双向转诊生命通道重磅开启！越来越多的危重患者，接受着术前调整，转诊手术，转回康复的规范治疗，疾病诊治的安全也得到了更充分的保障。随着转诊通道的运行逐渐顺畅，转运管理的水平稳步提升，"人民人"们还克服种种困难，将带着循环辅助设备的危重患者从石家庄转来，接受手术治疗。

在人才梯队建设和提升科室实力的过程中，人民医院不仅要向石家庄医院"输血"，还要在当地"造血"，安排当地医院的医生分批次来到北京接受规范化的培训和进修，两家人民医院在两个院区"同质化"发展的道路上共画健康"同心圆"！

"人民"专家到石家庄真心帮扶、真抓实干，发挥"国家队"带动和示范作用，汇聚力量打造出区域医疗标杆，实实在在帮群众解难题，为群众增福祉。百年使命、赓续传承，人民医院为人民！

百余年的发展历程中，一代代"人民人"不仅传承了前辈们"人民至上"的核心精神，也不断精进，发展着"妙手回春"的精湛医术。正所谓"德不近佛者不可为医，才不近仙者不可为医"，成为一名好医生，从不是易事；建设一所好医院，更是一项艰巨而庄重的任务。时至今日，在现任党政领导班子的领导下，医院坚持"人才、学科、空间"的三轮驱动：

人才布局方面，医院党委全面加强思想政治建设，深入推进党支部标准化规范化建设，实施党支部书记"双带头人"培育工程，建立健全把业务骨干培养成党员、把党员培养成业务骨干的"双培养"机制，积极推进干部、人才队伍建设。以内部挖潜为主，外部引进为辅，遵循"尊老爱幼"的原则开展学科换届工作，既保证前辈的待遇和尊严，使老专家充分发挥余热，又能给年轻人提供发展的平台。医院人才济济，2023年共有在职职工5 100余名，汇聚了中国工程院院士4名，国家高层次人才支持计划3名，科技部中青年科技领军人才1名，国家"973"首席科学家3名，国家杰出青年4名，以及新世纪优秀人才、科技北京百名领军人才、北京市科技新星、北京市优秀青年人才在内的一批优秀人才。

学科建设方面，医院遵循"优势利导、成长挖潜、弱势调整"的整体原则：给优势学科以政策和空间；全方位支持成长学科培育推出的学科带头人；给弱势学科引进带头人。对于学科发展，则按照"加长板、强中板、换短板"的思路："加长板"要求大力发展优势学科、树立强势学科，打造医院品牌；"强中板"要求强化上升学科，注重培育学科带头人；"换短板"要求适时引进学科带头人，成熟一批、看准一批、引进一批。2023年，医院拥有1个国家医学中心、1个国家临床医学研究中心、5个北京大学研究所、4个北京大学研究中心、1个教育部重点实验室、1个教育部工程研究中心、9个北京市重点实验室、1个北京临床医学研究中心、3个北京国际科技合作基地、25个国家卫生健康委临床重点专科。同时是国家级人才培养模式示范区、国家级特色专业示范点、国家级教学创新团队。

空间发展方面，医院谋划"一体两翼"的发展战略布局，开展一院多区建设。"一体"指医院的核心院区（西直门＋白塔寺），"两翼"指通州院区和雄安院区，形成三足鼎立之势。"多区"则是指医院拥有怀来院区（托管）、青岛医院和石家庄医院（共建国家区域医疗中心）等合作院区，医疗资源将辐射首都核心区、北京城市副中心（通州区）、京津冀地区、胶东半岛，充分发挥优势学科和优质医疗资源的辐射带动作用，不断提升人民的健康获得感。当下，雄安新区已进入大规模建设与承接北京非首都功能疏解并重阶段，医院与雄安新区的合作也迈出了新的步伐。党的医院请党放心，人民的医院让人民满意，医院党委贯彻落实习近平总书记对雄安新区建设的重要指示，与雄安新区联合开展党建活动，高质量党建引领高质量建设，稳扎稳打，善作善成，持续推动雄安院区建设工程，为雄安新区注入优质医疗力量，推动各项工作不断取得新进展！

新时代、新征程、新使命下，医院始终坚持党对医院工作的全面领导，全面贯彻落实党对卫生健康工作的指导方针，坚持"人民至上"的初心和使命；结合国家的战略布局，把握机遇、加快发展；坚持"人才、学科、空间"的三轮驱动，立足本职，锐意进取，全面提升医院的服务能力和服务水平，以实际行动推进健康中国建设，为构建人民健康幸福的生活环境，为实现全面建设社会主义现代化国家的宏伟目标，献出"人民力量"！

三、管理创新，赋能发展

党的二十大报告指出："人民健康是民族昌盛和国家强盛的重要标志。把保障人民健康放在优先发展的战略位置，完善人民健康促进政策"，要求深化医药卫生体制改革，促进医疗、医保、医药协同发展和治理，努力全方位、全周期保障人民健康。

管理是保障"人民健康"的重要环节，如果说医疗是固院之"根"，赋予医院稳定的生命力；科研是强院之"本"，是提升医院实力与影响力的重要途径；教学是续院之"源"，让医院的知识和技术得以传扬和延续；那么管理和服务就是泽院之"泉"，如同春风化雨，润泽医院的医疗教学科研工作，为医院的健康、持续、有序发展提供关键的保障与支持。

自创院起，医院的管理服务就秉承"仁恕博爱、聪明精微、廉洁醇良"的院训精神，坚持以患者为中心的服务理念，充分保障患者权益，致力于提供全方位、高质量的医疗服务。

（一）患者至上，慈善为本

医院前身——北京中央医院在建院之初即制定《北京中央医院规章》，开篇即指出："本医院荟集中外医术以倡导慈善事业为宗旨，名曰中央医院。"这种"嘉惠贫病、博施济众"的精神，被保留在院史资料中。通过深入研究和探索珍贵的院史资料，我们得以翻开历史的一页，从岁月的尘埃中抽丝剥茧，一窥往日的管理方式。从这些泛黄而厚重的篇章中，我们可以看到过去医院管理的脉络，感受到那些年代"人民至上"的温情。

当时，医院便有明文规定，如果患者前来挂号时已经过了挂号时间，应该通融其挂号就诊；面对患者咨询应该竭诚回答；如果患者指定就诊医师不在医院时，应派人去医师家里催请他来院或者请其他医师来诊治，不可耽误患者病情。对于极度贫困的患者，经过事务长批准可减免住院和医药费用，本院记账，由慈善经费支付。

二十世纪二三十年代，是个战乱不断、经济萧条的年代，物品奇缺、物价飞涨，中央医院也在艰难度日。医院既要保障医疗安全，还要照顾到住院患者的饮食需求，同时也要解决好全院医生护士及工人们最基本的吃饭问题，为此医院以公文的形式前后出台了许多举措，例如粗细粮搭配比例的调换，早中晚饭时干稀饭的数量，像白糖、鸡蛋等当时极为稀缺的食物只能保证住院患者享用。

即便采取了很多举措，员工还是有吃不饱的现象，一段时间内食堂主食常有丢失现象。对此现象，医院除对个别给予处理以外，还是考虑到当时社会状况，穷尽所能照顾好员工，在极为困难的条件下医院仍决定给收入最低的工人增加薪金，也体现出了医院和衷共济、患难相恤、共渡难关的传统。

在医院管理的历史长河中，还有众多诸如此类的案例和故事。它们以不同的方式，展现了医院管理的多元化和多变性，反映了医院管理在不同时期的特色和趋势。这些历史的记忆，不仅为我们提供了丰富的历史经验，也启示我们在未来的发展中更好地规划和管理。

1949 年 7 月，医院正式成立了党支部，即内四区中和支部；1950 年 4 月，由北平中和医院申请，中央人民政府政务院总理批准，卫生部全面接管医院，更名为北京中央人民医院，这座为人民而建的医院，真正成为了"人民医院"。此后历经数次更名，但"人民"二字始终镌刻在院名之中，在党中央的坚强领导下，医院始终不忘初心，用大爱守护人民健康，用忠诚诠释医者使命。

截至 2023 年 11 月，医院有 88 个支部，其中 7 个党总支，81 个党支部，2 040 名党员，医院通过建立党委统一领导、党政分工合作、协调运行的工作机制，把党的领导融入医院管理全过程各方面各环节，管理创新，便民利民。

（二）改善停车难：打通患者就诊"最后100米"

就医"停车难"问题，是不少看病就医人群的烦心事，北京大学人民医院地处市中心老城区，毗邻重要交通枢纽，医院空间又极其有限，很多患者就医之路就堵在了这看病的"最后100米"。

在医院党政班子的领导下，医院因地制宜从实际出发，多次在院内及周围实地调研，讨论解决方案，想尽一切办法解决患者"停车难"的问题，最后从本已空间十分局促的医院内部"挤"车位。医院内部挖潜，统筹规划院内停车资源，将原有的停车位用于患者停车，职工停车则转移到附近的商厦中，如此"腾笼换鸟"地进行车位置换，产生了多方利好的结果。

一是满足患者停车需求。通过多管齐下、集中整治，在原有88个泊位基础上，新增停车位129个，现共有217个停车位供患者使用，按照每个车位每天轮转7次计算，实际每天可停放1 500余车次，基本上满足了患者就医的停车需求。此外，医院还重新规划院内车辆动线：开车患者从北门进入，从西北门离开；职工车辆从西南门进出，东门仅作为应急车辆通道。通过车流动线的优化，将有限的、距离门诊最近的东侧广场区域实现人车分流，在寸土寸金的医院空间中，规划出门诊楼前小广场，在营造有序的就诊环境的同时，最大限度地保障了患者的就医安全和就医体验。车位有效供给的增加，使得患者排队等位的时间缩短至10分钟以内，解决就诊患者经常会因为寻找和等待停车位而堵在医院大门口排"长龙"的痛点，患者就医体验感明显提升。

二是保障员工停车权益。患者停车的问题得到了改善，那员工上班停车怎么办？医院党政领导通过对周边停车资源考察、实地走访及广泛征集意见，决定租赁社会停车场供员工停车使用，并通过医院补贴的方式低价向符合条件的职工开放，目前已为1 048名职工申请了车位。并进行多管齐下的停车服务举措：协调改善停车场环境，增加监控探头；完善车场标识，安排工作人员引导，保障了职工车辆顺利停放；医院还贴心地为夜间加班的职工提供了摆渡车服务。每晚20:00以后，医院在院内停车场安排点对点接驳服务，将职工从院区送至院外停车场。同时，对于院内停车位，医院实行灵活管理。夜间，患者停车位空出来，来医院紧急会诊、加班的医护人员，符合条件就可以进院免费停车。

三是缓解周边交通拥堵。此次车位改造，在打造优质高效的患者就医体验的同时，医院周边交通拥堵问题得到极大程度缓解。原先因为狭窄的就医通道，医院职工车辆、患者车辆、周边居民车辆都拥堵在狭窄的路面上给周边居民通行带来很大困扰。而现在，随着医院"腾笼换鸟"车位置换政策的实施，长长的排队通道消失了，路面变得有序了，周边的交通秩序改善了，周边居民的生活质量也提升了。

此次停车服务改革，让患者停车等候时间极大缩短，也为医院职工解决了停车难问题；车位的科学规划实现了医院院区内人车分流，优化了院内环境；也极大缓解了医院周边拥堵，优化了社会环境，是"患者满意、员工满意、社会满意、国家满意"奋斗目标的生动体现。

（三）"医院大使"助力门诊服务提升

"我经常来人民医院看病，感觉到医院的服务确实是在提升。医院里有穿黄马甲的工作人员专门维持秩序、帮助我们使用自助机，有穿绿马甲的志愿者，现在又多了'医院大使'，感觉在医院有什么不明白的，随时都能问到人，很踏实。"患者张大妈说。

"医院大使"是由医院精心挑选的一支行政人员队伍，他们以党的群众路线为指导，坚持人民至上，生命至上，深入到医疗服务的第一线，倾听患者的声音，了解患者的需求，为患者提供更为暖心且精准的帮助。在党政班子的领导下，医院深入实施"医院大使为您服务"的服务战略，以进一步创建尊重患者、方便患者的人文环境，切实提升医疗服务质量和效率。从2022年2月15日开始，"医院大使"正式加入到医院的服务大军中，肩负起"为人民服务"的重任。

一是热情服务，主动担当。"医院大使"设置在门诊人流量较大、咨询

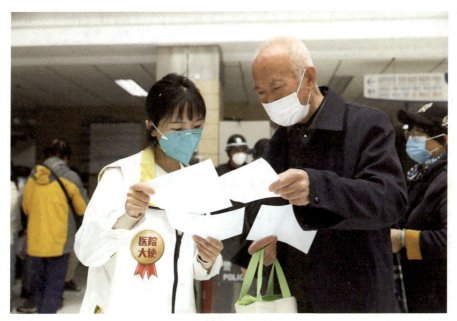

"医院大使"助力服务提升

问题较多的区域，主要负责维持诊区秩序，回答患者提问，指导患者线上线下挂号。"医院大使"上岗统一着整洁大方、标识清晰的"白马甲"；各职能处室工作人员全员参与"医院大使"服务工作；党员须佩戴党员徽章，亮明党员身份。作为管理人员主动发现医院运行工作岗位设置过程中的系统问题，做好问题记录并积极参与问题解决，让"'医院大使'为您服务"的理念深入人心。同时，让行政管理人员深入到门诊一线服务，让行政人员对临床工作有更加具象的认知，激发行政人员肩上的责任感与服务意识，切实做到急患者之所急，想患者之所想。

二是优质服务，闭环管理。当"医院大使"工作完成的最后一环，医院还设计了"问题上报"渠道，将当天遇到问题及时上报，督促相关部门尽快寻找解决办法。同时，医院通过设立社会监督员、召开座谈会、发放问卷等多种形式，对医院优质服务管理进行监督，通过设专线电话和邮箱，收集优质服务管理意见建议，对于发现的问题按"四满意"优质服务管理办法进行评分、奖惩、督办整改，形成优质服务的闭环管理。

　　"医院大使"工作由党委主抓，行政职能部门全员参与。目标是为建立行政管理人员主动到一线巡查、主动发现问题、解决问题的工作机制，同时加强门诊咨询、投诉协调解决、服务引导等相关工作。"医院大使"能随时走到患者身边提供最直接的帮助和服务。"医院大使"既是"服务者""观察者"也是"管理者"，作为"服务者"，为患者提供更加优质耐心的服务；作为"观察者"，从不同的视角发现医院管理及服务流程中的问题；作为"管理者"，进一步优化服务流程、规范服务行为。

　　医院以"医院大使"为抓手，让"四满意"优质服务管理工作真正能够提高服务质量和服务水平，真正能够助推医院高质量发展。

（四）人民公园为人民

　　2023 年 6 月 30 日，医院的人民公园正式开园！当天清晨，一束新生的阳光透过繁华的城市，温柔地洒在人民医院创始人伍连德的铜像上，仿佛赋予了他新的生命和活力。他那深邃的目光穿越时空，凝视着这个他曾倾注毕生心血的地方，坚定而深沉。

　　该公园位于医院西直门院区东门北侧，在医院党政班子的领导下，历时四十余天完成改造。改造后，原有封闭区域被改建为 1 500 平方米、可容纳 300 余人休憩的公园区域，各个空间得到极致利用。

　　春天，这里将生机盎然，花儿争相枝头闹春，鸟儿振翅欢唱，迎接新的一年；夏日，这里绿荫环绕，郁郁葱葱，热浪在这绿意盎然的氛围中，被温柔化解，即使无风，有绿荫庇佑，患者也能感受到丝丝清凉，仿佛每一片叶子都在低语着生命的赞歌，每一株树都在向着光明生长；秋天，树叶穿上渐变色，从翠绿变为金黄，再从金黄变为深红，大自然用其调色盘，把公园绘画得五彩斑斓；冬日的清冷则为公园增添一层宁静和美，万物都在"冬藏"的安宁中默默积蓄力量。这里，成为老城区林立高楼间的一道独特的景观，就像一座绿色的绿洲，为这个钢筋混凝土的世界带来一份宁静和谐。在微型的山林间，患者可以暂时缓解疾病的痛苦，让疲惫的灵魂喘口气。

这座小而精的人民公园，是医院结合自身发展需求、充分考虑患者需要打造的，规划通行空间、绿化植被、打造休憩空间、重构建筑界面。突出"环境－心理－生理"现代医学模式，以及环境对人的心理感应作用，将休憩空间、绿化植被融入患者的就诊环境，实现绿化、美化、亮化，改善了就诊环境、疏解了门诊压力，让患者的就医获得感更足。

这座人民公园，不仅是医院的一部分，也是附近社区的一部分，是每一位患者和市民的一部分。"人民公园为人民"，它以其开放和包容的姿态，欢迎每一位来访者，在这里找到宁静和安慰，找到希望和力量。

（五）互联网义诊：智慧医疗可平山海

随着信息化的高速发展，北京大学人民医院这所百年老院也正积极拥抱变革，不断求新求变。在这个数字化时代，医院深知，只有不断创新，才能在竞争激烈的医疗行业中保持领先地位。

在医院党委的领导下，医院积极推动互联网义诊工作的实施，以满足病患的多元化需求，使患者在家就能享受到专业的医疗服务，减轻了患者的就医负担，提高医疗服务质量和效率。

在线上义诊时，专家们会一一耐心细致地给出解答，为不同年龄段、不同疾病的患者提出针对性的诊疗建议。通过"一医一患"无接触视频问诊模式，基本实现医患双方"点对点"个案病历交互、历史就诊记录调阅、开具检查、检验、住院凭证及处方、缴费、预约、药品配送等服务，实现"虽隔山海，然山海可平"的效果。

同时，为提高患者诊疗的连贯性，互联网医院号源与实体门诊资源"串联"，实现线上和线下"诊间预约"联动，实施精准同质化预约诊疗体系，为患者带来更多高效便捷的医疗服务。

截至 2023 年 8 月 17 日，互联网医院注册患者用户已达 784 485 人次（包含门诊服务号），已有 40 余个学科的 368 位医师提供互联网医疗服务，其中大部分为副高及以上职称专家。互联网医院义诊，让全国各地的百姓都有机会享受"国家队"的优质医疗服务。

互联网医院义诊只是医院大力推行智慧医疗的一个途径：医院正在逐步实施电子病历系统，这个系统将所有的病历数据整合在一起，医生可以随时查询病患的历史病情和治疗记录，为病患提供更为精准的诊疗方案，这一改变不仅提高了医疗服务的效率，也在很大程度上提升了医疗质量和病患的就医体验；同时，医院也在尝试应用人工智能、大数据等技术，以期进一步优化医疗流程，提高诊断准确率，减少医疗错误；此外，医院还在积极推广线上预约、在线咨询等服务，让患者在家中就可以享受到便捷的医疗服务，避免了烦琐的排队等候，大大提高了患者的就医满意度……未来，我们期待能通过这些技术的应用，实现个性化医疗，让每一位患者都可以得到最适合自己的治疗方案。

除了互联网医院义诊这种新形式外，医院党政领导班子还积极响应2023年"服务百姓健康行动"全国大型义诊活动的号召，以守护人民健康为己任，以患者需求为导向，以全国大型义诊活动周为契机，充分发挥优质医疗资源优势，有重点、有针对性地开展多种形式义诊活动。包括国家区域医疗中心的义诊、社区义诊、一线义诊、"组团式"援藏义诊等形式，来自25个学科近百名"人民"专家，携手区域医疗中心，带动基层医疗机构、医联体单位和对口支援单位，服务辐射京津冀、山东青岛、西藏拉萨等地，下社区、上高原、进军营、进乡村……为数千人次百姓义诊，发挥"国家队"引领作用，切实提高人民群众的健康水平，将学习贯彻习近平新时代中国特色社会主义思想主题教育落在实处。

此外，医院党委还将提高医疗服务质量、促进医院发展建设作为党建工作的出发点和落脚点，通过开展跨学科党建、跨院区党建等形式，促进学科融合和文化融合，实现医院学科交叉协同发展，院区间同质化管理的目标。截至2023年11月，医院开展了2次主题实践培训活动，前往唐山、大别山开展党建培训学习交流和惠民义诊活动，"两山"活动联合了北京大学、北京大学医学部部分学院，医院党政领导班子带队，全体支部书记及

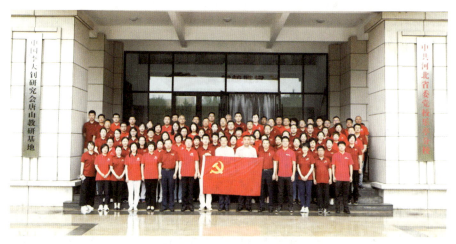

"两山"教育开创党建＋医疗新模式

民主党派代表人士参加，追寻红色足迹，并结合当地实际需求，积极组织开展义诊、讲座、查房等活动，把高质量医疗服务送到百姓家门口，获益患者 4 000 余人次，以实际行动检验学习成果，不断推动学习贯彻习近平新时代中国特色社会主义思想走深走实。

院党委还积极开展党支部书记双带头人培育，党支部书记队伍呈现高学历、高职称、党建与业务双带头的"高知识""双带头"特点。医院党委委员深入到支部一线指导支部开展工作。通过党支部书记月例会、党支部考评、党支部书记述职、样板支部建设、重大任务建立临时党支部等，扎实推进基层党支部标准化规范化建设，并定期开展优秀支部经验分享，传递先进支部榜样力量，营造良好的"比、学、赶、超"工作氛围。建立"楼长"负责制，将医院院区划片管理，由党委委员分别担任医院各楼宇负责人，监督管理所负责楼宇的消防安全、卫生环境、院风院貌，文明着装等相关事宜，定期开展巡查工作，建立问题台账，及时督促整改……

风雨兼程百余年，济世为怀守初心。自创立之初，北京大学人民医院便始终肩负着"与民族同命运、与医学同进步"的历史使命，始终秉承"仁恕博爱、聪明精微、廉洁醇良"的百年传承，始终铭记"嘉惠贫病、博施济众"的办院初心。百余年间，医院"文化铸魂，人民至上"：无论是伍连德对抗鼠疫时的忧国忧民，还是抗击"非典"时的众志成城，抑或是面对新型冠状病毒时的壮士出征，"人民人"都展示了何谓"本仁恕博爱之怀"；百余年间，医院"学科先行，医疗精进"：无论是"三个第一例"的傲人成就，还是"北京方案""高原胸腔镜"的全球影响力，抑或是区域医疗中心的帮扶与转运，"人民人"都展示了何谓"导聪明精微之智"；百余年间，医院"管理创新，赋能发展"：无论是"人民公园为人民"，还是"'医院大使'为您服务"，抑或是"挺进'两山'，惠民义诊"，"人民人"都展示了何谓"敦廉洁醇良之行"！桩桩件件的纸上成就凝聚着"人民人"点点滴滴的心血与汗水，北京大学人民医院，历经世纪雨雪峥嵘，情系万千民众健康，百余年风雨洗礼中，"人民人"初心不改，誓言不忘！

　　行而不辍硕果丰，风华正茂奋进时。在新的历史起点上，在新时代的伟大征程中，医院党委将始终以习近平新时代中国特色社会主义思想为指导，全面贯彻落实党对卫生健康工作的指导方针，发挥把方向、管大局、作决策、促改革、保落实的领导作用，建立党委统一领导、党政分工合作、协调运行的工作机制，坚持"围绕发展抓党建，抓好党建促发展"这一原则，以党的政治建设为统领，紧扣医院"一二三四发展战略"，全面推进党的建设，把提高党的建设质量要求全面落实到医院的各项建设工作之中，以更高的政治站位，更强的政治意识，更坚定的政治立场，秉持"人民至上"的初心使命，以实际行动践行"艰苦奋斗、拼搏创新、无私奉献"的百年精神！为实现全面建设社会主义现代化国家的宏伟目标，为建设健康中国，贡献"人民力量"！

第二章

文化铸魂百廿载，护佑健康永相传

——江西省人民医院(南昌医学院第一附属医院)践行高质量发展

江西省人民医院(南昌医学院第一附属医院)创建于1897年,是南昌地区第一所西医医院,建院127年来始终秉承"厚德精医、求实创新"的院训,厚植百年风华底蕴,现已发展成为江西省卫生健康委直属的集医疗、保健、科研、教学、健康管理和国家紧急医学救援于一体的三级甲等综合医院。医院内设江西省心血管病医院、江西省老年医院、南昌医学院附属口腔医院、国家中西医协同"旗舰"医院和江西省互联网医院,全面托管进贤县人民医院,有江西省器官移植中心等多个诊疗中心,是江西最大的干部保健基地。2022年,医院与中南大学湘雅医院共建的中南大学湘雅医院江西医院获批成为国家区域医疗中心。

一、医院历史与文化传承

百廿十余载,一代代省医人踏着先贤前辈的足迹,秉承人民至上、生命至上的发展理念,描绘出蓬勃发展的绚丽画卷。回溯历史,江西省人民医院越过了一个又一个雄浑壮阔的历史丰碑,经历了1897—1949年的初创重组期,1949—1978年的综合发展期,1978年至今的快速发展期。百廿十余年的风雨征程,医院始终坚持党建引领高质量发展,始终坚持弘扬新时代卫生健康崇高精神和以"政治坚定、忠诚执着,生命至上、救死扶伤,艰苦奋斗、无私奉献,技术优良、敢于创新"为鲜明特质的"红医精神"。在公立医院党的建设、医疗质量、疫情防控、协同创新、医院文化等方面激活内生动力,改革攻坚、善谋实干、砥砺奋进,在新时代闯出了一条公立医院高质量发展之路。

（一）医院简史

一百二十七载的悠悠历史长河,医院在党的领导下,与祖国医疗事业一道逐风展翅、扶摇直上,朝着建设省内领先、国内一流的高水平现代化研究型综合医院目标踔厉奋进,奋力打造公立医院改革与高质量发展"医疗服务""干部保健""协同创新""临床教学""医学人才""应急保障""六大标杆"。

1. 鸿基初创、慈怀济世　　1897 年（清光绪二十三年），受美国教会委派，留美医学女博士康成在南昌德胜门外环丘街 31 号设立临时诊所，供行医使用，这是现代西医进入南昌的最早记录，这所临时诊所成为江西省人民医院的前身——南昌医院的发源地。1903 年，美籍医师贾尔司来昌创办南昌诊所，1907 年，建成南昌第一家西医医院——南昌医院，现代医院的曙光在此绽放。

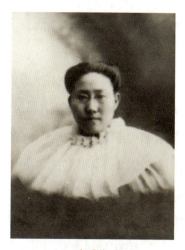

康成像

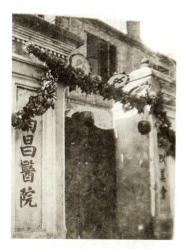

南昌医院大门（环丘街 31 号）

南昌医院建成后，病床逐年增加，收治患者越来越多，设有外科、牙科。1909 年，南昌医院第二任院长——华安医师开展了南昌第一台麻醉外科手术。二十世纪二十年代，随着柏来登、利比、吴绍青等医师及正规护士陆续来到医院，医院各项诊疗技术逐步开展起来，技术实力不断壮大，由此增设了内科、妇产科、眼五官科等科室，配置了手术室、检验室、药局和营养房（食堂）。

医院进入第一波快速发展时期，开展了诸多人道义举。1923 年，救助并掩护了被军阀通缉的方志敏同志；1926 年，在北伐战争——江西战役三攻南昌期间,医院利用尚未竣工的住院大楼作为临时战地红十字医院,先后救治了国民革命军受伤士兵 969 人、居民 154 人。1929 年,新住院大楼落成,一所国内知名、建制齐备、设备设施一流的现代化医院问世。国民政府嘉奖首台 X 线机,时任南京国民政府主席——谭延闿为医院题写院名。1937 年,抗战全面爆发;1939 年,南昌医院门诊部被迫迁移;太平洋战争爆发后,医院完全关闭,医院建设逐渐进入停滞时期。直至 1945 年抗战胜利,南昌医院恢复重建。1946 年,医院成为中正医学院(第三军医大学前身)的教学基地,以管理严谨、技术精良著称。汇聚了齐同瑞、韦尔纳、黎鳌、杨大望、文士域等一大批国内、省内著名的专家、教授。

2. 涅槃新生、福泽人民 1949 年,中华人民共和国成立,江西省人民医院在中国共产党的领导下,开启了新纪元。

院名变更。1951 年 7 月,医院更名为江西省立医专附属医院,成为全省医疗、科研、教学的中心;1952 年 1 月,更名为江西省医学院附属医院;1953 年 10 月,更名为江西省内科医院,成为省级专科医院;1955 年,更名为江西医院;1966 年,更名为江西省人民医院;1972 年,更名为江西省第一人民医院;1990 年,再次更名为江西省人民医院,并沿用至今。

隶属关系变迁。1950 年以前,医院属教会医院;1950 年 12 月,江西省人民政府接管医院,成为公立医院;1952 年 8 月,医院外科整体迁出,与江西省立暨南昌第一人民医院外科合并,组建江西省外科医院(今南昌大学第二附属医院前身);1953 年 7 月,妇产科整体迁出组建江西省妇幼保健院;1954 年 12 月,儿科整体迁出成立江西省儿童医院。

党组织发展。1951 年,医院 3 名党员组成党小组,直属于江西省医学专科学校党支部领导;1952 年,医院党小组积极培养和发展先进知识分子加入党组织;1953 年,医院党小组升格为拥有 10 名党员的党支部,直属江西医学院党委领导;1954 年,改为直属省卫生厅党委领导;1960 年,党支部升格为党总支,下设内外科、门诊、机关后勤、非临床 4 个支部;1964 年 10 月,江西省委组织部批准成立江西医院党委,下设内科、外科、非临床、门诊、机关后勤 5 个支部;1969 年上半年,医院改设党支部,先后直属南昌市卫生局党委、南昌市东湖区党委领导;1972 年,医院划归江西省卫生局管辖,于 1973 年恢复成立医院党委。

基础设施建设。为满足更多百姓的就医需求,在党的领导下,医院遵循"为人民服务"的服务宗旨,开始完善基础设施建设。1958 年,建筑面积 2 949 平方米的干部病房大楼落成;1960 年,位于象山路北口、建筑面积 2 101 平方米的门诊大楼竣工并投入使用;1976 年,建筑面积 7 772 平方米、设有 300 张床位的住院大楼建成并交付使用。

医学技术突破。医院运用党的创新理论引领科技工作高质量发展,坚持以科技为先导,大力推进科研创新。1967 年,外科和麻醉科开展巨大右侧肝癌切除术获得成功;1979 年,在省内率先开展甲状腺针刺麻醉研究,先后获卫生部科技成果奖、全国科技大会奖和江西省科技成果三等奖;1975 年,成功开展右下肢巨大神经纤维腺瘤手术;1976 年,检验科开展病理切片工作。在此期间,涌现了王寿松、黎学浚、温瑞等一大批德才兼备的专家、教授,他们通过不断实践创新,为推进江西医学事业的发展持续贡献了力量。

3. 栉风沐雨、砥砺前行 党的十一届三中全会后,医院在党建引领下发展得格外迅速。1987 年,心内科李华泰主任医师自行研制二尖瓣气囊导管运用于临床获得成功,填补了国内该领域的空白,医院一举成为中国心脏介入技术的发源地之一。1995 年,通过江西省医院评审委员会评审,被评为三级甲等综合医院。同年,医院加盖影像中心楼,在新门诊综合大楼配置中央空调系统;增强与上海东方肝胆外科医院、中国人民解放军总医院、日本九州大学医院等国内外医疗机构交流合作,使医院迎来了跨世纪的新飞跃。

党的十八大以来,在全面深化公立医院改革的浪潮中,医院大刀阔斧改革,规范各项工作,加强学科建设、人才建设,加快红谷滩院区建设和智能化设备投入,推行绩效改革,改进医疗质量,积极开展对外交流,努力提高群众就医体验，不断提高职工福利待遇，形成了"一江两岸、一院两区"
的新发展格局。

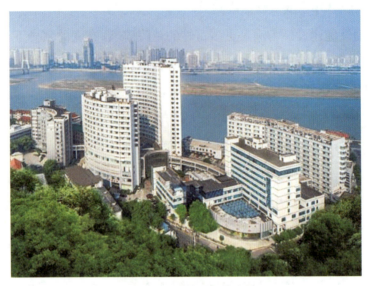

江西省人民医院爱国路院区

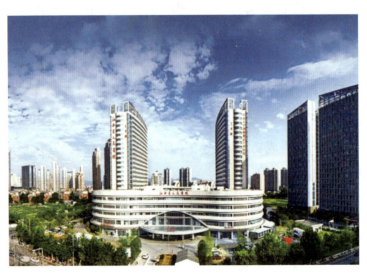

江西省人民医院红谷滩院区

　　医院现有5个国家临床重点（建设）专科（神经内科、心血管内科、消
化内科、器官移植科、呼吸与危重症医学科）、11个省级临床重点（建设）专
科、5个省重点实验室、10个省医学领先学科、11个省级医疗质控中心，牵

头组建含有 105 个成员单位参与的医联体。医院是国家卫生健康委脑卒中筛查与防治基地、高级卒中中心、中国胸痛中心、中国房颤中心示范基地、中国血友病诊疗中心,是江西省危重孕产妇救治中心、江西省心血管疾病介入诊疗中心、江西省老年医学医疗中心、江西省器官移植中心、国家心血管病中心"三高"共管综合防控示范区江西省示范区,是全省最早同时具备肝脏、肾脏、胰腺、小肠、心脏、肺脏 6 种器官移植资质的医院。

科研领域,医院是国家呼吸系统疾病、血液系统疾病、老年疾病临床医学研究中心江西省分中心,有省级医学研究所 2 个、省级医学重点实验室 5 个、省级临床医学研究中心 4 个、培育中心 2 个、省卫生健康重点实验室 2 个。设有博士后科研工作站、江西"海智计划"精准医学研究工作站、国家药物临床试验机构、南方科技大学粤港澳智能与数字外科创新中心江西省分中心,临床医学研究所、老年病研究所等研究机构。

教学领域,医院是南昌医学院临床医学院,是江西中医药大学、赣南医科大学等多家医学院校的教学基地,是国家住院医师规范化培训基地,是国家卫生健康委冠心病、先心病和心律失常介入诊疗培训基地、全国县级妇科腹腔镜手术培训基地、国家老年医学人才培训基地。

医院荣获 2018 年度全国改善医疗服务示范医院、2020 年度全国群众满意的医疗机构、2024 年度全国公立医院党建示范医院。

(二)医院文化传承

建院 127 年以来,江西省人民医院始终坚持服务为民、质量为基、人才为本、创新为进、发展为要,自信自强、守正创新、踔厉奋发、勇毅前行,不断创造新优势、实现新突破、推动新跨越,续写华丽新篇章。

1. 服务理念 医院始终坚持人民至上、生命至上、以人民健康为中心的服务理念,始终坚守人民立场、涵养为民初心,凝练了"厚德精医,求实创新"的院训精神,铸就并践行了"救死扶伤、服务社会""人民医院为人民"的服务宗旨。一方面,突出为民理念,对标医改要求,主动了解区域医疗难点,抛出共建相对紧密型医联体橄榄枝,推动优质医疗资源下沉,拓展远程医疗覆盖面,让"大病不出省"成为可能,为推进分级诊疗打下基础、凝聚共识。另一方面,围绕患者满意,打通就医堵点。建设智慧医院,引进支付宝人脸识别系统;重整便民服务格局,建立一站式门诊和住院服务中心;创建党员先锋岗,形成"微笑服务"示范效应,从多方面满足患者差异化的就医需求。

2. 主题活动 医院注重思想教育,定期开展学思想、强党性的主题活动,比如举办党纪法规知识竞赛,开展中国医师节庆祝活动、党的二十大精神培训等。组织观看红色电影,为医务人员锤炼党性修养、坚定理想信念提供力量。开展"我为群众办实事""两改善两提升"专题活动,外科九支部通过"三八"国际妇女节关爱女性健康、前列腺免费筛查和义诊上门服务等活动,将党的关怀切实体现在为群众服务上;门诊医技一支部组织党员干部开展纪法专项学习活动,召开"讲政治、学纪法、守规矩"专项学习教育研讨会,开展"廉政教育"大讨论;内科第一党支部在红谷滩门诊大厅开展"关爱帕金森病患者生活质量"义诊活动等。

3. 社会责任 知责任者,大丈夫之始也;行责任者,大丈夫之终也。医院始终坚持党建引领,积极践行公立医院社会责任,持续深化医疗卫生体制改革,认真履行医疗救助职责,多措并举发挥医院服务优势,为人民群众身心健康提供有力保障。

1960—1997年,医院先后派出各类医疗队66批次,参与卫生支农医务人员576人次;2003—2004年,开展"对口支援农村卫生"工作,先后派出四批12名高年资医师对吉安县永和、桐坪、永阳卫生院进行卫生支援;积极参加卫生行政部门"万名医师支援农村卫生工程",自2005年以来连续三年派出三批副高以上医技人员对口帮扶吉安县人民医院,帮助开展新技术、新项目30余项,培养了一批卫生专业技术人才。

每一场特殊的战斗,都将诞生一批特殊的战士;每一次生死较量,都会涌现出一批新的英雄。无论是抗击"非典"、抗震救灾、抗洪还是各类突发应急事件,医院医者的身影出现在每个重大历史瞬间、每个危难时刻。2003年

4月，医院被指定为省级"非典"救治指定医院，紧急改建"非典"病房，储备"非典"医疗物资，组建10支救治应急医疗队奔赴吉安等地；2008年5月12日汶川地震，医院立即派出首批13人组成的抗震救灾医疗队，并携带药品及医疗器械等赴汶川特大地震灾区救援。后又派出四批次共6名队员赴成都、广元、青川和小金县抗震救灾，荣获全省抗震救灾先进集体。

二、党建引领高质量发展之路

百年医路，福泽赣鄱。深厚的历史底蕴与强劲的发展实力为江西省人民医院高质量发展奠定了基础。党的十八大以来，医院坚决贯彻新形势下卫生与健康工作方针，以公立医院党的建设引领医院高质量发展，着重从党建引领文化铸魂、健康先行学科为根、创新理念管理有方三个方面发力，助力健康江西建设，护佑人民健康。

（一）党建引领文化铸魂

习近平总书记指出："文化是一个国家、一个民族的灵魂。"医院文化是一所医院的"根"和"魂"，江西省人民医院在党的领导下，强化医院的政治属性、公益属性、专业属性，秉持"厚德精医、求实创新"的医院文化，引导医务人员弘扬和践行"敬佑生命、救死扶伤、甘于奉献、大爱无疆"的崇高精神，塑造医术精湛、医德高尚、医风严谨的行业风范。医院时刻听党话、跟党走，不变质、不变色，与时俱进地为人民群众提供优质、便捷、高效的卫生健康服务。

1. 政治坚定明方向　党的十八大以来，医院坚持以习近平新时代中国特色社会主义思想为指导，坚决落实党中央的重大决策部署和江西省委、省卫生健康委的工作要求，贯彻落实"党委领导下的院长负责制"。医院层面，将党建工作写入医院章程，明确党组织在医院决策、执行、监督等方面的权责和机制，制定党委会和院长办公会议事规则，制定党委书记和院长定期沟通制度,修订党总支书记例会制度、中层干部例会制度、重大工作责任落实制度等,以制度为基石,充分发挥党委把方向、管大局、作决策、促改革、保落实的领导作用;加强班子自身建设,正确把握办院方向,抓好医院发展顶层设计;严格执行民主集中制,完善党委、行政议事规则和"三重一大"决策制度,推动各个方面协调行动、增强合力,确保医院沿着正确的政治方向勇毅前行。科室层面,将党的领导贯穿于医院工作全过程各环节,完善科室管理运行机制。从"科主任负责制"到推行"党支部参与、集体决策下的科主任负责制",充分发挥党支部在科室管理运行中的政治引领和政治监督作用,充分运用民主集中制原则优化科室治理结构、推进科室民主管理,真正体现党对医院工作的全面领导。

2. 思想引领铸忠诚 医院坚持以习近平新时代中国特色社会主义思想武装头脑、凝心聚魂,建立党委理论学习制度、"第一议题"制度,将学习贯彻习近平总书记重要讲话和中央重要会议精神、重要指示作为各级党组织会议的第一议题。隆重举办125周年院庆主题活动,编印《济世为怀 踔厉笃行》纪念画册,摄制《仁心济世 大医厚德》宣传片,全方位展示医院百年发展成就,传承红医精神,提升干部职工的荣誉感及积极性。积极参与江西省妇幼健康文化特色单位创评工作,获评第一批江西省妇幼健康文化特色单位。坚持党管宣传,围绕医院中心工作,开辟"健康讲堂""有医说医""胆囊翔谈"等短视频科普专栏,仅2022年一年就在各级宣传媒体发布宣传报道共708篇(其中国家级媒体120篇),推出原创科普文章80余篇、原创短视频50余条。

3. 组织有力能战斗 医院注重落实新时代党的组织路线,坚持不懈加强领导班子管理,明确党委书记与院长每周至少沟通一次的工作安排,探索党委班子成员向党委会报告分管领域工作制度。加强政治谈话,探索在上级纪检监察和组织部门的参与下、对领导班子成员开展"一对一""面对面"政治谈话模式,得到上级认可,并在其他兄弟单位推广。医院党委定期对领导班子成员分管和职能部门履职的关键风险岗位进行调整分工和轮岗，强化领导班子战斗力、廉洁力。实施党委、党总支、党支部、党小组、党员五级网格化管理模式，层层压实党建工作责任，9 个党支部获评中共江西省卫生健康委员会直属机关委员会第一批"四强"党支部；获评全国公立医院党建示范医院，全国仅评 109 所；3 个党建案例获评国家卫生健康委、华东地区医院管理论坛、江西省卫生健康委优秀典型案例。坚持选优配齐干部，选拔任用年富力强，想干事、能干事、干成事的好干部，努力提升中层干部履职尽责能力，充分激发干事创业的积极性。持续加强职能部门管理，建立院领导和职能处室周例会制度、行政职能处室干部与临床医技科室联系点制度，调度督办抓工作落实。

4. 疫情防控显担当　医院彰显省医担当，全力做好疫情防控、突发公共卫生事件处置等工作，打造有担当的医院。医院坚决落实党中央疫情防控决策部署，党员干部挺身而出、主动请缨、冲锋在前，统筹打好院内疫情保卫战和援助抗疫攻坚战，展现了江西医务工作者的风采和作为，让党旗在抗疫一线高高飘扬。特别是 2022 年医院累计派出 10 522 人次参与湖北、上海、海南、吉林、新疆等省外"五省（自治区、直辖市）"，新余、九江、上饶、萍乡、赣州、吉安等省内"六市"疫情防控，得到各级党政机关、人民群众和社会各界的广泛赞誉。同年 12 月，疫情防控进入新阶段，全院医护人员顶住压力、坚守岗位，确保患者"应收尽收、应治尽治"，持之以恒守护人民群众身体健康和生命安全。2022 年 5 月，江西省委书记易炼红同志莅临医院调研指导，给予了充分肯定和高度评价。

5. 党风医风重清廉　医院持续强化全面从严治党"四责联动"机制，形成党委牵头主抓、党委书记"第一责任"、班子成员"一岗双责"、纪委全面监督的履责链条，推动各方优势互补、同频共振、同向发力。抓实日常监督，聚焦重点领域、关键环节；做实做细日常监督，坚持抓早抓小、防微杜渐，完善管理制度和工作流程。为进一步强化党建机制，医院创新性地在综合目标管理绩效考核方案中设置"党建行风"考核内容，推动实现党建和业务同部署、同落实、同考核。强化医德医风教育，成立独立建制的医德医风办公室，以问题为导向，把患者的需求和满意度作为工作的出发点和落脚点，每周对投诉、医疗纠纷情况进行通报督办，做到事事有回音、件件有着落。成立独立建制的招标采购中心，推动需求、管理、采购三方分离，防范廉政风险，一体推进"不敢腐、不能腐、不想腐"的体制机制建设。

6. 红色文化聚人心　　医院坚持大力弘扬伟大抗疫精神和红医精神，大力宣传先进典型，讲好医院故事，传播医院声音，传递医院力量。梳理医院百年建院精神内涵，建成集历史陈列、文化传播、会议接待、远程会诊、科普宣传、视频摄制等功能于一体的江西省医院标杆院史馆，成为展示品牌形象、加强院史教育的重要阵地。在党的领导下，积极开展富有医院特色的主题宣传和文化活动，以公众号为主阵地，以短视频为抓手，找准宣传热点，打造"医院品牌—学科品牌—医生品牌"三级架构，为医院的发展鸣锣开道、鼓劲加油。加强和改进意识形态工作，牢牢掌握意识形态工作的领导权和主动权。关心关爱医务人员，将关爱医务人员，把营造温馨、安全的工作环境作为医院文化建设的重要内容，真正做到用心用力用情办好民生实事，围绕改善群众就医办事体验，全力推进幸福医院建设，牢固树立以患者为中心、以职工为核心的工作理念。

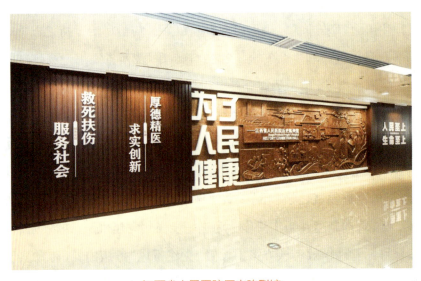

江西省人民医院历史陈列馆

（二）健康先行学科为根

学科建设是公立医院高质量发展的载体和基石，是推动医院高质量发展的强劲引擎，一个专科就是一面鲜亮的旗帜。医院在长期发展实践中坚持以"学科强"带动"医院强"，构建了群雁竞飞的品牌学科发展体系。医院依托持续不断的学科建设和科技创新，打造出以"四大品牌学科"（心血管内科、神经内科、器官移植科、干部保健和老年医学科）为龙头的一批精品学科体系群。大力推进国家区域医疗中心建设、省县"融合＋直通"合作新模式，不断增进人民群众健康福祉。

1. 全力推进国家区域医疗中心建设　2022 年 10 月，由中南大学湘雅医院与江西省人民医院合作共建的国家神经疾病区域医疗中心（中南大学湘雅医院江西医院）正式获批，着力打造高水准科研创新及转化平台、高水平医院管理高地、高层次人才培养基地和高品质神经系统疑难病诊疗中心。对标国家高水平医院建设指标，两院开展全方位、多层次紧密合作，学习先进技术、先进理念、先进管理模式，全面提升医疗服务、医学教学、科研学术、人才培养、医院管理能力。两年来，双方高频互动，交流走访、组建精英管理团队、派出学科带头人及临床骨干专家进驻指导、成立名医工作室、大批新技术落地、多项罕见病诊治填补江西空白，一批科研学术、合作成果取得佳绩，取得良好的政治效果、社会效果。

2. 创新开展省县"直通＋融合"合作新模式　2023 年 3 月，江西省人民医院与进贤县政府签约，合作建设江西省人民医院进贤医院。江西省人民医院把帮扶进贤医院作为贯彻落实党中央关于加强基层医疗服务能力建设，促进共同富裕，提升全省卫生健康高质量发展的具体行动，合力打造省县医疗机构融合发展新模式、医教研省县直通新高地、县域医疗机构高质量发展新标杆。双方合作以来，江西省人民医院帮助组建并选派 4 人进入进贤医院领导班子，派出专职人员推动进贤医院医教研管理，每周工作日在进贤医院安排出诊专家 28 名，主动把公立医院党建和改革发展任务扛在肩上。帮助制定进贤医院党建、专科化门诊、转诊会诊等一系列制度。目前联建、连心、互利的格局初步形成，2023 年 3—12 月，进贤医院主要业务指标实现"五提升、三下降"（医院总收入增长 9.29%，门诊人次增长 19.42%，出院人次增长 32.16%，手术台次增长 7.60%，床位使用率增长 21.31%；药占比下降 12.98%，耗占比下降 4.45%，急诊转诊人次下降 31.20%），高质量发展成效已初步显现。

3."四大王牌"学科打造高质量学科群　医院强力突破重点学科，做强优势学科，补齐弱项短板，以国家区域医疗中心、江西省老年医院、江西省心血管病医院、国家中西医协同"旗舰"医院建设为抓手，打造专精特新科室。近年来，医院持续做强心血管、神经、器官移植、干部保健和老年医学四大优势品牌学科，获评公立医院高质量发展医疗服务能力提升项目第一批基地单位。

医院的心血管内科是国家临床重点专科，中国心血管介入治疗的发源地之一，是江西省心血管疾病介入诊疗中心，年手术量 2 万余例，其中通过互联网现场转播的介入手术有 200 余场，开发的虚拟现实（VR）＋混合现实（MR）手术操作系统已获省科技厅重点项目支持并运用于临床带教。在心血管介入领域，特别是高危复杂病变的介入治疗及复杂心律失常的介入治疗等领域处于国内乃至国际领先水平。

作为省内神经内科专业唯一的国家临床重点专科——神经内科，是江西省神经系统疑难、危重症疾病的诊断、治疗、培训中心。2022 年 10 月，随着中南大学湘雅医院江西医院获批成为第四批国家神经疾病区域中心建设项目，全省人民在家门口即可享受国家级优质神经疾病诊疗、预防和康复保健服务，医院成功打造了红色内核、区域领先、国内一流的湘赣边医疗合作示范标杆。

器官移植学科自 1994 年开展首例肾脏移植开始，已经走过了三十个春秋，目前是全省最早同时具备心脏、肺脏、肝脏、肾脏、胰腺、小肠 6 种器官移植资格的医院，肝肾移植数量、质量处于全省领先地位，器官移植数量、质量领跑全省、处于全国第一方阵。特别是 2022 年成功完成首例妊娠

5 个月孕妇的肝移植、江西省首例儿童肝肾联合移植，全国罕见。2023 年，成功完成 4 例江西省自主心脏移植手术，顺利开展全省首例胰肾联合移植手术，实施全省首例消化介入治疗罕见"镜面人"反复肝硬化大出血患者。

干部保健和老年医学科有 68 年的深厚积淀，近年先后获批江西省老年医学医疗中心、国家老年疾病临床医学研究中心江西分中心和江西省老年医院，标志着医院老年医学专业的临床诊疗和科研学术能力、水平稳步迈上新台阶，已跻身老年医学全国前列，医疗服务辐射能力及影响力大幅增强。

从实力强劲的重点专科到勃勃生机的新兴学科，医院的学科发展之树更加根深叶茂。

4. 多措并举推进学科均衡发展　功以才成，业由才广，以大融合促进学科大发展。健全学科发展架构，设置学科建设办公室，加强与北京、上海等国内高水平医院合作共建，与赣南创新与转化医学研究院签订合作框架协议，提升学科建设能力水平。分层提升专科能力水平，制定临床重点专科建设项目管理办法，新增国家临床重点建设专科 2 个，申报获批省级临床重点专科建设项目 6 个，新增省级质控中心 1 个；新开感染性疾病科、心身医学科、院前急救科、高压氧科等一批医疗业务科室。大力引进学科带头人，提升中医科、中西医结合科、肛肠外科水平；新设罕见病诊治中心、减重代谢外科、复杂性肠梗阻诊治中心等学科，开设儿童生长发育、癫痫、痛风等 18 个专病特色门诊，满足患者多层次就医需求。全面推行多学科治疗模式（multi-disciplinary team，MDT）诊疗，开展孕妇肝移植和儿童肝肾联合移植等众多国内先进、省内领先的新技术。2022 年，风湿免疫科在复旦大学医院管理研究所专科声誉排行榜中是江西唯一一家提名医院。

（三）创新理念管理有方

江西省人民医院把人才建设放在医院高质量发展的突出位置，从干部职工关心关注的热点难点问题出发，不断深化人事制度改革，破除人才发展机制障碍,畅通医务人员职称评审通道,不断提升人才的获得感、归属感。除创新管理人才队伍外,提升医院高质量发展速度、赋予发展新效能、新动力也是当前主要任务,在党的领导下逐步向前推进。

1. 顶层设计,坚持高位推进　建立健全院领导联系人才制度,每周例行在院长办公会后通报高层次人才引进工作相关情况,便于医院决策层及时准确掌握医院引进岗位、紧缺人才、引才进展情况,宏观把控引才大方向。坚持精准引进,对医院存量人才队伍加强分析,挖掘人才队伍建设中的优势和不足,从总体上实现人才宏观调控、整体布局。深入剖析医院人才需求,注重学科发展,以学科急需解决的短板或问题为导向,结合专科特点,实行按需引进、差异化引进。根据医院发展目标,以及医院自身的实际情况,科学制订全院学科学术带头人及博士等高层次人才引进计划,促进人才队伍不断壮大。创新引才机制,强化人才经费投入和宣传力度,多渠道、多形式在国内外招募高层次人才和学术团队。以"人才 + 项目""人才 + 学科"为出发点,依托国家区域医疗中心建设项目与医院品牌学科,大力引进高层次领军人才和创新团队,建立起项目、学科吸引人才,人才带动项目、学科的良性发展双循环。采用多点执业、特聘、互派学习等灵活的柔性引进方式实现智力共享,进一步加强与优质高校及医院的合作,采用人才双聘和共建研究院所、实验室及联合申报科研项目等模式加大合作深度,形成优质人力资源和基础设施共享,弥补医院在基础研究实验条件上的不足。

2. 畅通渠道,破解人才建设发展难题　针对医疗机构普遍存在专业技术人员晋升难的问题,根据医院工作形势、服务需求等变化,盘活用好存量专业技术岗位,仅 2022 年,高级职称评审通过人员较上一年度评审通过人员增长 108%,充分提高专业技术岗使用率,为医院高质量持续发展提供了强大的人才支撑。完善职工职业发展通道,积极与人社部门沟通协调,为 400 余名已通过公开招聘考试的人事代理职工办理事业单位人社系统岗位聘任手续,畅通人事代理职工晋升发展渠道。

3. **搭台铺路,为人才事业发展提供平台** 平台是人才交流和人才工作的重要载体,医院高度重视人才引进与培养,为人才提供相应的发展平台与待遇。如医院引入的风湿免疫学科带头人,鼓励其申报人才项目,医院为其争取政策,建设江西省卫生健康风湿免疫重点实验室,为其提供科研平台。目前,医院风湿免疫科在中国医院科技量值(science and technology evaluation metrics,STEM)风湿病学与自体免疫病学百强榜排名全国第75位,位居江西第一,进一步体现"聚才爱才、优才优待"的激励导向。

4. **同心同向,创新服务保障打造温馨氛围** 医为仁人之术,必具仁人之心。作为全省最大、具备红色基因和优良传统的一流干部保健基地,在近70年的风雨磨砺中,严谨的工作作风、科学规范的治疗方案、贴心的医护服务,得到各级保健对象的信赖和赞誉。有口皆碑的保健服务,倾注着润物细无声的关怀和照护。针对疑难杂症或急重症患者组织多学科会诊;组建玉泉岛保健室,开展巡诊、入户服务;提供中医保健服务、健康指导、生活护理等。由此打好改善群众就医体验组合拳,着力提升群众获得感。

医院的持续发展需要人文精神的传承,人文关怀则是人文精神传承的基础。医院本着以"职工为核心"的原则,关心关爱干部职工,增强医院文化认同感,增强干部职工归属感和自豪感。组建声乐、书画、登山、瑜伽等12个兴趣小组,在工作之余丰富了职工的业余生活,既可强身健体,又能增长知识;组织职工赴庐山开展疗休养活动,瞻仰历史古迹,学习红色文化,通过疗休养活动让职工感到青春无悔、奉献无价,感受医院的关爱,更好地为人民服务;在职工生日时发放生日卡、重大疾病时送去慰问等一系列关怀举措,让职工及时感受到医院大家庭的温暖,精神文化生活得到充实;高质量解决职工"三餐饭"问题,改建职工食堂,开设早晚餐,让职工感受"我为医院、医院为我"的归属感;提供托幼托管服务,积极与省委机关事务局对接协商,解决职工家庭"带娃难"急难愁盼的需求,实现职工"上班带娃两不误",为职工幸福生活加码助力。

5. **增强效能,加快优质医疗资源扩容** 在党的领导下,为进一步推进公立医院高质量快速发展,医院以更加坚定的步伐加快优质医疗资源的扩容。

一方面,打造"一院两区"新发展格局,扩容优质资源。统筹规划两院区发展定位,做到差异化发展、同质化管理。在红谷滩院区,将院前急救、优势专科、五大中心主体等集中设置;打造全省第一、国内顶级的心血管病医院,在全国有较大影响力的心脏介入中心和器官移植中心、以神经系统疾病为主的国家区域医疗中心。在爱国路院区,建立国内先进的老年疾病诊疗中心和老年医院,建好干部保健基地。

另一方面,下沉优质资源,带动区域一体化发展。探索医联体建设新路——相对紧密型医联体,即在现有行政区划、财政投入、人事管理和医保支付制度不变的情况下,和基层医院建立管理、人才、团队长期的互动、合作、帮扶机制,目前共签约相对紧密型医联体单位10家。作为江西省远程医学会诊中心,建立起"乡镇—县—地市—省—国家—国际"6级远程会诊网络,已覆盖全省120余家基层医疗卫生机构。2019年开始,开展"青年医师进社区"活动,招募200余名青年医师志愿者对接70家南昌市社区卫生服务中心,指导家庭医生签约服务,为居民普及健康知识、提供义诊咨询。

新时代新征程,江西省人民医院将始终坚持以习近平新时代中国特色社会主义思想为指引,以人民健康为中心,以高质量发展为主题,聚焦"作示范、勇争先、善作为"的目标要求,锚定江西卫生健康"四区四高地"(打造中国式卫生健康现代化先行区、全国革命老区卫生健康事业高质量发展示范区、健康中国省域样板区、中西部中医药强省引领区,卫生健康服务能力全面提升高地、公立医院改革与高质量发展高地、卫生健康事业产业融合创新高地、人口发展和生育友好高地)战略定位,着力打造医、教、研、防全方位发展的全国高水平研究型综合医院和科学化、规范化、精细化运营管理的现代化医院,为中国式现代化贡献力量!

第三章

百廿载初心不改，两甲子矢志为民

——河南省人民医院"一切为了人民健康"
的基因解码

　　河南省人民医院是一所百年老院,具有120年历史,文化底蕴深厚、专家人才辈出。作为河南卫生健康系统的排头兵,医院秉承"仁爱、博学、严谨、卓越"的医院精神,坚持"人民医院服务人民"办院宗旨,始终奋战在服务人民生命健康的最前沿,努力引领全省卫生健康事业发展。二十世纪六十年代,成立全国第二家眼科研究所,"沙眼的实验与防治研究"和"防治沙眼新药——酞丁安的研究"获全国医药卫生科技大会成果奖;1996年成功完成全省首例肝脏移植手术,1999年成功完成国内首例高龄供肾移植,2015年成功完成全省首例双肺移植,2018年成功完成全省首例心脏移植、华中地区首例人工心脏移植,心脏外科手术量连续十年位居全国前十。医院获评全国公立医院党建示范医院、特色医院文化建设示范医院、人文爱心医院、百姓放心示范医院、老干部工作先进集体,获评全国首批研究型医院,河南唯一一家获批国家中西医协同"旗舰"医院试点项目建设单位。全国三级公立医院绩效考核连续四年位居河南第一。医院连续五届蝉联全国文明单位,是河南省卫生健康系统唯一。连续14年荣获河南省群众满意医院。获最佳品牌传播医疗机构·优秀公立医院(国家/省级)(全国第七、河南省第一)。在全国抗击新冠肺炎疫情表彰大会上,被党中央、国务院、中央军委授予全国先进基层党组织、全国抗击新冠肺炎疫情先进集体。

　　中共河南省人民医院支部委员会建立于1950年2月,1961年经中共河南省直机关党委批准,建立中共河南省人民医院委员会。几十年来,历届院党委团结带领全院干部职工,艰苦创业、实干拼搏、接续奋斗,汇聚起了医院改革发展的磅礴力量。进入新时代,新一届党委班子严格落实新时代党的建设总要求和中央、省委关于加强公立医院党的建设的精神要求,努力以党的建设高质量引领医院高质量发展。立足顶层设计,绘制了"坚持一个根本,围绕双高目标,推进五大战略行动,实施十大工程"的发展蓝图;锚定"高水平研究型医院、高质量国家区域医疗中心",构建了平急结合、医防融合、同标同质、协同高效的发展格局;聚焦优质高效医疗卫生服务体系建设,打造了国家心血管病区域医疗中心示范样板。新时代的河南省人民医院服务人民健康的底色更浓、高质量发展的成色更足，在中原大地上筑起了一座不朽的健康丰碑。

一、百年省医路、风雨世纪情

滔滔黄河南岸，巍巍嵩山之北，有一所底蕴深厚、名家辈出的百年老院——河南省人民医院。从 1904 年建院，细数百余年的风雨历程，她如一株饱经风霜而依然生机益然的大树，根植厚土，枝繁叶茂。

（一）动荡中初具典范

追溯河南省人民医院的前身，要从二十世纪初英国医疗宣教士金纯仁开办的诊所说起。金纯仁毕业于剑桥大学凯氏学院，于 1902 年被中国基督教会上海总部派遣到开封开办西式诊所。当时，深处中原腹地的河南还相当闭塞，金纯仁应用现代诊疗手段，治疗白内障和膀胱结石病等，令古城人民耳目一新。

1904 年，在英国人柯维奇协助下，金纯仁在开封南关搭建帐篷，接待患者。史料记载，医院全年门诊患者达 1 476 人，手术 23 人次，成为当时国内罕见的引入西方近现代医院管理运行和学科设置的医院。

1905 年，医院在开封南关购地建设正规院舍，1906 年正式开诊，为西医传播作出了很大贡献。在五卅运动中，医院的中国籍医务人员和雇工全体罢工，用实际行动表达了爱国之心。在北伐战争中，医院易名"重伤医院"，先后收治伤病员 1 万余人。

二十世纪二十年代末至三十年代末，是医院的鼎盛时期，医院不断修建房屋、更新设备、规模日益扩大，吸引了附近省市的患者前来就医。为适应当时我国"男女有别"的观念，医院开始按男院、女院分别收治患者，接诊病种也日益复杂。1936 年，医院开设病床 150 张，医治患者 2 万余人次，诊治疾病种类达 19 种。

正当医院蒸蒸日上之际，1937年，抗日战争的战火蔓延至中原，医院工作人员纷纷离去或投入艰苦卓绝的抗战中，国家民族危难之际磨砺出的责任感、使命感，成了绵延至今的精神传承。1945年，中国人民终于赢得了抗战的胜利，医院床位恢复到100张，重现生机。1949年，开封市人民政府正式接管医院，更名为开封市人民医院，医院的发展进入了中国共产党领导的人民办院的新时期。

（二）风雨中砥砺前行

1950年2月，根据发展医疗卫生事业、保障人民生命健康的需要，开封市人民医院更名为河南省人民医院。在此期间，医院的党团工会组织相继建立，"为人民健康服务"的思想从此根深蒂固。

1951年春，河南省人民医院由开封南关医院前街迁到市中心的河道街。此时，全院病床增加到250张，设内科、外科、五官科，并有药房、化验室、理疗室、供应室等医技科室，一家大型综合医院的基本框架已然成型。

1952年，国家行政区划进行调整，河南省卫生厅决定将河南省人民医院更名为河南省第一人民医院。1953年，在河南省省会由开封迁往郑州时，河南省政府决定在郑州市纬五路东段建一座现代化医院。在时任河南省卫生厅领导的主持下，由时任河南省第一人民医院院长负责，按日门诊量500人次，病房、门诊量比例为1∶2的要求筹建新院。

1955年3月，新院主要建筑落成，重新更名为河南省人民医院。新建成的河南省人民医院总建筑面积达2万多平方米，床位139张，是河南省最大的综合医院。医院的主要建筑成为当时郑州市标志性建筑之一。

新环境、新设施，先进的设备、来自五湖四海的有志青年，使迁郑后的医院洋溢着蓬勃向上的锐气，迎来了随后的十年黄金发展时期。在此期间，医院的学科建设、人才培养、新业务新技术开展、医院党建和文化建设都有了长足进步，为医院未来的发展奠定了坚实基础。

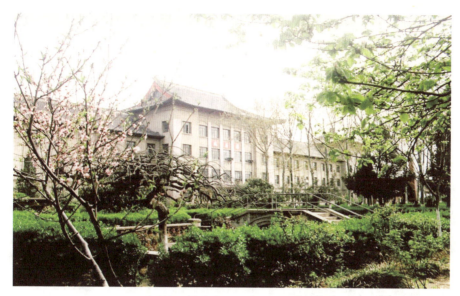

二十世纪五十年代河南省人民医院院址

1956年开始，医院先后成立骨科、妇科、产科等专业组和胸外、妇癌等专科门诊，不但大大方便了患者就医，更极大地激发了医务人员钻研技术的积极性，为促进医院医疗技术水平乃至河南省卫生事业的发展提供了广阔空间。

迁郑后，医院大力营造浓郁的科研氛围，陆续建立了以眼科研究室为首的一批科研部门。1961年，眼科成功分离出沙眼病毒"豫61-Ⅱ株"，医院眼科6名医护人员主动在自己眼中滴入此株诱导沙眼，以观察沙眼的起病、临床特征、疾病转归和药物疗效。1962年，在眼科研究室基础上建立了眼科研究所，并在1965年专门为其兴建了一幢1 400余平方米的实验病房楼。眼科成功引入免疫学治疗沙眼新途径，筛选出的治疗药物酞丁安至今仍广泛用于临床并获国家级新药成果奖。

到1965年前，医院先后承担各类科研课题180余项，取得了许多国内领先、填补空白的科研成果，促进了一大批日后享誉省内外的专家脱颖而出。

精湛的技术和良好的服务为医院赢得了声誉，人民群众从河南省内外四面八方赶来求医。到 1965 年,医院门急诊先后接诊 265 万余人次,收治住院患者 6 万余人次。同时,医院多次派出医疗队到山区、农村送医送药、治病救人,赢得了广大群众的认可信赖。

1977 年,面积为 5 570 平方米的病房新楼建成。1980—1984 年,医院获得各级各类科研成果奖 49 项,年门急诊量接连突破 50 万和 60 万人次大关且持续上升,年收治住院患者人数超过 1 万人次。在党的领导下,河南省人民医院职工以极大的爱国热情投身社会主义建设,为河南的医疗、教学、科研、康复、预防、保健等作出了历史性贡献,医院的发展也迎来了新的腾飞。

（三）创新中励精图治

为更好守护人民群众的生命健康,1984 年后,医院开始连续制定五年发展规划,1988 年起开始大力加强重点专科建设。

1993 年 3 月,医院顺利通过评审验收,成为全国首批三级甲等医院。

2010 年,医院增名郑州大学人民医院,与郑州大学联手培养医学人才,提升医疗服务能力和技术水平。

2012 年,纳入部省共建医院。

2016 年,与河南大学共建河南大学医学院。

2020 年,国家心血管病区域医疗中心正式授牌。

2022 年,入选全国首批研究型医院。

2023 年,获批国家中西医协同"旗舰"医院试点项目建设单位。

2024 年,顺利通过三级甲等医院复审。

在医院党委的坚强领导下,医院"一院多区"格局科学布局、清晰构建。国家心血管病区域医疗中心正式签约,与中国医学科学院阜外医院紧密合作、高度协同,叫响品牌、形成示范。北院区开诊投用,实行管理一体化、技术同质化、服务全程化、健康中心化的"四化"运营模式,立足中原农谷,打造豫北医疗高地。南院区落子布局,积极融入河南省委科技创新"三足

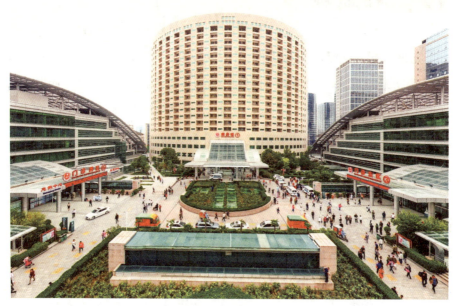

河南省人民医院本部

鼎立"战略，紧抓"两院一中心"重大机遇，着力打造省级综合性研究型医院和国家重大传染病防治基地，眼科、心血管病研究所首批入驻河南省医学科学院。经五路院区正式揭牌，突出生殖特色，聚焦女性健康，实行长期托管、深度融合，一体运营、同质管理。互联网医院建设荣获 2021 年度河南省提升医疗服务十大举措——远程医疗常态化标杆单位，被深入报道。一站式肿瘤综合防治中心和河南省眼科、肾病、呼吸、心血管、康复等五个临床医学研究中心建成投用。医院高质量发展取得新成绩，实现新跨越。

二、高质量党建引领推动医院高质量发展

坚持党的领导是做好党和国家各项工作的根本保证。河南省人民医院党委全面贯彻新时代党的建设总要求，积极探索构建大型公立医院党建与业务融合新模式，把党的建设融入医院治理全过程各环节，以高质量党建引领保障医院高质量发展，实现了从百年老院向百强名院的蝶变转型。

（一）党建与机制创新

一是建强组织、筑牢堡垒，共产党领导下的百年发展历程。

党组织初入医院与早期工作： 中华人民共和国成立以来，河南省人民医院与祖国共进、与时代同行，焕发出勃勃生机。1949年11月，医院由开封市人民政府正式接管，同时，成立党小组，在中共开封市人民政府支部委员会的直接领导下，率领先期成立的团支部（时称"新民主主义青年团"）以及经过改选的职工会，积极宣传党的政策和主张，团结教育广大职工群众。这时医院党员数量虽少，但他们通过自己的努力，在群众中树立了党员先进形象，扩大了中国共产党的影响，为医院顺利回到人民手中、扭转医疗工作颓势，发挥了至关重要的作用。

党组织的正式建立与发展： 随着医院改名为河南省人民医院，大批干部和医务人员奉调进入医院工作。为加强医院党的领导，经上级党组织批准，1950年2月，正式建立中共河南省人民医院支部委员会。到1955年，全院已有党员44人、团员120人。全体党、团员紧密团结在党支部周围，在繁重的日常工作和医院两次搬迁的考验中，充分发挥了党员先锋模范作用，成为医院早期创业的骨干力量。

1957年，中共河南省人民医院总支委员会建立，下设机关、内科、外科等3个党支部，全院党员发展到88人。

1961年，中共河南省人民医院委员会建立。到1965年，全院已经分别在机关、后勤、门诊、临床及辅助科室成立了7个党支部。到1984年，医院在机关、后勤、门诊、医技和临床共建立了12个党支部。医院党组织的战斗堡垒作用日益加强。

1999年，为适应医院发展，更好地迎接新世纪的挑战，经上级党组织批准，院党委对全院党组织结构进行了重大调整，分别建立了10个党总支委员会及3个直属党支部，总支委员会下分设党支部。到2004年，医院有党支部36个，基本实现了"支部建在科室"。

2017年，为进一步加强医院党组织建设，根据医院业务发展需求，对医院党组织架构进一步调整完善。优化调整后，医院党委下设内科、外科、急危重症、综合、医技、眼科、生殖、心血管、脑血管、国际医疗、药学、机关、后勤、离退休等14个党总支，党总支下设93个党支部，确保了医院学科专科发展到哪里，党的基层组织就覆盖到哪里。

在历届院党委的领导下，医院认真贯彻落实党的卫生工作方针政策，党的基层组织不断完善，党员队伍不断壮大，医院各级党组织已经成为医院工作的神经中枢和战斗堡垒。截至2024年，全院共有党员3 976名，其中，青年党员（45岁以下）2 997名，离退休党员390名。广大党员在日常工作和重大考验面前，不怕苦、不畏难，团结一心、担当奉献，汇聚起了医院改革发展的磅礴力量。医院荣获全国先进基层党组织、全国抗击新冠肺炎疫情先进集体，获评全国公立医院党建示范医院、全国特色医院文化建设示范医院，连续五届蝉联全国文明单位，为维护人民群众生命健康作出了卓越贡献。

二是创新机制、激发活力，探索构建大型公立医院党的建设新体系新路径。

进入新时代，医院党委坚持以习近平新时代中国特色社会主义思想和党的二十大精神为指引，坚定"人民医院服务人民"办院方向，全面对标公立医院高质量发展"五新"要求，锚定"高水平研究型医院、高质量国家区域医疗中心"发展目标，积极探索大型公立医院党建工作新模式。

医院创新实行党委常委制，制定《河南省人民医院党委常委会会议议事规则》《河南省人民医院院长办公会议议事规则》《河南省人民医院章程》，修订完善《河南省人民医院"三重一大"事项决策管理监督暂行办法》等制度机制，把党的建设融入医院治理体系的全过程，为健全医院科学决策机制提供了路线图。

医院党委认真落实新时代党的建设总要求和中央、河南省委关于加强公立医院党的建设工作要求，牢牢把握高质量发展这个首要任务，立足医院党建工作和改革发展实际，创新构建"1351"党建工作体系。

落实一个总要求。即"加强公立医院党的建设"要求，把坚持党的领导、加强党的建设贯穿医院治理体系全过程各方面，切实发挥院党委把方向、管大局、作决策、促改革、保落实的领导作用。

推行三项工作机制。推行"党建＋N"引领机制。将党建工作融入医疗、教学、科研、学科建设、人才培养、医德医风、精神文明建设等各个层面，让思想根基更牢、服务质效更优、发展动能更强、纪律作风更硬，以高质量党建引领全局、点亮全局、激活全局。推行党支部工作法培育机制。组织开展公立医院党建示范单位创建、党支部星级评定，深入推进党支部规范化建设达标创建和"一支部一品牌"党支部观摩交流。着力打造政治功能强、支部班子强、党员队伍强、作用发挥强的"四强"党支部，培育形成了一批标杆党支部和优秀支部工作法。医院党委制定印发《中共河南省人民医院委员会党支部品牌建设年活动方案》，进一步创新党建模式、凝聚党建合力、打造支部品牌。全院各基层党组织紧扣"实、深、活"创建要求，创新打造了一大批立得住、叫得响、推得开的特色党建工作品牌，评选表彰了一批医院品牌党支部。推行基层党组织和共产党员作用发挥"亮争"机制。坚持以病历书写、纠纷防范、技术创新、科研创新、优质服务、医德医风等为切入点，设立党员责任区、示范岗，鼓励广大党员干部立足岗位实际，积极开展"三亮十带头"，亮身份、亮作为、亮担当，带头践行党员义务、带头落实核心制度、带头写好每一份病例、带头服务好每一位患者、带头做到零投诉零纠纷、带头开展科技创新和临床带教等，做到平常时候看得出来、关键时刻站得出来、危难关头豁得出来。

坚持"五个融合"。深入贯彻落实《河南省人民医院关于推动党建与业务融合 赋能医院高质量发展的实施办法》，重点从"理念、制度、组织、载体、队伍"五个方面探索党建与业务深度融合的有效举措，推动党建和业务工作同频共振，实现双融合、双促进、双提高。理念融合：牢固树立基层党组织书记"抓好党建是本职、不抓党建是失职、抓不好党建是渎职"的理念，不断强化全院各级党组织书记党建与业务工作一起抓、融合抓的政治自觉、思想自觉和行动自觉。制度融合：围绕中心抓党建、抓好党建促业务，探索建立党建工作与业务工作同谋划、同部署、同落实、同检查的制度机制。完善党建工作考核评价体系，强化党建目标责任制和党总支、支部书记党建述职评议、党建查房等制度落实，着力解决"一手硬、一手软"问题，努力实现党建与业务工作同心、同向、同步。组织融合：选拔处室、科室负责人担任党支部书记，充分发挥党组织书记、党务干部党建和业务"双带头"作用，既当好学科发展、工作落实的带头人，又当好党建工作的内行人，坚持党建与业务一起抓，把组织功能实现与业务工作推进紧密结合起来，切实履行好"一岗双责"。载体融合：高水平打造党建文化长廊，全院范围内组织创建标准化党员活动室，利用"百年省医 人文讲堂"习近平新时代中国特色社会主义思想专题辅导、"幸福省医 经典共读"红色读书分享会、特色主题党日等活动载体，让党建阵地"活"起来，促进党内组织生活经常化、制度化、规范化开展。队伍融合：以学科带头人、业务骨干为重点培养对象，进一步优化党务干部队伍结构。加强党务干部培训、轮训，着力提升党务干部政治能力、调查研究能力、群众工作能力、抓落实能力。注重从临床一线和青年骨干中发展党员，坚持把业务骨干培养成党员、把党员培养成医疗、教学、科研、管理骨干的"双培养"的工作机制。通过政治上激励、工作上支持、待遇上保障、心理上关怀，不断增强党员的荣誉感、责任感，激发党员干事创业的内生动力。

实现一个总目标。即实现"以高质量党建推动医院高质量发展"，强化党建引领，夯实党建责任，注重优势转化，厚筑医院高质量发展根基，进一步凸显党建根本性引领、支撑和保障作用，实现以高质量党建推动医院高质量发展不断取得新成效、新突破。

（二）党建与业务融合

1. 规划牵引，定向领航　医院党委坚定"人民医院服务人民"办院宗旨，积极融入健康中国、健康河南大局，对标公立医院高质量发展"五新"

要求，前瞻30年、谋划15年、立足这5年，制定了"坚持一个根本，围绕双高目标，推进五大行动，实施十大工程"的"十四五"发展规划，努力在中国式现代化建设的生动实践中，化危机、育新机，求变局、开新局。

（1）党委统筹，高位谋划。把"十四五"发展规划编制作为一把手工程，成立由党政主要负责同志为组长，院领导班子为成员的规划编制领导小组，下设规划管理办公室及总体规划、专项规划、科学规划、总结形势评估4个工作组，院内组建"8＋8"专兼职工作团队，院外邀请国内标杆医院的专家学者成立特聘战略规划咨询专家团队，形成了横纵结合、科学完备的组织架构。

（2）精准切入，分析研判。全面、系统总结回顾医院"十三五"期间的工作情况，构建了"十三五"发展规划量化评估指标体系，细化三级评价指标，客观评估成绩、梳理短板不足，制定了《"十三五"全面量化评估工作总结》。搜集整理国内外相关政策信息，通过外部形势与挑战分析、内部资源约束条件分析两个维度有机结合，前瞻预判疫情防控、人口老龄化、人民群众健康需求、医疗卫生资源配置、分级诊疗、健康服务模式革新等6个方面的机遇和挑战。

（3）开门问策，聚智汇力。对内摸实情，集思广益，出实招，求实效。多次组织召开科主任代表和首席专家研讨会、征求意见建议专题座谈会，采取网站专栏、专用邮箱等方式向全院干部职工及社会各界广泛征求意见建议。对外学标杆，对标一流，走出去，学先进。确定10家标杆医院，分批前往学习考察，邀请国内知名医院管理专家对河南省人民医院"十四五"发展规划进行论证咨询、把脉问诊。

（4）目标引领，突出重点。确定了坚持党的领导为根本，树牢为民初心，坚定公益办院宗旨"一个根本"，建设国内一流、国际知名的高水平研究型医院和高质量国家区域医疗中心"双高目标"，新发展阶段、新发展理念、新发展格局"三新研判"，党的领导、目标导向、创新驱动、协同融合"四项原则"，社会责任担当、学科体系振兴、服务能力提升、精益管理赋能、党建文化引领"五大战略行动"，全面推进多院区协同发展工程、学科建设登峰工程、医疗服务能力提升工程、人才引育突破工程、科技创新攀登工程、医教协同发展工程、管理运营精益工程、智慧医院建设工程、省医责任担当工程、党建文化铸魂工程"十大工程"的科学严谨、内涵丰富的"十四五"规划发展体系。

（5）分层推进，量化考核。明确了"十四五"时期的十大关键指标、二十项重大平台、三十项重点任务，将战略规划、专项规划目标任务纳入医院年度工作计划，制定量化指标评价体系，覆盖所有重点项目和工作内容，细化举措、建立台账、督导考核，确保规划蓝图落地实施。

2. 项目带动，重点突破　随着进入新发展阶段，医院完整、准确、全面贯彻新发展理念，积极融入和服务新发展格局，锚定"双高"目标，坚持以人民健康为中心，以高质量发展为主题，以深化公立医院改革为主线，以质量安全为根本，以科研创新为动力，奋力打造医疗技术顶尖、医疗质量过硬、医疗服务高效、医院管理精细、人民群众满意的高水平现代化医院。

（1）优化整合学科专科体系。按照"优势引领，梯次发展，整体推进"的思路，2017 年，率先调整、细化学科专业布局，着力打造尖峰学科、优势学科、特色学科、潜力学科相互带动、竞相发展、共生共赢的学科专科体系。

聚焦优势融合。打破学科壁垒，集中优势"兵力"，打造尖端利器，整合国家级优势学科资源，先后成立"院中院"4 个、"院中中心"5 个，对标国家区域医疗中心建设标准，以疾病自然系统为纽带，大力推行学科群建设与多专业协作，推进优势学科集群建设。聚焦精专突破。立足临床需求，推行亚专科、亚专业细分，设立临床专科 62 个，细分亚专科 124 个，亚专业组 375 个，不断提升专科专病的精度、广度和深度，推动学科专科由"全能"转向"精准"。聚焦平台协同。重点加强影像、病理、检验、超声、麻醉、输血、康复、遗传、药学、中医、护理、健康管理等 12 个平台学科建设，强化学科协同支撑，实现资源共享。

构筑学科高峰。提质提速国家心血管病区域医疗中心（阜外华中心血管病医院)建设,全面引入阜外管理、技术、品牌,建成投用阜外华中心血管病医院、国家心血管病中心华中分中心,是河南成功引入国家级医疗资源、研究平台的标杆典范。全面加强心血管、眼科、呼吸、老年医学等4个省级医学中心建设,与国家区域医疗中心协同互补,增强辐射引领带动能力。

打造学科高原。全面加强14个国家临床重点专科、56个省级医学重点学科等建设,找准定位,纵向提升,打造"区域领军、国内一流"的尖峰学科。

建强学科高地。全面激发专科、亚专科发展活力,支持鼓励基础条件好的专科、亚专科申报国家级、省级诊疗、质控和研究中心。

发展尖端技术。制定完善《新业务新技术管理办法》,加强事前、事中、事后管理,规范准入评审和考核,积极引进新技术、新业务,支持鼓励新业务、新技术、新成果孵化应用。近年来,累计开展新业务新技术1 700余项,其中300余项填补国内乃至国际空白、330余项填补省内空白。

成功开展全球首例超小型磁悬浮离心式人工心脏植入术;全球首例异基因多靶点CAR-T细胞序贯治疗慢性髓系白血病急性淋巴细胞病变;全国首例产时手术切除新生儿心脏肿瘤;全国首例、全球第8例靶向药物治疗罕见内瑟顿综合征;全国首例颅内大脑中动脉M2段斑块剥脱、颅内外血管搭桥、多发脑动脉瘤夹闭手术;大陆地区首例"磁波刀"治疗帕金森病引起的震颤;华中地区首例可吸收铁基肺动脉支架置入术;华中地区首例儿童人工心脏植入术;全省首例双肺移植,肺移植手术量居全国前五,中西部第一,生存率为全国第二;医院经皮冠状动脉介入治疗(PCI)突破万例大关,心脏外科手术量跃升全国第四,心脏移植手术常规开展,成功率100%。

(2)重构重塑质量安全体系。以学科结构优化为基础,以医疗核心制度落实为核心,以病历书写质量内涵提升为抓手,以医疗技术管理、围术期质量安全、抗菌药物合理应用为重点,以关键诊疗环节、重点人群管理为手段,构建了"四级"质量安全控制管理体系,"七位一体"的质量安全指标监测体系,系统集成的质量安全管控平台,充分发挥省级质控中心作用,建强临床质控员队伍,筑牢医疗质控网底,全面提升质量安全管控水平，守牢医疗质量安全生命线。

（3）建优培强人力资源体系。坚持柔性用才、刚性引才、项目聚才，在引才、育才、用才、管才上出政策、强举措、下硬功，着力打造高端引领、结构合理、技术精湛、德才兼备的复合型、研究型人才培养新高地。

打好人才政策"组合拳"。先后出台《引进国际国内知名团队实施方案》《引进高级科研人才实施方案》等一系列针对性强、含金量高的支持优惠政策。实施尖峰学科"1＋1＋1"核心团队引聘方案，与国内外顶级医疗、科研机构建立实质合作，引进一个国际团队、一个国内团队，建强本土团队。组建专职科研秘书团队，给予高于临床同级同类人员的绩效倾斜，实行 40 岁以下博士专职科研轮转制度。设立博士专项创业资金，每人 20 万元，强化对新入职博士的支持培养。

广揽高端人才。以"招才引智"活动、高校招聘会等为契机，采取线下引才与线上招聘相结合，广纳人才。下大力气引进院士、"长江学者"、国家"万人计划"杰出人才等，加强国内外高端医学团队、顶尖人才的引进与协作。近年来，河南省人民医院全职或柔性引进国内外高层次人才、知名技术团队、特聘教授、客座教授 122 人，"高精尖缺"人才 51 人，全职引进眼科、脑血管、心血管等领域知名专家 21 人。

注重分层分类培养。创新开展"23456 人才工程"，根据年龄阶段、专业结构、技术水平、科研创新能力合理划分人才层次，分类分级培养，全方位盘活人才资源。对 20～30 岁的种子人才、30 岁左右的骨干人才、40 岁左右的栋梁人才、50 岁左右的拔尖人才、60 岁左右的功勋人才，创新平台、压实担子、牵头项目，在培养中提升能力，在实践中人尽其才，在传帮中凝聚力量。同时，充分发挥临床经验丰富、工作能力强的专家在各专业领域的示范引领作用，实行首席科学家、首席专家、特聘专家制。截至 2023 年底，医院有高级职称专家 1 569 人，博士／硕士 3 538 人。享受国务院政府特殊津贴专家 51 人，国家百千万人才工程专家 2 人、"中原学者"2 人、"中原名医"13 人，"中原科技创新领军人才"5 人，"中原基础研究领军人才"

2人,"中原青年拔尖人才"2人,享受河南省政府特殊津贴专家15人,河南省学术技术带头人49人。中华医学会常委及以上任职32人,中国医师协会常委及以上任职38人,河南省医学会副主委及以上任职175人,河南省医师协会副会长及以上任职99人。

(4)提质赋能科技创新体系。分类分级制定激励政策,搭建学术交流、成果转化等科研基地,站位学科前沿,推进"医学+"融合创新以及成果转化应用。

优政策,强驱动。分类分级建立科研考核、评价、奖惩及诚信管理制度,出台《科研奖励办法》《论文奖励办法》等一揽子激励政策,营造一流创新生态。

搭平台,强支撑。总投资近2亿元,建成1.4万平方米的临床医学研究中心,科研团队401人,入室科研博士84人。现有国家卫生健康委重点实验室3个、院士工作站3个、河南省重点实验室7个、河南省医学重点实验室38个、河南省工程研究中心28个、河南省工程技术研究中心17个、河南省国际联合实验室16个、郑州市重点实验室23个,全部达到省级重点实验室建设要求,部分达到国家重点实验室要求,面向社会共享共用。针对河南省疾病防治需求,以临床应用为导向,以医疗机构为主体,以协同网络为支撑,打造联合攻关、学术交流、人才培养、成果转化、推广应用的技术创新与成果转化类科研基地。

攀尖峰,强突破。站位学科前沿,推进"医学+"融合创新,加强学科与科研院所、高等院校和知名企业等创新主体合作,共同开展临床研究开发、成果运用推广。探索设立研究型病房,建设高水平、开放性的药物、医疗器械装备等临床科研转化和创新技术孵化平台。

促转化,强产出。近年来,获批国家级项目197项,其中科技部项目8项,国家自然科学基金项目189项,省部级、市厅级项目2 200余项,横向项目760余项,科研经费达3亿余元。获省部级成果奖86项,其中,河南省科技进步奖一等奖8项,华夏科技奖二等奖1项,市厅级成果奖246项。

参与、自主研发全球首款具有中国自主知识产权的全降解封堵器系统、0.01%硫酸阿托品滴眼液、糖尿病视网膜病变人工智能机器人、微流控芯片及操控平台、重大出生缺陷产前诊断体系等，一大批疗效好、惠民生的创新成果实现转化应用。

（5）打造医教协同融合体系。以临床为中心，以科研教学为两翼，建立紧密型医教协同体。2019年纳入郑州大学直属附属医院体系，"郑州大学人民医院"正式挂牌，2022年成为郑州大学第二临床医学院。2016年与河南大学共建河南大学医学院。把院校教育、毕业后教育和继续医学教育有序衔接，持续加强教学平台和教学体系建设，提高师资力量和本科生、研究生培养质量。

（6）打造优质高效医疗服务体系。成立患者体验服务部，深入推进服务体系和服务文化建设。启动日间手术中心，规范设置日间病房，实行日间化疗集中管理，提高日间手术占比。创新预住院管理模式，挖潜拓展门诊服务空间，调整门诊学科群布局，建强MDT团队，设立"一站式"门诊综合服务中心。持续推进优质护理服务全覆盖，提高护理服务品质。探索建立全职临床药师服务模式，丰富药学服务内涵。成立互联网医院，推进"互联网＋医疗"服务，打造线上线下诊疗服务闭环，优化服务体系，改善患者就医体验。

（7）打造区域协同分级诊疗体系。创新打造以松散型协作、紧密型托管、专科联盟、远程医疗协作网、互联网诊疗为主体的"五位一体"区域协同分级诊疗服务体系，被中央电视台《新闻联播》头条专题报道，受到国务院医改领导办公室专题简报刊发推广。探索建立"医院—政府"合作下托管公立医院模式，打造管理、服务同质化的跨区域紧密型医联体，先后托管新蔡县、叶县、民权县、潢川县、固始县人民医院，实行"组团式"常态化专家派驻机制、"执行院长"目标责任制，常态化精准帮扶，托管医院医疗服务能力显著提高、患者外转率明显降低，赢得了政府、医院、职工、群众多方满意。以信息化为手段，以互联网医院为平台，上联国际、国内顶尖医疗机构,下联 128 家基层协作医院,组建 57 个专科联盟,在技术扶持、人才培养、专科培优、远程协作、科研培育、双向转诊等方面开展学科间精准帮扶,提升基层专科医疗服务能力,构建"顶天立地"的远程医疗服务网络。

(8)打造现代精益管理体系。上线智慧财务管理系统,实现预算管理、合同管理、会计核算、内部控制的智能化管理,推动业财深度融合。制定《总会计师管理制度》,实行全面预算管理,全流程成本管控,加强医院经济管理、提高决策水平、强化财务监督。积极应对医保区域点数法总额预算和按病种分值付费支付方式改革,推行病种成本核算分析,探索建立按病种分值付费(DIP)路径管理模式。深入推进现代智慧医院建设,先后通过电子病历系统功能应用水平分级评价 5 级,医院信息化互联互通成熟度 5 级乙等标准测评。引入以资源为基础的相对价值比率(RBRVS)和疾病诊断相关分组(DRG)等工具,建立以工作量核算为基础,以服务质量及患者满意度、体现知识价值为核心的绩效分配制度。梳理各学科核心病种清单,以国家三级公立医院绩效考核指标体系为导向,落实现代医院管理制度,优化内部资源配置,不断提高医院管理科学化、规范化、精细化水平。在全国三级公立医院绩效考核中,位列第一方阵 A+,连续四年全省第一。

三、文化软实力塑造医院硬品牌

文化是内聚人心、外展风采的恒久力量。文化建设是医院核心竞争力的有机组成、是支撑医院改革发展的内生动力,是锤炼发展成果、凝练形象品牌的重要途径。近年来,河南省人民医院启动百年省医文化凝练工程,创新开展人文活动,持续丰富、拓展、升华文化建设成果成效,进一步提升医院文化软实力和品牌影响力。

(一)文化体系构建:打造"七个省医"

院党委坚持从战略高度设计推进医院文化建设,明确将文化建设纳入历年党委工作要点、医院重点工作和"十四五"发展规划,创新实施"医院文化铸魂工程",实现文化软实力与发展硬指标有机结合,成为全院上下牢记为民初心、担当健康使命的思想指引、行为自觉和强大驱动。持续构建以"人文、书香、青春、责任、幸福、和谐、廉洁"为主体的"七个省医"文化体系,制定年度专项工作方案,细化任务分解、明确责任分工和完成时限,定期督导讲评。

深化"人文省医"建设,开设"百年省医 人文讲堂",全面提升全院干部职工的人文情怀和综合素养。深入挖掘身边有温度、有感动、有情怀的人和事,持续开展"人文护理病房""人文护理先进集体"评选表彰活动,弘扬医者仁心,大力传播正能量。"书香省医"离不开书。在院内开设环境优美、品种齐全的书店。自 2017 年起,为每位职工每月发放阅读补助,大力推进"书香省医"建设。提升青年活力、彰显青春内涵是"青春省医"的目标。医院先后举办"奋斗的青春最美丽""青年微科普大赛"等主题活动,创建"青年文明号""青年岗位能手"活动,评选"十佳青年""十佳青年科技标兵""优秀青年",组织青年志愿者走进基层开展志愿服务等一系列活动。充分发挥省级医院区域龙头作用,牵头成立国内首个医院分级诊疗管理分会;以"管理+技术"双输出为载体,托管 6 家县级人民医院;大力实施"10 项惠民服务实事""10 项发展服务行动""便民就医少跑腿"等七大举措;开展"百县百家百场"专家志愿服务团基层行项目,更好彰显社会责任和使命担当,体现"责任省医"。医院的发展离不开职工的认同,医院设立全省首个职工服务办公室,建立惠及父母、子女乃至整个家庭,贯穿整个职业生涯的全生命周期职工关爱体系;慰问制度覆盖职工结婚、生育、住院、退休等人生重要时刻;福利项目涵盖生日、婚丧嫁娶、生病住院、退休离岗、传统节日等 19 项,"幸福省医"看得见摸得着。"和谐省医"体现的是尊重公平、团队协作、内外协调,制定并推行全员全岗全程优质服务规范,推行"患者体验日""便民就医少跑腿""患者体验提升行动"服务巡查等一系列务实举措,连续 14 年举办医患联欢会和医患同乐闹元宵灯谜会,医患同心、其乐融融。推进"廉洁省医",以党风廉政、医德医风、行业作风为核心,制定完善党风廉政建设巡察制度,实现巡查监督工作常态化,有针对性地开展廉政教育活动……

一项项新举措,一样样新变化,既服务了患者,又方便了职工;既改善了环境,又提升了形象。河南省人民医院品牌不断叫响,深入人心。8年来,累计落实"七个省医"文化建设任务近500项,件件有台账、层层有反馈、事事有成效,百年省医文化建设体系持续完善、渐成品牌,多次在各类国家级会议上分享交流,收获广泛关注和一致赞誉。

（二）文化行动聚力:举办特色活动

自2016年1月起,医院开始举办"百年省医 人文讲堂"。广邀名家大家来院授课,讲者横跨经济、政治、文学、传播、医学等多个领域,专家学者以其独到的见解和思考,帮助理清时势,理解当下时政、改革、医疗发展大环境大局势;知名医学前辈以及不同领域专家作经验分享,从不同角度阐述医学人文的内涵,指明人生之路,丰富成长智慧。通过启迪智慧、传递感动、积淀品牌,在全院营造了浓厚的文化学习氛围,让"人文省医"的理念落地生根。目前,累计开办44期,线上线下累计参与2万余人次,已经成为医院文化建设和品牌传播的亮丽名片。

自2017年8月起,医院创新举办"幸福省医 经典共读"读书分享会。院工会牵头主办,医院各党总支和基层分会承办,院领导、医护、患者及家属、第三方服务人员等院内外人员广泛参与,以"幸福"为目标、以"经典"为载体、以"分享"为形式、以"文化"为归宿,延伸至"院中院"、"院中中心"、托管医院及各科室,实现全院覆盖。每期精选主题,设计特色标识,以朗诵为主,以舞蹈、歌曲、戏曲、钢琴伴奏、合唱、情景剧等表演形式为辅,突出沉浸式体验,同步建立经典书目库。开办至今,共精选120个特色主题,一万余人次踊跃参与,分享推荐1 300余本经典著作,吸引40多家省级、国家级主流媒体关注报道,130余万人次点击浏览,形成"六位一体"特色模式。相关案例入选国家卫生健康委宣传司《医以济世，文以化人：医院文化建设经验30例》，入选中国卫生健康思想政治工作促进会《人民健康生命线：全国卫生健康思想政治工作"一地一品"案例选编》，获评"全国卫生健康思想政治工作特色品牌案例"。在中国医院协会医院文化专业委员会年会上作为全国书香医院及文化建设先进经验进行分享展示，并在第四届健康中国创新传播大会暨第九届中国健康品牌大会分享交流。

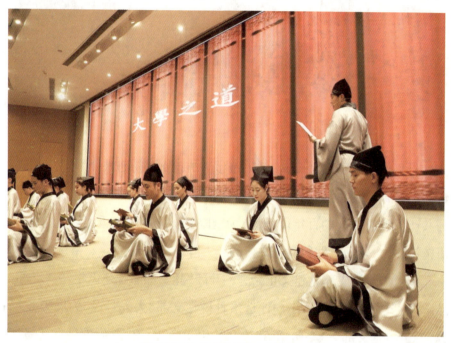

"幸福省医 经典共读"读书分享会

（三）文化品牌凝练：夯实阵地载体

精心打造百年省医院史馆。传承120年文化根脉，开辟近千平方米空间，划分五大主题展区，院史馆历时三年建成，全景呈现百年省医栉风沐雨的事业发展史、薪火相传的精神文化史。作为医院文化的重要阵地和全院职工入职教育的第一课，院史馆先后接待各界来访参观数万人，成为全省卫生系统唯一一家省级爱国主义教育示范基地。

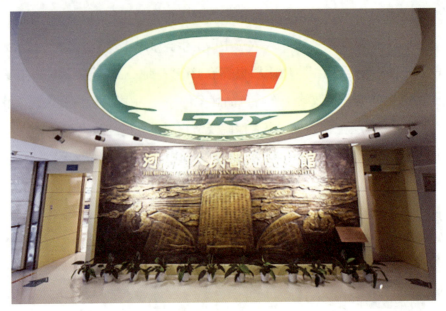

河南省人民医院院史馆

匠心构建党建文化长廊。在门诊负一层建设"初心映照 礼赞百年"党建文化长廊，贯穿东西门诊区域，划分5大部分、14个板块，全方位呈现中国共产党波澜壮阔的百年征程，成为全院党员干部职工重温入党誓词、感悟精神伟力、学习和践行党建文化的有力阵地。

积极创建党支部党建文化品牌。开展"党支部品牌建设年""一支部一品牌"党支部观摩学习活动，评选出骨科党支部"大爱骨医 为民服务"品牌、麻醉科党支部"医心向党 守护'醉'美生命"品牌、肿瘤内科党支部"和谐医患 爱来'癌'去"品牌、耳鼻喉科党支部"耳聪芬芳 歌声嘹亮"品牌、神经重症党支部"豫见大脑 奇迹中原"品牌、阜外华中心血管病医院心血管外科第三党支部"牢记使命 护佑童心"品牌等一大批有特色、有亮点、有成效的党支部品牌。

编纂出版医院文化建设微丛书。以官微为素材，以时间为轴线，出版医院文化建设微丛书——《生命的暖阳》，将医院改革发展的坚实足迹、赤诚滚烫的医者初心、真情有爱的医患故事、挑战巅峰的创新技术等一一生动记录。此外，编印《风雨世纪情》《河南省人民医院公益报告》《媒体看省

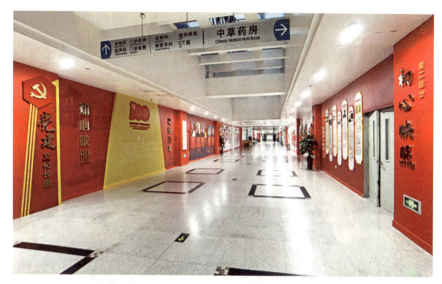

党建文化长廊

医》《河南省人民医院抗疫画册》，见证医院高质量发展的铿锵步伐，持续医院文化的品牌内涵。

（四）文化传播增效：开展立体宣传

近年来，医院将文化建设与健康传播深度融合，坚持主流媒体高频聚焦、平台渠道广泛传播、内外宣传同频共振，持续拓展医院文化传播的渠道、路径和载体，为医院文化插上"传播之翼"。开设以"一系统、两视、两网、一报、三微、六端"为主体的 15 个全媒体传播平台。其中，官方中文网站是综合平台，英文网站面向国际，钉钉宣传平台是内部信息的"轻骑兵"，院报是特色亮点综合展示平台，院内 1 883 块各类电子屏为户外信息文化宣传平台，官方微信订阅号、服务号、官方微博是对外交互的阵地，今日头条号对外综合传播，腾讯企鹅号对外科普传播，官方抖音号、官方视频号着力短视频传播。15 个官方平台各具特色、立体联动、一体管理，日均发布 16 篇次，每年推发各类报道 6 100 余篇次，传播量 2 810 余万人次，热搜全网讨论量 2.8 亿人次，综合传播力全省第一。

高标准打造医院融媒体中心，实景、虚拟三个场景多元呈现，实现直播、访谈、视频创作多元融合，创意打造"百年省医 健康讲堂"健康直播品牌，力争成为国内领先的健康科普直播基地、健康传播优秀人才孵化基地、健康科普短视频创作基地。

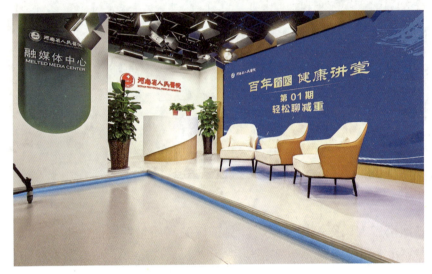

融媒体中心

医院作为中国医院文化委副主委单位和河南省医院协会党建与文化管理分会、健康传播分会主委单位，牵头成立全国首个省级医院自媒体联盟，覆盖省市县三级160多家成员单位，被国家卫生健康委宣传司誉为"河南模式"。医院六届蝉联中国公立医院最佳品牌传播榜二十强，最佳名次全国第三。获评国家卫生健康委宣传司全国宣传工作综合表现突出医院（全国共11家），健康中国新媒体影响力十佳健康号，品牌传播星耀奖，并成为中国医疗自媒体联盟"蝴蝶学院"新媒体实训基地。

120年来，历代省医人栉风沐雨、呕心沥血，革故鼎新、接续奋进，铸就了今天的河南省人民医院。如今，站在新的历史起点，河南省人民医院将一如既往秉承为民服务初心，坚定公益办院宗旨，牢牢把握高质量发展这个首要任务，凝心聚力、争创一流，勇立潮头、开创新篇，奋力打造公立医院高质量发展河南样板，为中国式现代化建设河南实践提供健康支撑，作出新的更大贡献！

第四章

弘扬"雪芳精神",坚持党建引领

——山西省长治市人民医院奋力实现
高质量发展

太行巍巍，漳水滔滔。山西省长治市是一座流淌着红色基因的英雄之城，是一座正在转型崛起、活力四射的奋进之城。长治市人民医院在红色文化的浸润下，孕育出了闪耀不息的"雪芳精神"，秉承着这种精神，长治市人民医院汲取奋进力量，惠泽百姓健康，穿越109年风雨变迁，现已发展成为一所集医疗、教学、科研、预防保健、职业病防治、突发公共卫生事件应急救援为一体的市属最大三级甲等综合医院，是建立健全现代医院管理制度试点医院、山西省区域医疗中心建设单位、山西省公立医院改革与高质量发展示范单位、全国首批白求恩精神教育基地，连续6届荣获"全国文明单位"，3次荣获国家卫生健康委改善医疗服务示范医院。全国公立医院绩效考核排名大幅提升，连续3年位列全省第7。

医院占地面积5.3万平方米，建筑总面积18.3万平方米，开放床位1 300张。截至2024年6月，在岗职工1 991人，设置临床科室45个，医技科室14个，拥有一体化手术室、手术机器人、正电子发射计算机体层显像仪（PET/CT）、体外膜肺氧合（ECMO）等大型医疗设备。担负着山西医科大学、长治医学院等医学院校的学历教育、临床带教任务及县（市）区基层医疗机构卫生技术人员的技术指导和人才培养工作。是全省首批住院医师规范化培训基地，设有16个住院医师规范化培训基地，其中国家级重点专业基地1个，省级重点专业基地2个。

近年来，面对新医改带来的机遇和挑战，医院始终坚持党建引领、文化铸魂，以人为本、公益先行，对标一流、科教兴院，资源下沉、带动基层的发展理念，以精细化引领管理创新、以科学化推动技术创新、以信息化落实模式创新、以集团化探索体系创新，全面步入了高质量发展快车道。

一、踔厉奋发，接续奋斗，传承弘扬"雪芳精神"

（一）烽火肇始，峥嵘岁月

长治市人民医院的前身是教会医院。1915年，英国、美国、德国、荷兰、瑞士等国传教士在潞安府(今长治城区大北街 100 号大院)建成了一所拥有 100 张床位的教会医院——鸿恩医院,是长治最早使用西医诊治疾病的专门医疗机构,截至 2024 年,已走过 109 年的风雨历程。

1930 年,保罗·E. 阿道夫(中文名窦润生)等外国医生采用现代技术在鸿恩医院开展了长治市第一台手术。据记载,当时在医院环境简陋、设备简单的条件下,已经开展了骨科手术、眼科手术、整形外科手术等许多难度较大的手术,并且到周边县开展巡回医疗。1931 年,保罗·E. 阿道夫被教会组织派遣到鸿恩医院负责医疗工作,他在回忆录《艰难历程》中清晰地记录了二十世纪三十年代鸿恩医院的医疗条件、技术水平、人文环境等重要史料。

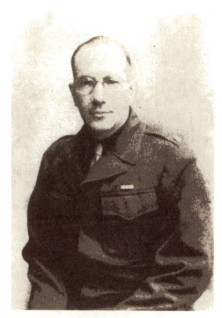

保罗·E. 阿道夫

抗日战争全面爆发后,保罗·E. 阿道夫用精湛的医疗技术救治了我军不少伤员,发生了许多感人的故事。东西方文化的碰撞和交融,为鸿恩医院的发展增添了活力,将西医严谨的态度和东方仁爱的价值观融合体现在了医疗实践中,并作为一种精神理念,在百年历史进程中,不断传承,发扬光大。

1945 年,上党战役打响,长治全境喜获解放。次年 5 月,被日寇侵占的鸿恩医院回到了人民手中,并更名为潞安医院。1952 年,长治工矿区政府对全区医疗资源进行重新整合,在潞安医院的基础上,成立了长治专区妇幼保健院。同年,医院编印的《新法接生》在各县农村分发一万多份,并通过开办短期接生员训练班等形式,彻底改变了农村延续几千年的旧法接生。《人民日报》《健康报》发文表彰并向全国推广。孙东元院长荣获卫生部颁发的"人民医生"奖匾。这是中华人民共和国成立后，山西省第一个获得国家表彰的医生。

1952年到1958年，长治专区妇幼保健院创造了多个第一：孙东元院长主刀长治市第一例剖腹产手术，母子平安；为挽救一位80岁高龄的化脓性阑尾炎患者，成功实施了长治市第一例炕头阑尾切除术，挽救了患者的生命；山西省第一家开展经阴道输卵管结扎手术；长治地区第一例男性输精管结扎术……

1959年2月19日，长治专区妇幼保健院与长治市独立门诊部合并，改为长治市人民医院，由妇幼专科改为综合性地市级医院，设床位100张，有医务、行政人员140余人。至此，长治市人民医院正式成立。

（二）薪火相传，步履铿锵

长治市人民医院一经诞生，就伴随着共和国的脚步，走过了艰辛的历程，仁德行天下，服务为人民，书写着自己的历史，演绎着璀璨的文化，留下了一串串闪光的足迹。

1973年，外科大夫张清健在郊区果园村接受贫下中农再教育时，与他一起劳动的农民秦仁伍突然被一万伏高压电击倒，当时心跳呼吸完全停止，瞳孔散大，全身各种反射全部消失。危急关头，张清健大夫为其实施心包直接按摩，45分钟后秦仁伍心脏终于复跳、死而复生，出现了生命奇迹。

1975年，长治市人民医院党委成立，杨作祯担任党委书记，马厚光、赵凤翔任副书记。党委成立后，先后调整了医院工会组织，成立共青团长治市人民医院委员会，请回了下放插队的医务骨干，组织生活、医疗工作逐步走上正轨。

1978年，医院职工达到332人，其中党员72名。

1978年至1988年，医院新建了建筑面积为7 000平方米综合病房楼和1 040平方米的放射楼，购置了许多当时较为先进的诊疗设备，医疗服务能力得到了快速发展。

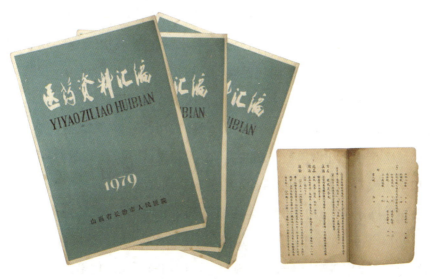

1979 年医院内部编制的医药资料

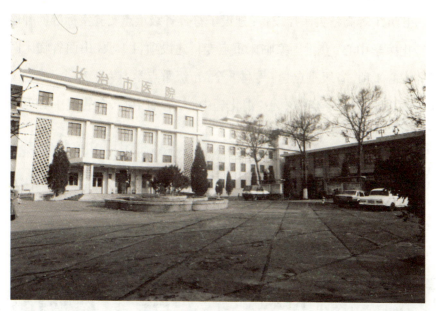

二十世纪八十年代的门诊大楼

　　1992 年，医院首批派出 14 人的援非医疗队赴非洲喀麦隆帮助开展医疗工作，至今已派出 18 批 62 人次。1993 年，医院被评为三级乙等综合医院。

　　2006 年，医院通过了三级甲等医院评审。2011 年，医院被山西省卫生厅批准为长治市区域医疗中心建设单位。2012 年，成为山西医科大学附属医院、长治市职业病防治院。2014 年,获批全国首批住院医师规范化培训基地。2015 年,被白求恩精神研究会命名为首批全国白求恩精神教育基地。2017 年,挂牌长治医学院附属医院、硕士研究生并轨培养基地。2018 年,被国家卫生健康委确定为建立健全现代医院管理制度试点医院。2020 年,成立长治市人民医院医疗集团。2021 年,被山西省委、省政府确立为山西省区域医疗中心建设单位。2022 年,成为长治医学院第三临床学院,开始承担学历教育;同年,被山西省卫生健康委确定为山西省公立医院改革与高质量发展示范单位,成为了全省深化医改和高质量发展的排头兵。

2013 年至 2023 年,单体建筑面积 10 万平方米的门诊综合楼、二期门诊综合楼、放疗科和核医学科配套工程、住院医师规范化培训中心先后投入使用;建设了"平战结合"的应急门诊急诊楼,引进了全市首台手术机器人、PET/CT 等高精尖医疗设备;建设了符合省级重点实验室标准的肿瘤精准转化医学中心;获批国家临床重点专科建设项目 1 项,山西省临床医学研究中心 1 项,省级重点学 / 专科 8 个,市级重点学 / 专科 21 个,成立了创伤中心、胸痛中心、卒中中心、消化病中心、肿瘤中心、食管癌中心等十余

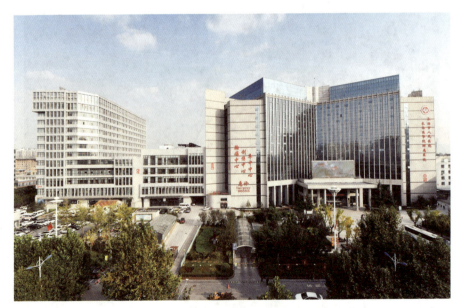

长治市人民医院全景图

个诊疗中心,打造出了以胃肠外科、妇产科、眼科、呼吸与危重症医学科、心血管内科、神经内科、介入血管外科、肿瘤内科等为代表的优势学科群。硬件设施大幅改善,技术能力和区域影响力显著提升,在加快"三转变""三提高"的道路上阔步前行。

(三)"雪芳精神",光耀太行

1993年由奚美娟主演的电视剧《一个医生的故事》在中央电视台热播,并在当年被评为中国电视剧飞天奖一等奖,中宣部"五个一工程"优秀作品奖。该剧以长治市人民医院妇产科医生赵雪芳为原型,讲述了"人民的好医生"赵雪芳在身患绝症的情况下,全心全意为人民服务,忘我工作的感人事迹,在全国观众和医疗界产生了巨大而深刻的影响。"人民的好医生"、全国第一枚"白求恩奖章"获得者——赵雪芳,成为一面旗帜,激励着一代又一代医务工作者前赴后继,凝结成长治市人民医院的精神内核。

赵雪芳同志(1936—1998年),山西阳城县人,主任医师,先后任长治市人民医院妇产科主任、副院长。在30多年的从医生涯中,她先后被授予山西省优秀共产党员、山西省劳动模范、长治市特级劳模、全国优秀共产党员等荣誉称号。1993年9月9日,中共长治市委做出向优秀共产党员赵雪芳同志学习的决定;同年12月9日,中共山西省委授予她"人民的好医生"光荣称号;1994年4月,获得全国首批首枚"白求恩奖章",全国妇联授予她"巾帼建功标兵"称号。

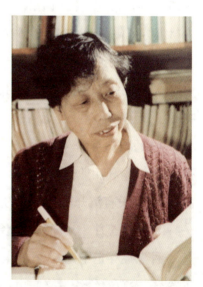

"人民的好医生"赵雪芳

"对待患者,就和对待自己的亲人一样。"从走上工作岗位那天起,赵雪芳就一头扎在临床一线,坚守全心全意为人民服务的工作宗旨,把自己一生的信念理想化作为患者优质服务的自觉行动，为数以万计的患者解除了病痛。她研制的 H871、H872、H873 号药物在治疗宫颈癌前病变方面均有不同程度突破，为广大妇女的健康作了突出的贡献。

1989 年，正值事业蒸蒸日上之际，赵雪芳患上了膀胱癌。3 年之后患直肠癌，1994 年又患肺癌。3 种癌症集于一身的残酷打击是一般人难以经受得起的，她却坦然选择了与死神抗争，以赢得更多的时间为患者服务。

1996 年 5 月中旬，就在赵雪芳第 3 次赴北京治疗期间，由于父亲去世，她中断治疗，拖着极度虚弱的身子回到阳城老家。奔丧期间，她脱下白孝服，穿起了白大褂，4 天时间，为全乡 300 多个患者免费进行了检查，并为 3 名宫颈癌患者和一名男性疝气患者做了手术。临别时，她又从乡卫生院取走了所做的近 80 名疑似患者的宫颈刮片。返回市里后，自己付钱做了医学化验，在亲笔写下自己的治疗意见后，又一同寄回了乡卫生院。

镜头回放到 1994 年 4 月 23 日下午，在首都人民大会堂，在鲜花和掌声簇拥下，赵雪芳被授予全国第一枚"白求恩奖章"。全国政协副主席钱正英为赵雪芳佩戴奖章并亲切握手表示祝贺，卫生部部长陈敏章关切地询问了赵雪芳的病情，并为她联系了全国防治肿瘤最好的医院，劝她留京治疗。可赵雪芳说："我还是回去吧！我离开医院已经好几天了，患者还在等着我呢。我知道癌症对我是无情的，可是患者的康复，也是我生命的延续啊！"

生命不息，工作不止。赵雪芳患癌 10 年，不顾个人安危，坚持门诊、查房、手术，利用业余时间下乡普查病情，一天也没有离开过她工作的岗位，一天也没有离开过她心爱的患者。

1998 年 5 月 31 日清晨，赵雪芳在自己工作了几十年的办公室溘然长逝，3 种癌症夺走了她 63 岁的生命。中组部、中宣部、中华全国总工会、山西省委、省政府纷纷发来唁电，党为失去这样的好女儿而哀痛，人民为失去这样的好医生而痛惜。赵雪芳的一生可谓是鞠躬尽瘁、无私奉献、高扬太行儿女正气歌，毕生辛劳救死扶伤镌刻白衣战士丹心谱。长治市人民医院也由此成为群众口口相传的"雪芳医院"。

斯人已去,精神永存。以救死扶伤、全心全意为人民服务的精神,对技术精益求精、对工作极端负责的精神,廉洁自律、不图名利、无私奉献的精神为主要内涵的"雪芳精神",指引着一代又一代医务人员团结拼搏、前赴后继、无私奉献、奋发进取,成为了长治市人民医院的文化之魂!

为继承优良传统,弘扬"雪芳精神",医院建立了雪芳先进事迹展览馆,以供社会各界参观学习。如今,由市直党员和全院医护人员自愿捐款的赵雪芳雕像,连同雪芳事迹展览馆,已经成为医院独特的医德医风教育基地。长治市人民医院所有新进人员均要在雪芳铜像前宣誓,踏着雪芳的足迹开始医者的征程。赵雪芳留给我们的是独一无二的宝贵精神财富,在"雪芳精神"的感召下,全院医护人员努力用优质的服务、先进的技术、严谨的态度、求实的作风,代代传承和弘扬"雪芳精神",培养造就了一大批雪芳式的优秀医务工作者。

胡文庆,30多年如一日,始终以满腔热忱投身于工作岗位,从一名普通医生成长为消化道肿瘤诊疗领域的领军人才,多项技术创新引领国内胃癌保功能手术发展;带领胃肠外科团队创造了2年时间从市级重点学科到省市共建重点学科,再到国家临床重点专科建设项目的学科建设奇迹。以精湛的技术和对患者极端负责的态度深受群众信赖。并通过抓学科、抓技术、抓人才引领医院迈入了高质量发展快车道。荣获第五届"白求恩式好医生",山西省"三晋英才"支持计划拔尖骨干人才。

王晚萍,视患者如亲人,视事业如生命。她坚守临床一线,孜孜以求,在长治地区开展气道肿物切除术,使医院成为被授予呼吸内镜四级手术资格的单位,带领全市气管镜下介入技术进入国内先进水平。她始终保持一颗无私奉献的心,在长治地区开通"云会诊"服务,为兄弟医院提供技术支持,有效带动了全市呼吸专业整体发展。她充分阐释了"雪芳医院"一名共产党员的先锋模范作用和医务工作者全心全意为人民服务的宗旨,也赢得了广大患者和同行的信赖和认可。荣获第二届"白求恩式好医生"、山西省五一劳动奖章。

陈锦华，始终以"人民的好医生"赵雪芳为榜样，勤勉自律、踏实苦干，作为急诊急救领域领军人才，她凭借扎实的专业知识、丰富的临床经验、严格科学的管理、高超的组织协调能力精心打造了一支反应迅速、技术过硬、作风顽强的急诊急救队伍，极大提高了急危重症的抢救成功率，为打造和谐医院、平安医院，畅通急救生命绿色通道贡献了力量，得到了广大患者、家属和同事们的一致好评。荣获"全国五一巾帼标兵""全国最美家庭"。

王杨周，这位"援鄂英雄"，面对突如其来的新型冠状病毒感染疫情，主动请缨，作为第一批援鄂医疗队员执甲逆行，克服重重困难，积极参与抢救和治疗，主动管理危重症患者中的"硬茬"，总结出"一患一方，一人一案，一重一医护团队，中西医并重，多学科联合"的山西方案，疗效显著，得到了当地医护人员的肯定和患者的信任。荣获山西省五一劳动奖章和全国五一劳动奖章。

邵紫娟，全国优秀共青团员，作为一名妇科护士，自入职开始就受到"雪芳精神"的熏陶，秉承"听党号令、跟党奋斗"的信念，始终把服务患者放在心中，并且在党和人民最需要的急难险重任务中勇挑重担，用实际行动践行了"请党放心、强国有我"的青春誓言。荣获山西省优秀共青团员、全国优秀共青团员。

大医精诚，仁行天下。"雪芳精神"在不断传承和发扬中，变得愈发璀璨，成为长治市人民医院百年历史画卷中最耀眼的精神特质，催生出成百上千的雪芳式的白衣战士，他们用自己的青春和热血投身医学事业、攀登医学高峰，为上党百姓谱写了一曲曲亲民、爱民之歌，赢得了"雪芳医院，爱心无限"的美誉！

二、矢志不渝，锲而不舍，把抓好党建作为最大的政绩

坚持和加强党的建设，是推动医院改革发展、维护群众根本利益的重要基石。党的十八大以来，以习近平同志为核心的党中央坚持把人民健康

放在优先发展的战略位置,坚持"人民至上、生命至上"的理念,确立了新时代卫生与健康工作方针。长治市人民医院在市委、市政府及主管部门的领导下,严格执行中共中央办公厅《关于加强公立医院党的建设工作的意见》、国家卫生健康委党组《关于印发加强公立医院党的建设工作的意见实施办法的通知》等党内法规和相关规定,全面加强党的领导,充分发挥了院党委"把方向、管大局、作决策、促改革、保落实"的领导作用,牢牢把握党对医院工作的领导权、主导权,高位推动了公立医院改革纵深发展、持续完善了以"雪芳精神"为引领的医院文化建设,引领医院迈入了高质量发展的新征程。

(一)党建引领,凝聚合力

公立医院党的建设与业务发展是相辅相成的命运共同体,院党委通过把稳政治方向、办院方向和发展方向,强化党政协同,抓实文化建设,构建了风清气正的政治生态。

1. 执行党委领导下的院长负责制 分设党委书记、院长,党委统一领导,支持院长依法依规独立负责地行使职权。制定并实施了《长治市人民医院党委关于加强医院党的建设工作的实施细则》《党委会议事规则》《院长办公会议议事规则》《党委书记和院长定期沟通制度》等,细化和完善了党委书记、院长职责,党委会、院长办公会议事决策制度、范围和规则。重大问题依据集体领导、民主集中、个别酝酿、会议决定的原则,由党委集体讨论,作出决定,由院长办公会根据分工抓好组织实施。

2. 构建党政高效协同治理新机制 建立党委和行政班子协调运行机制,完善《党委书记和院长定期沟通制度》,院长办公会重要议题在会前听取书记意见,重大事项提交党委会集体决策前,书记、院长和有关领导班子成员个别酝酿、充分沟通。同时,健全领导班子、中层干部、全体职工间的沟通机制,通过沟通增进相互理解,增加决策的科学性与民主性。构建起了一套党委统一领导、党政分工合作、相互监督、高效运行的内部治理新机制，为全院干部职工营造了轻松舒适的政治氛围，避免因管理体制带来的内耗，让医务人员能够全身心投入医疗服务工作中，有效提升医务人员幸福感和患者满意度。

3. 营造风清气正行业新生态　强化党风廉政与行风建设，持续创建清廉医院，把清廉医院建设作为全面加强党的领导的重要举措。坚持从严治院，建立党委委员党建工作联系点制度，逐级签订《党风廉政建设责任书》，强化了院科两级"一岗双责"。成立行风办，组织行风教育活动，强化医务人员底线思维和红线意识。建立党委主导、院长负责、党政齐抓共管的医德医风工作机制。进一步强化纪委监督执纪问责，加强教育引导，督促党员干部严守纪律规矩；各支部配备纪检委员，形成监督架构。出台了重要事项报备和自查制度，保持正风肃纪高压态势，以"零容忍"的态度严厉惩治腐败，做到了精准施策，监督有力。

4. 推进党建与业务同频共振　将支部建在科室，凡有 3 名以上党员的，独立设置支部，将在职党员 11 个党支部重新规划设置为 36 个党支部，实现了党组织全覆盖；修订《党支部工作基本制度手册》，支部书记由党员学科带头人或科室管理干部担任，并通过明确党支部的基本任务和议事决策范围、将科室发展和人才培养情况纳入党支部考核目标，组织灵活多样的党务与业务学习活动等方式，推动党支部参与科室管理、监督科室运行，形成了支部和科室在党风廉政建设、行业作风建设、医德医风建设、人才梯队建设、精神文明建设等方面齐抓共管的良好政治生态，有效保障了党的卫生与健康工作方针和政策部署在临床一线的贯彻落实。

5. 大力支持乡村振兴　将乡村振兴工作提到了重要议事日程，工作队、驻村第一书记等积极对接开展帮扶工作，多次组织健康义诊和送温暖活动。针对帮扶村的实际情况，开展修建乡村道路、水电等公共基础设施、"以购代捐"活动、捐款等活动，带动村民增收，乡村振兴工作取得实效。

（二）锤炼队伍，昂扬奋进

医院党委坚持以人民健康为中心，通过不断推动向模范学习，提升队伍品质，向标杆学习，提升队伍能力，向先进学习，激发队伍活力，让每一名党员、干部、员工都得到熏陶、成长和升华，锻造出一支充满生机、充满活力、充满战斗力的队伍，确保医院始终沿着党指引的方向和目标奋勇前进。

1. 加强思想政治教育 以习近平新时代中国特色社会主义思想为指导，坚持"第一议题"制度，打造"学习型"医院文化建设。党委抓支部，支部抓党员，党员带群众，做到关键时刻有党组织，关键岗位有党员，有效解决医院发展和服务问题。重点教育医务人员树立正确的职业观念，杜绝一切不正当职业行为。通过开展"优秀共产党员""先进党支部""优秀医师""感动瞬间随手拍"等评选，组织"学习身边榜样""党课开讲啦"等活动，引导形成医院全体员工钻研医术、弘扬医德的良好氛围，让努力拼搏、敬业奉献的观念在医院蔚然成风。

2. 优化干部队伍建设 院党委始终坚持新时代好干部标准，牢固树立"政治为先、有为有位、实干实绩"选人用人导向，不断加大干部人事制度改革力度，注重德、能、勤、绩、廉全方位考核，打破论资排辈、平衡照顾等用人模式，全面畅通选拔年轻干部的渠道。大胆使用优秀年轻干部，看准了就选、成熟了就用，2019年至今，选拔任用了150余名中青年管理干部，其中80后34名，90后5名，并通过举办中层干部能力培训班、赴高水平医院实地学习等方式，全面提升干部队伍综合素质。同时，通过"双培养"机制，把医疗专家、学科带头人、优秀青年医务人员培养成党员，把党员培养成医疗业务骨干，打造了一支既懂业务、又懂党务，既懂行政管理、又懂党建管理的复合型后备干部队伍，为持续优化干部队伍筑牢蓄水池。

3. 学习宣传道德楷模 美德凝聚人心，榜样催人奋进。为了更好地传承和弘扬"雪芳精神"，医院以多种形式开展学先进、学模范活动，让当好人、做好事成为干部职工的价值共识。"孝老爱亲模范"程英锐，背着80

多岁的老母亲挤在人群中观看民俗表演,这一"最有温度的场景"被路人拍下传到网上,引发网友纷纷点赞转发,并在央视新闻、《人民日报》、新华社、光明网等数十家国内主流媒体转发报道,他用实际行动践行着中华民族百善孝为先的传统美德,荣获 2019 年"感动长治人物"。"最美大叔"张德民,从医 45 年,始终立足于医疗岗位,在工作中充分展现骨子里的军人本色,退休后成为一名无偿献血的宣传招募员,每日坚持在医院举牌招募献血者,这份简单的坚持不禁令人肃然起敬,2021 年新华网报道了张德民"寻血"的事迹,在网络上引起了强烈反响,荣获全国无偿献血促进奖特别奖。

（三）文化铸魂，公益为民

院党委始终坚持积极培育和践行社会主义核心价值观,打造富有人文精神的医院文化,高度重视对全院职工的人文理念教育和人文素质提升,把以人为本的服务理念贯穿到医疗服务活动的各个环节,引导和号召全院党员干部以赵雪芳同志为榜样,亮身份、展形象,发挥先锋模范作用,营造了以"雪芳精神"为引领的积极向上的良好文化氛围。

1. 丰富文化载体 开设院史馆,翻译《艰难的历程》,竖立赵雪芳铜像,全方位、立体化地展示"雪芳精神",强化宣传教育。依托五四青年节、学雷锋纪念日、国际护士节、建党纪念日、中国医师节等节日,开展演讲、知识竞赛、读书沙龙等丰富多彩的文化活动,为业余活动赋予更多的文化内涵。同时,不断完善医院文化宣传平台建设,充分发挥宣传栏、LED 屏、院报、官网、微信公众号、视频号、抖音号等不同平台优势,有针对性地开展宣传教育,强化文化载体和阵地建设,形成浓厚的文化建设氛围,扩大医院的品牌影响范围,塑造医院良好的公众形象,推动医院文化建设持续健康发展。

2. 践行公益使命 医院始终坚持公益服务常抓不懈,在门诊大厅设立新时代文明实践学雷锋"志愿服务站",在全国志愿服务系统注册志愿者

1 280 人，截至成稿时间总服务时长 18 524.5 小时。离退休党员在社区自发成立党员爱心志愿小分队，推动垃圾分类工作被央视新闻报道。中共山西省委宣传部、山西省文明办授予医院"社会主义核心价值观示范点"荣誉称号。扎实开展健康促进工作。聚焦本地区高发疾病，2023 年启动了长治市潞州区胃癌、食管癌筛查项目与高血压早防早筛早治项目，关口前移，通过疾病筛查，实现早发现、早治疗，高风险人群及确诊患者可通过医院绿色通道接受诊疗服务，有效避免小病拖成大病，降低患者经济负担，提升疾病治愈效果，改善居民健康状况。

3. 义务健康宣讲　高度重视健康促进、健康教育工作，通过举办健康大讲堂、院内讲座、义诊、新媒体推广等方式开展科普宣传，尤其是医务人员自发成立了"雪芳讲师团""巾帼志愿服务队"等志愿团体，大家利用业余时间深入社区、学校、机场等公共场所，为群众进行心肺复苏等急救知识培训，涌现出了以"马路天使"范潞霞为代表的一批优秀志愿队员。范潞霞是长治市人民医院妇科一名普通护士，无论寒冬酷暑、风雨无阻，多年如一日，利用节假日和业余时间到路边"摆地摊"，义务宣讲救护知识，让更多人掌握到自救互救知识，她的"急救地毯"感动了无数人，先后被新华社、中央电视台等媒体报道，荣获 2023 年"感动长治人物"。

三、守正创新，勇毅前行，实现高质量发展

多年来，在院党委的统一领导下，"雪芳精神"已化作和风细雨，融入了日常医疗活动，内化为每一名职工敬业奉献、精益求精的价值取向，转化为医院发展的强大动力，使党的建设有了具体的、看得见、摸得着的现实抓手，形成了党建与业务相互促进、共同发展的良好局面。

（一）规划统领，转型发展

2018 年 12 月，长治市人民医院被国家卫生健康委确定为建立健全现

代医院管理制度试点医院，2019 年全面启动试点建设工作，制定战略规划，出台医院章程，完善制度体系，实施精细化管理，为医院高质量发展夯实了基础。

1. 明确发展思路　2015 年，医院新一届领导班子上任，面对医疗卫生事业从规模扩张向内涵式发展的关键转折，以及公立医院改革带来的错综复杂的困难和矛盾，医院领导班子分析改革方向，明确目标愿景，把握发展契机，确立了以践行公益性、收治疑难危重疾病为主、医教研并重的功能定位，实施了医疗集团建设和人事薪酬制度改革，确立了大质控管理理念，制定了中长期战略发展规划，以及以学科建设和人才培养为核心、科技创新和教学发展为动力、精细化管理和信息化建设为抓手、文化塑造和优质服务为基石的发展思路，带领全院干部职工攻坚克难、推陈出新，蹚出了一条地市级城市公立医院深化医改的新路子，实现了逆境超车、加速前进的高质量发展目标。

2. 构建治理体系　研究制定了医院章程，作为改革发展的基本法和指挥棒，明确了举办主体、医院、职工各方权利义务，理顺了内外部治理体系；确立了决策机构、程序和议事规则，完善了医疗质量管理、财务资产管理、行政后勤管理、监督管理等运行机制；建立决策咨询制度，成立发展与规划、人力资源管理、运营管理等专业委员会，将专家意见作为党委会和院长办公会决策的重要依据，发挥专家治院作用；完善财务资产管理组织架构，规范合同管理和审计监控体系，实现对医院各项经济活动的全程监督。

3. 重塑管理理念　为更好地适应医院发展新形势、转变管理理念、推动内涵式发展，2016 年启动了两项重点改革工程。一是打破以收入为导向的传统分配方案，实施了基于"平衡计分卡"模型的绩效分配改革。以医疗质量、服务人次、人才成长和患者满意度为考核指标，充分体现了员工的岗位性质、技术难度、操作风险、劳动强度等因素，使绩效分配更加科学公正。2019 年根据"两个允许"要求，制定薪酬制度改革补充方案，提高了医务人员劳动服务性收入,充分体现医务人员劳动价值。2020 年推行基于主诊医师负责制的绩效考核方案,提升人员支出占比,推动医务人员薪酬达到合理水平,有效调动了医务人员工作的积极性。二是针对医疗质量管理中的问题和短板,确立了大质控质量管理理念。成立质量控制部、院级考核组、品质控制(quality control,QC)质控小组,强化医院质量与安全管理委员会功能,健全质控监督员队伍,建立起有效的四级质控网络。运用品管圈、PDCA[计划(Plan)、实施(Do)、检查(Check)、行动(Act)]等质量管理工具,解决临床工作中的实际问题,以问题为导向,抓缺陷管理,以质量简报、质量质询会等形式进行及时反馈,达到精准定位、举一反三、总结经验、持续改进的管理目标。尤其是开展三级公立医院绩效考核工作以来,充分发挥四级质控体系优势,对"国考"指标逐一分解,明确责任领导、牵头科室和责任人,以及各部门量化指标和具体措施,形成了清晰的时间表、路线图和责任体系,真正把绩效考核融入医院日常管理各个环节,三级公立医院绩效考核排名连续 3 年全省第 7,处于前列。

4. 创新管理制度　秉持制度先行,流程管人的科学管理理念,以注重实用性、有效性、前瞻性、创新性为原则,对全院制度流程进行修订和补充,完成了以章程为统领的制度体系建设。针对传统线性质控管理过程中存在的单兵作战、职责交叉、信息传递损耗等弊端,借鉴临床 MDT 合作模式,创新性地开展了质控 MDT 综合查房工作。院领导带领质量管理部门负责人,深入临床科室,对医疗、医保、绩效考核、经济运营等指标全方位分析解读,剖析存在问题,提出改进方案。由传统单一、单向、纠错式质控检查转变为集中、互动、分析式质控研讨,质控工作效果显著提升。2022年实施护理垂直管理,有效提升护理人员管理效率,调动了护理人员工作积极性。2023 年启动医院床位一体化管理,畅通入院、检查、诊断、治疗流程,保障轻症患者就近收治,急危重症患者专科收治,急诊患者优先入院,更好满足患者需求。

5. 提升运营效率　引入院务会、院周会等行政和业务会议模型,进一步细化和规范会议流程，建立院科两级评价系统。建立院长接待日、分管领导片区会等制度，畅通员工与院领导间的沟通桥梁。成立运营管理委员会，深化 DRG 医保支付方式改革，加强病种成本管理，对各科室进行差异化指标设定，并与绩效考核挂钩，定期召开运营分析会，提出存在问题和改进方案；以"一科一册"原则编制《住院病案首页填写指导手册》《医疗保险政策操作规范手册》《护理质量管理手册》等，有效提升运营管理科学化、规范化、精细化水平。强化抗菌药物使用强度动态监测，及时干预和控制不合理用药。引进医工技术服务，落实医疗设备全生命周期管理，实施医用物资供应链物流（supply processing distribution, SPD）规范化管理与高值耗材监管。上线人力资源管理（human resources planning, HRP）、物流管理、财务管理、后勤管理系统，成立"一站式"后勤服务中心，建立采购询价制度，提升了行政管理和后勤服务效能。近 5 年门诊量增长 20%，出院人次增长 35%，四级手术增长 107%，平均住院日减少 1.6 天，疑难危重人次增长 36.8%，各项核心指标持续优化，整体医疗服务质量和能力稳步提升。

（二）对标一流，建设高地

2021 年，长治市人民医院被省委、省政府确立为省级区域医疗中心建设单位。面对全面提速的高质量发展需求和日趋激烈的同行竞争，医院坚持开拓创新，推动实施医院战略规划，以提升服务能力为目标，以人才培养、技术创新为抓手，着力深化了学科内涵建设，积极推进了医教研深度融合发展，为医院高质量发展提供强有力的支撑。

1. 提升学科能力 整合组建影像中心、肝胆外科、胃肠外科、介入血管外科、甲状腺外科、食管外科等专业科室，形成了科室分布均衡、结构合理的医疗服务体系。实施并不断优化主诊医师负责制，充分调动年轻医师的工作积极性，推动主诊组在亚专业方向深入发展，强化专病诊疗能力，打造特色专科优势，促进学科多元纵深发展。特别是针对本地区消化道肿瘤高发、高外转的现状，创建并一次性获评山西省恶性肿瘤（食管胃结合部癌)临床医学研究中心,于 2023 年 5 月正式挂牌,聘任北京大学肿瘤医院教授、日本癌研有明医院教授为中心特聘专家。2024 年 3 月,与北京大学肿瘤医院合作,成立食管癌临床诊疗中心,两院专家团队共同开展相关工作,全面提升了医院食管癌诊疗及科研能力。

同时,积极推广 MDT 多学科协作模式,在现有胸痛中心、创伤中心、卒中中心等十余个诊疗中心基础上,组建了消化病中心、肿瘤中心、食管癌诊疗中心,常态化开展 MDT 讨论。打造出了以胃肠外科、食管外科、妇产科、眼科、呼吸与危重症医学科、心血管内科、神经内科、介入血管外科、肿瘤内科等为代表的优势学科群。开展了国际先进的近端胃切除抗反流 Kamikawa 吻合术、结肠代食管术等 230 余项新技术项目,其中 60 余项填补区域空白。

2. 加强人才建设 用心引才,制定了《长治市人民医院博士人才暂行管理规定》等制度,对博士人才给予 40 万~110 万不等的安家费、科研启动经费;发放专项人才津贴;提供免费周转房、配偶工作安置、子女入学等服务。近 3 年共引进硕士研究生 162 名、博士 7 人,胃肠外科、食管外科、耳鼻咽喉头颈外科等学科带头人 9 人。悉心育才,全面提升职工攻读博士、硕士及外出进修待遇,有效调动了在岗职工提升学历的积极性,现有在读博士 23 名、博士后 3 名。精心留才,建立院领导联系高层次人才制度,实施同工同酬制度,将符合条件的优秀人才纳入编制管理,提升了在岗职工的归属感和满意度。

同时,以柔性引进的方式引入上海交通大学医学院附属瑞金医院、中国人民解放军总医院、北京大学第三医院、河北医科大学肿瘤医院等医院的 70 余位国内领军人才,常态化来院开展门诊、查房、手术、教学、疑难病例讨论等业务工作,学科内涵建设显著提升,年轻医师成长全面提速。

3. 深化对外合作 根据国务院《关于新时代支持革命老区振兴发展的意见》,北京市与长治市建立对口合作关系。长治市人民医院牢牢把握"京长合作"契机,2023 年 10 月正式对接北京大学肿瘤医院。启动仪式当天,北京大学肿瘤医院党委书记朱军教授等院领导带领 14 个学科、共 30 余名专家来医院开展大型义诊和科室对接活动。每月选派专家到长治市人民医院开展业务指导,接收长治市人民医院骨干跟岗学习,持续推动专科发展与人才培养,真正做到了让老区群众"足不出户"就能享受到国家级专家的优质服务。

同时,根据国家、省对省级区域医疗中心建设的总体部署,长治市人民医院于 2022 年全面对接山西医科大学第一医院,根据学科发展需求采用深度合作、专家帮扶相结合的合作模式。已开展 3 个学科的深度合作,聘任山西医科大学第一医院专家为对口科室执行主任,全面负责学科各项工作,合作以来共开展新技术项目 27 项,多项技术填补区域空白。开展短驻专家合作,70 余名专家分批每周来院坐诊、手术、业务指导,对合作科室的学科建设起到了积极的促进作用。此外,根据各学科专业特色,积极引入国内外优质资源,先后与以色列高级专家组织、德国德累斯顿心脏中心、日本星药科大学、日本癌研有明医院等优势团体建立密切协作关系,为学科内涵建设持续注入新动力。

4. 推动科研创新　制定《科研奖励办法》《科研经费管理制度》《专利奖励办法》等制度,建立了科研项目和科研成果激励机制。建成符合省级重点实验室标准的、总建筑面积 3 200 平方米的肿瘤精准转化医学中心,组建博士、硕士科研团队,配备专项科研经费,与浙江大学等优质资源建立合作关系,实现了肿瘤基因二代测序技术自主检测。建成生物样本库与食管胃结合部专病数据库,启用 I 期临床试验研究病房,开展药物及医疗器械临床试验。开展每周一期的科研英语角活动,通过英文讲课和交流互动,培养职工英文写作能力和科研创新思维,吸引了广大青年医师的踊跃参加。初步形成了基础研究、临床研究、转化研究协同并进的多样化医学研究体系。2023 年获批省自然科学基金项目 9 项;胃肠外科团队牵头制定的《胃癌根治术标本的规范化外科处理中国专家共识(2022 版)》,填补了国内空白,学术影响力持续提升。

5. 增强教学能力 持续强化院校教育,2022 年 6 月正式挂牌长治医学院第三临床学院,开始承担大学学历教育。狠抓师资队伍建设,全面落实集体备课、试讲和教研室主任听课制度,高质量开展本科、硕士学历教育和实习生带教工作,现有博士生导师 2 人,硕士生导师 79 人。出台《教学绩效考核方案(试行)》,调动了带教医师教学积极性。积极推进住院医师规范化培训教育,出台《住院医师规范化培训管理办法》等制度,建成住院医师规范化培训中心和临床技能训练中心,定期教学质量评估与考核,现有 16 个住院医师规范化培训基地,其中全科专业基地为国家级重点专业基地,外科、助理全科专业为省级重点专业基地,2022 年住院医师规范化培训结业考试通过率全省第一,2023 年住院医师规范化培训工作国家评估在全省名列前茅,相关工作在全省发挥了示范和引领作用。

(三)改革创新,惠民利民

多年来,长治市人民医院始终坚持公益性导向,改革创新,推动医改纵深发展,取得了明显成效,被山西省卫生健康委选树为全省深化医改的标杆单位,其中紧密型城市医疗集团建设项目被选为山西省试点。2022 年被山西省卫生健康委定为山西省公立医院改革与高质量发展示范单位,相关工作经验全省推广。

1. 创新紧密型城市医疗集团建设模式 为进一步推动优质资源扩容下沉,带动基层能力提升,努力构建科学有序的分级诊疗体系。2020 年 12 月全面托管潞州区医疗集团,成立了长治市人民医院医疗集团,下设 1 个二级医院(潞州分院)、3 个社区卫生服务中心和 6 个乡镇卫生院,探索实践了深度融合型集团管理模式。

推动集团管理一体化,由"形同"变"神同",在管理一体上做文章。顶层设计,制定集团章程;出台了组织架构、财务运营、资源调配、人事薪酬、目标考核等相关制度;落实科主任垂直管理,总院科主任统筹管理两院区相关业务和人员,确保同制度、同标准、同考核。完善了潞州分院硬件设施，为同质化服务奠定了硬件基础。尤其是建设了联通总院、潞州分院、社区卫生服务中心和乡镇卫生院的一体化信息系统，实现了集团内信息数据的互联互通和实时共享，落实基层检查，上级诊断，打造了一条基层能力提升的"快速路"。

落实医疗服务同质化，从"输血"到"造血"，在人员下沉上展担当。选派一名副院长担任潞州分院党委书记、院长，两名中层管理干部担任潞州分院副院长，与原班子成员组建了新的领导班子；落实总院与潞州分院人员的双向流动，总院各主诊组全面进驻潞州分院，科主任每周到潞州分院至少查房 2 次，并根据潞州分院人员实际情况制定个性化培训方案，确保同岗同质。托管以来，总院下沉潞州分院 285 人，潞州分院到总院轮训 175 人次，真正实现了两院一家。在人才激励上出实招。先后制定集团优秀人才协议工资与同工同酬实施方案，建立了上下一体、多劳多得、优绩优酬的内部分配机制，并在保证总院下沉人员待遇不变基础上，增发基层扶持绩效，下沉人员待遇由总院兜底，预算约 300 万元/年，极大地调动了总院人员服务基层的主动性。

聚焦分级诊疗常态化，疏"堵点"创"体系"，在上下联动上求突破。成立了医联体办公室，明确了各级医疗机构收治病种范围，开通了双向转诊绿色通道，总院门诊患者可直接办理潞州分院住院手续，双向转诊更加便捷。将总院下转患者数作为科室绩效考核的一项重要指标，并纳入总院科室工作量，统筹进行绩效分配，科室下转更加主动。实施集团首诊负责制，接诊医师为下转患者制定治疗方案、指导诊疗服务，让专家跟着患者跑，医疗服务更有保障。总院年均向潞州分院下转患者 4 500 余人，潞州分院向总院上转疑难危重患者 200 余人。埙北庄卫生院、黄碾卫生院、英中社区卫生服务中心分别于 2020 年、2021 年、2023 年通过了国家卫生健康委"优质基层服务行"测评。建立了四级医师联动机制，抽调总院、分院、乡镇卫生院骨干医师和村医组成医疗队伍，以糖尿病患者健康管理为试点，赴乡镇开展义诊、筛查和宣传教育活动，对糖尿病及伴有合并症患者实施了持续性健康管理，受到了群众的广泛好评。同时，在疫情防控中充分发挥集团一体联动的优势，由总院统一组织应急队伍，指导分类管理和收治发热患者，强化院感培训和督导检查，支援基层疫苗接种和核酸检测，各项疫情防控措施落地见效，较好地保障了潞州区人民群众生命健康，维护了经济社会健康运行。

2023年1月，国家卫生健康委等六部门下发《关于开展紧密型城市医疗集团建设试点工作的通知》，长治市人民医院两年的改革探索与文件重点任务要求相符，而且取得了阶段性成效，受到山西省卫生健康委充分肯定，在全省进行了专题分享。特别是充分发挥省级区域医疗中心资源优势，向上对接山西医科大学附属第一医院，2023年起探索构建了省、市、区、乡镇（街道）、村（社区）五级联动的新体系，让基层群众在家门口就能享受到省级专家的优质服务。

接下来，长治市人民医院医疗集团将以推动乡镇卫生院的服务能力提升为重点，推行乡镇医疗卫生网格化服务模式，由乡镇卫生院对辖区居民进行全方位健康管理，对不良指标进行早期干预，对危险指标进行识别上转。充分发挥集团管理一体、信息互通、连续服务等优势，让患者在不同级别医疗机构间无障碍流动，推动深层次改革、建设高品质集团，打造城市医疗集团新样板。

2. 同步推进医联体建设　在大力推动医疗集团建设的同时，将长治市第三人民医院、沁源县人民医院、晋城合聚心脑血管病医院等单位纳入医联体，现有医联体合作医院46所，特别是积极推进"千名医师下基层"行动，派驻骨干对口帮扶襄垣县人民医院和平顺县人民医院，开展了手术示教、教学查房、疑难病例讨论、学术讲座等多种形式的全方位帮扶，使基层医院在医院管理、医疗技术和临床重点专科建设等方面得到提升，有效保障人民群众生命健康。

3. 着力提升就医服务水平　发挥积极主动的服务意识，利用互联网技术，持续提升患者就医感受。建成互联网医院，开通挂号、缴费、报告及

影像查询、健康监护等服务。成立住院管理中心，上线集中检查预约系统
与预住院管理系统。开通诊间支付、诊间加号、床旁结算等服务。配备智
能药柜，方便患者24小时自助取药。成立日间手术中心，手术病种和手术
量全市第一，患者医疗费用平均降幅20%。开展"一号管三天"，保证门诊
服务连续性。建成电子处方流转平台——云诊室，已覆盖全市药店，极大
方便了群众购药。开设回访中心、用药咨询窗口和济困门诊、济困病房和
医疗救助通道，推进老年友善医院建设，对门诊、住院病区进行适老化改
造，提升患者就医体验。

4. 全力守护群众健康 面对来势汹汹、复杂多变的新型冠状病毒感
染疫情，医院第一时间成立应急管理指挥部，与疫情展开了一场惊心动
魄、艰苦卓绝的战疫，最大限度保护了人民生命安全和身体健康。被确定
为长治市医疗救治定点医院后，医院细致研究制定36项工作流程，保证预
检分诊、发热门诊规范、高效运行。派出220人次赴湖北、上海、吉林、海
南等地支援。按时完成方舱医院改建，承担方舱医院医疗及管理工作，圆
满完成1 657名感染者的收治任务。紧急建成日检测能力十万管的气膜方
舱实验室，完成950万例样本检测。全面介入和支持长治市第三人民医院
开展新型冠状病毒感染患者定点收治任务，完成144名中型和重症患者救
治任务。"新十条"出台后，第一时间启动应急指挥部，成立7个专项工作
组，实施日监测、日报告、日调度制度，切实落实患者应收尽收、妥善救治，
平稳度过新型冠状病毒感染高峰。三年战疫，全体医务人员传承弘扬"雪
芳精神"，坚持疫情防控和常规诊疗两线作战，长期处于高强度、超负荷工
作状态，经受住了一轮又一轮严峻考验，践行了守望相助、命运与共的杏
林情怀，为保障人民生命安全和身体健康作出了积极贡献。

在医院党委的正确领导下，长治市人民医院干部职工秉承"雪芳精
神"，用自己的不懈努力和无私奉献诠释了"人民至上、生命至上"的工作
理念，展现了医护人员的良好形象和风采，取得了一系列显著成果，探索
出一套可复制、可推广的公立医院高质量发展"长治模式"。

在全省医改标杆单位的新起点,面对省级区域医疗中心建设、公立医院高质量发展、三级公立医院绩效考核任务的新挑战,长治市人民医院将深入学习贯彻习近平新时代中国特色社会主义思想,坚持党建引领、文化铸魂,凝聚起推动医院高质量发展的磅礴力量,赓续前行,奋楫争先,全面引领区域诊疗水平和服务质量提升,将医院建设成为立足长治、辐射带动周边地区的优质医疗服务、医学科研和人才培养"高地",打造全省一流区域医疗中心、全省现代医院管理制度标杆单位、全国一流城市医疗集团,满足周边群众就近享有优质医疗服务的需求,助力健康中国建设。

第五章

施医养疗铭初心，现代管理绘蓝图

——四川省成都市新都区人民医院高质量发展掠影

　　春华秋实，岁序更替，在寒来暑往间，四川省成都市新都区人民医院走过数十载风雨历程，从最初的养济院和施医所茁壮成长为一所国家三级甲等综合医院，作为区域医疗中心，守护着百万余人口的健康。在岁月的洗礼和滋养中，一代又一代医院员工栉风沐雨，薪火相传，书写着医者仁心的故事，诠释着县级公立医院的责任与使命。

一、溯本求源，追寻精神血脉之根

　　走得再远都不能忘记来时的路，不能忘记为什么出发。医院的历史承载了成长与变迁，也塑造了医院独特的文化底蕴，每一次对历史的回望，都是对初心的审视和叩问。

（一）施医养济流淌在血脉中的基因

　　1927 年，当时的新都县知事陈泽会同县中名士为解决当地百姓的防病治病问题，将沿袭的新都县养济院和施医所加以整顿，设于现桂湖公园前原广汉驿内，据《新都区县政简报》记载："新都原有养济院、育婴堂、清洁堂等慈善团体，均系前清时代所成立，辛亥革命后仍照旧举办。救济院内附设施医所，该所系新都县人民医院的前身。"

　　从 1927 年 8 月至 1949 年 12 月，医院先后数次更名，从县养济院和施医所到县人民医院，再到县卫生院，成为四川省早的四所县级医疗机构之一，其间院址也从新都桂湖公园前的广汉驿内迁入南街韦驮堂，几经兴衰。

　　世事沧桑，医院虽几经变迁却也在艰难岁月中孕育了"办院为民、施医养济、防治并重"的精神底蕴。

（二）阳光雨露滋养下良苗怀新

　　1949 年 12 月 27 日，新都解放。1950 年 1 月 7 日，新都县卫生院将药品、医疗器械、公物、文卷等一一登记造册，由县人民政府正式接管，根据

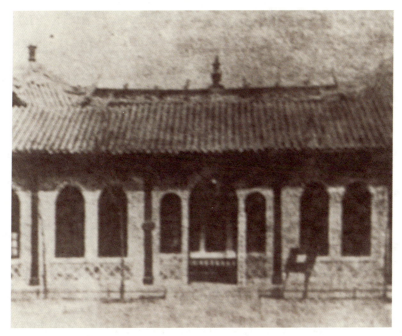

1935 年新都县卫生院院址

县人民政府"县卫生院照旧办理"的政令，新都区县卫生院一概维持原状，继续负责全县卫生行政、医疗及防疫事宜，此时全院共有职工 20 人，占地 3 200 平方米，年门诊人次 1 906 人，住院 11 人，内、外、产科共用病床 20 张。

中华人民共和国成立后，新都人民政府对医院的建设给予了极大的关怀，在人、财、物诸方面均给予了扶持。1954 年，县政府拨款修建的首座门诊部占地 198 平方米，并添置设备，使卫生院的面貌和医疗技术有了较大的改观。1955 年 6 月，省卫生厅下派干部主持工作。

1956 年 2 月 26 日，医院成立中国共产党新都县卫生院党支部，共有党员 4 名，史焕清任支部书记，实行党支部领导下的院长负责制。为保障当地群众的需要，史焕清率领卫生院职工发扬艰苦奋斗的优良传统，延长诊病时间，上午在田间地头进行巡诊为农民看诊，下午为城关居民坐诊。

同年 7 月 1 日，县卫生院正式更名为新都县医院，设置病床 30 张。

1978—1990 年，医院在经历岁月动荡之后进入稳定发展时期，医院党委采取传统的"派出去、请进来、普通与专科相结合、各有侧重"的办法，积极培养专业技术队伍，各学科补充了大量的骨干人才，1980年起医院先后成立预防保健科、急诊科、检验科、病理科，开设B超诊断室、胃肠镜室、心电图室，开展脾切除术、胃大部切除术、液气胸的闭式引流、脑血流图检查等新技术，截至1990年全院床位已增加至151张，全院职工200余人。

1990年4月，成都市卫生局根据成卫医字〔15〕号文件精神，将"加强医院的科学管理和基本设备建设，有目的、有计划、有重点地学习和开展新业务、新技术，以实际行动做好医院分级评审的准备工作"，为医院的建设与发展指明了方向。

自1991年起，医院以创建二级综合医院为目标，持续推进标准化建设工作，医疗质量管理成为医院发展的中心工作，医院先后成立院科两级质控管理小组和质控办公室，制订质控考核办法，全面建立了医院医疗质量管理规范的体系。发展医疗业务，设立二级专业组，"从一份病历、一张处方、一个患者诊治"做起，狠抓医院科学化、标准化、规范化建设。从硬件设施设备到医疗服务能力医院实现质的飞跃。

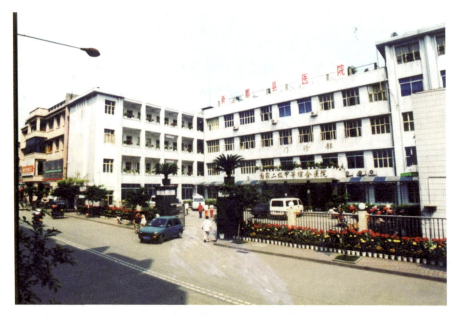

1999年，医院通过国家二级甲等综合医院评审

1996年，医院顺利通过国家二级乙等综合医院评审。1999年，医院通过国家二级甲等综合医院评审。

（三）新世纪不负韶华本固枝荣

2001年1月1日，新都撤县为区，2月，按照统一部署，新都县人民医院正式更名为成都市新都区人民医院。

2003年，医院以高分通过二级甲等医院复评验收。

2009年，新一轮医药卫生体制改革拉开帷幕，成都市新都区人民医院紧抓改革机遇开启"双创"工程（两个创建工程，即奋力创建国家三级综合医院，奋力创建省、市级重点专科；两个创新工程，即主动争取国家级改革项目，驱动医院治理能力与治理体系创新，以"医联体"形式签约四川大学华西医院优质资源下沉，推动医院管理与技术创新工程）。

2012年8月，医院在成都市编办指导下开始逐步探索法人治理结构改革，推行"管办分开"，建立财政补偿机制，创新编制管理等举措，推动公立医院改革。

2014年7月，新都区政府全资新建的新都区人民医院育英路院区竣工开诊，成都市新都区人民政府与四川大学华西医院签约深度合作办医，医院开启"一院两区"运行模式，探索分级诊疗医联体建设，成功吸引四川大学华西医院优质医疗资源下沉，医、教、管、研能力全面提升。

2017年1月，医院通过国家三级乙等综合医院评审，挂牌成都市新都区区域医疗中心。

2018年，医院被确定为国家建立健全现代医院管理制度试点医院。

2019年9月，医院被国家卫生健康委体制改革司遴选为建立健全现代医院管理制度"十大典型做法单位"之一。试点工作经验被刊登在国务院深化医药卫生体制改革领导小组刊发的以《四川省成都市新都区积极推进建立健全现代医院管理制度试点》为题的简报中。

2020年，医院承担新都区紧密型县域医共体改革试点任务。

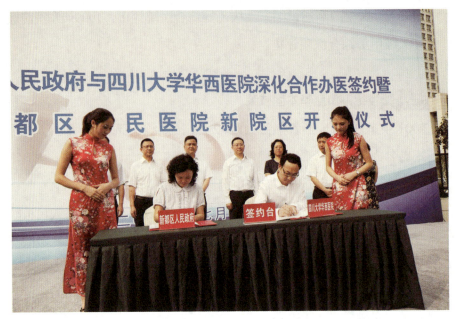

2014年，成都市新都区人民政府与四川大学华西医院签约深度合作办医，助力医院发展

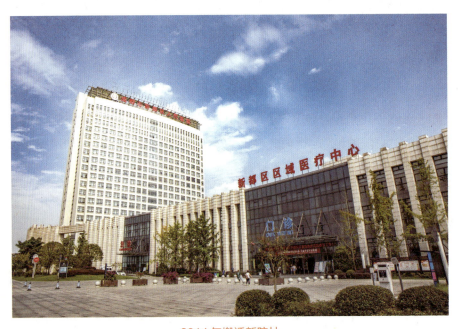

2014年搬迁新院址

　　2021年4月，医院通过国家三级甲等综合医院评审，提前完成新都区"十三五"卫生计生事业发展规划。

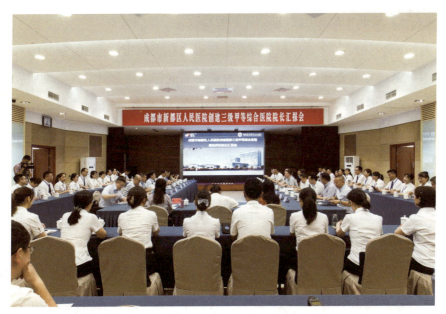

2020年9月，医院创建三级甲等综合医院院长汇报会现场

历经数十载的峥嵘岁月和数代卫生人的辛勤耕耘，如今医院作为国家级建立健全现代医院管理制度试点医院，紧密型县域医共体牵头单位，承担着四川省全科医师转岗培训基地、新都区19项医疗质控中心、新都区慢病管理中心等多项公益性任务，发挥着县级公立院"龙头"带动作用。怀揣"建成国家现代医院管理制度基层典范、建设县级一流区域医疗中心"的愿景和使命，医院坚持以党建为引领，着力建设现代化、科学化、规范化管理制度，秉承"依法治院、科学办院、人才兴院、学科强院、文化建院、品牌立院"的理念，潜心耕耘，弦歌不辍。

二、党建为魂，筑牢发展之基石

树高千尺，其根必深，江河万里，其源必长。医院坚持以党建为引领凝心铸魂，以习近平新时代中国特色社会主义思想为指引，引领党员干部职工立足岗位、争做表率为落脚点，牢固树立"围绕中心抓党建，抓好党建促发展"理念，筑牢医院发展之根本。

（一）以政治建设铸魂，加强党的全面领导

医院将党建工作写入医院章程，并明确党委职责，把党的领导融入医院治理全过程各方面各环节。成立由党委书记任主任委员的医院发展委员会，充分发挥党委"把方向，管大局，作决策，促改革，保落实"的作用。发展委员会研究医院重大发展问题，就发展规划、资源配置、创新提升等问题研讨并提出可行性方案，供党委会和院长办公会决策，发挥专业委员会在整合资源、民主管理等方面的"智库"作用，为党委会议决策提供参考意见。

严格落实党委领导下院长负责制，推进医院科学化、规范化发展，确保医院各项工作依法依规依纪开展。逐步制定、完善《党委会议事决策规则》《院长办公会议议事规则》，厘清医院党委会议和院长办公会议的议事决策机制，建立重大事项决策前论证与听取意见机制，完善书记和院长定期沟通制度，严格落实践行"集体讨论、民主集中、个别酝酿、会议决定"决策规则，确保权力规范运行。探索"监医共建、律师共管、规范同步"的工作新机制，聘请监察员、律师、专业审计机构进院指导工作。组建医疗质量与安全管理、病案管理、医学装备、运营管理等专家委员会，为专业性、技术性强的决策事项提供技术咨询和可行性论证。健全民主管理制度，推进院务公开，凡涉及职工权益保障重要事项提交职工代表大会审议，广泛听取职工意见和建议，进一步落实职工群众知情权、参与权、表达权、监督权。

（二）以组织建设强基，夯实支部战斗堡垒

医院结合实际，按"应建尽建""把支部建在科室上"的原则，设置党务部门4个，党支部由原来的5个调整为27个，建立了5个党员示范科室、20个党员示范岗，凡无党员的部门与科室均派驻党员骨干担任党代表，内设机构实施党组织全覆盖。建立党委委员联系党支部、党支部委员联系党员、党员联系群众"三联系"工作制度，常态化推行"三问三亮五带头""我为群众办实事"等活动，让党支部工作有方向、有抓手，进一步强化党建工作保障，从而有效提升党支部的战斗堡垒作用。

注重基层党支部赋能，建立党支部参与科室重要事项决策的长效机制，参与科室内部绩效分配、评优评先、职称评定、人才引进、设备购置等重大问题的决策，确保党支部参与科室决策、管理、监督等职能得到充分发挥。在立足各部门、各科室工作特点，认真总结各支部党建工作的基础上启动"一支部一品牌一特色"党支部党建特色品牌创建工作。

推进党支部标准化规范化建设，建立党支部目标考核细则，制定党组织书记抓党建工作述职评议考核实施方案，明确党支部书记作为党支部工作主体责任、意识形态工作主体责任、党风廉政建设主体责任以及党支部党建第一责任人职责。组织委员、宣传委员、纪检委员等支部委员履行各自职责并协助党支部书记开展支部建设工作。健全党支部规范化建设台账，推行党员积分制。规范"三会一课"组织活动，由党委办专人负责定期对"三会一课"组织活动开展情况进行指导，以党支部规范化建设推动党支部提质增效。

（三）以队伍建设提效，锤炼医院发展"领头雁"

医院始终坚持贯彻"党管干部和党管人才"原则，创新人才培养和选拔机制，探索"双培养"（即把业务骨干培养成党员、把党员培养成业务骨干）工作，党支部主动关心和帮助医院管理中的非党业务骨干，采取多种形式的教育引导，吸引非党业务骨干积极向党组织靠拢。通过开展"传帮带"活动加强培养锻炼，提高发展党员工作质量，从源头上提升党员队伍素质。党支部根据党员队伍的实际状况，确定培养目标、措施和方法，不断提高党员的业务技能素质，使党员队伍的先进性体现在精良的业务素质和学科建设中。

积极搭建党员发挥骨干作用的平台，成立以党委书记、院长为组长的中青年后备干部培养工作领导小组，建立中青年干部选拔、培育、管理、使用全链条机制，制定中青年后备干部培养方案，为入选者配备经验丰富的管理者作为导师，形成以教育培训、个人提高、导师辅导、行动学习为核心环节的后备人才培养体系。向医院临床重点学科、医院关键岗位推荐输送党员骨干，让党员实现自身价值，培养优秀人才，促进党员和医院党组织的共同发展。近两年来，已将 7 名科室骨干发展为党员，10 余名年轻党员骨干培养成为中层干部。

（四）以廉政建设固本培元，激荡清风正气

党风廉政建设是医院高质量发展的底线，医院党委严格执行党风廉政建设责任制实施办法，推动党风廉政建设主体责任落实。始终坚持关口前移，将医德医风、廉政文化教育作为党支部考核指标内容，由纪检监察办公室全面梳理重点部门、重点岗位、重点人员及相关的工作职责、工作制度、管理制度、执行制度等方面存在的风险点，层层签订《廉洁自律责任书》《廉洁从业承诺书》。严格落实谈话制度，新任干部廉政集体谈话，药品、医疗器械物资供应单位分别进行集体廉政约谈，领导干部每年要进行述责述廉和民主评议。在医院设立廉政文化墙，各科室设置廉政履职提示牌，利用中层干部会议等常态化开展廉政警示教育，组织警示案例学习，以案促改、以案促治，让廉政文化浸润工作日常。

三、党建业务双融合，源头活水生生不息

高质量发展需要高质量党建引领，而要发挥高质量党建的源头活水的作用，为高质量发展提供不竭动力，核心在于党建与业务的深度融合。近年来医院党委持续强化党建业务融合的顶层设计，围绕队伍建设、学科建设、服务群众，推动党建与业务深度融合。

（一）抓好"主心骨"优化人才队伍

树立"建平台、搭舞台"的价值导向，推行实施专业技术职称评聘分开，开设以新任干部和青年后备干部为主的"青干班"，选拔培养学科带头

人才 5 名，学科带头人后备人才 5 名，青苗、春苗骨干人才 50 名，全面推行聘用制度和岗位管理制度，实施"5550"人才孵化项目，在树名医、建重点学（专）科、建学院型医院战略下，先后遴选 100 余名政治素质高、理论基础好、可塑性强的中青年技术骨干到北京、上海、广州等地知名医院进修深造，选送 5 名技术骨干到奥地利、美国、德国、意大利研修学习。培养党员医务工作者成为名医、骨干医师，提高医院人才队伍整体政治素质和业务能力。实施柔性引才政策，聘任四川大学华西医院、四川省人民医院等医院 16 名专家作为学科主任定期开展门诊、手术等临床服务和教学，指导规划学科建设；截至 2023 年 12 月，医院硕士、博士研究生 124 人，专业技术人员中、高级职称占比 67%，在国家级和省级学会、协会任职 155 人。获评"成都好医师"2 人，"新都好医师"4 人，"香城名医"2 人，"新都名中医"1 人，"新都十大名医"4 人。

（二）当好"领航员"助力学科发展

火车跑得快，全靠车头带。医院党委将党建工作融入医院日常的全过程，建立党政领导班子与科室"结对子"工作制度，党委委员深入联系支部，党支部委员联系党员，党员联系群众，围绕《三级综合医院医疗服务能力指南》，对标三级公立医院绩效考核指标，多措并举提高医疗质量，确保医疗安全，聚焦提高医疗服务效果，推动解决科室医疗服务短板。坚持以学科发展为宗旨，深入实施"双带头人"培育工程，将党支部书记、学科发展带头人培养有效融合，推动在党支部建设和学科建设方面树立有目标、有榜样，助力学科发展。

医院重症医学科的发展便是以党建为抓手推动学科专科做优做强路径的最好诠释。2006 年，重症医学科成立并开展危重患者的救治工作，彼时编制床位只有 4 张，15 名医护人员，1 台老式呼吸机，2 台新式呼吸机，1 台除颤仪，8 台监护仪，收治的患者大多遭受外伤如颅脑损伤、多发伤等，有少量呼吸衰竭、休克的患者。"重症医学科的综合实力不仅代表着医院的综合救治能力,也是医院公益性最大的体现,要为群众把这生命的最后一道防线建扎实。"2014年,新院区启用后,重症医学科开放15张床位,40余名医护人员,着力提升呼吸机支持、血流动力学监测、持续血液净化、血浆置换、血液灌流、镇痛镇静、心肺脑复苏等技术设备支持和保障,输送科室骨干力量到四川大学华西医院、四川省人民医院等上级医院进修深造,提升软实力。在科室主任和党员骨干的共同努力下,团队把发展方向定位在提升病源病种结构上,致力技术提升,切切实实解决临床实际需求,提升抢救成功率。如今科室在重症肺炎、急性呼吸窘迫综合征、多发严重创伤、重症急性胰腺炎、感染性休克、重度中毒等方面经验丰富,每年收治危重患者约800例,在四川省重症医学质控中心161家医疗机构评比中名列前茅,成功获批成都市医学重点专科及成都市第一批县级临床重点专科建设项目。

近年来,通过深入实施"5—5—16—10"学科建设工程(5大优势学科、5大核心学科、16个平台学科、10大基础学科),医院逐步实现完善一级学科、提升核心专科和优势专科的目标,围绕《三级综合医院医疗服务能力指南(2016年版)》和重点专科创建,集中攻坚关键技术,扩大诊疗病种覆盖面,急危重症救治能力持续提高,先后新增6个一级诊疗科目,3个二级诊疗科目,开展新项目新技术218项。截至目前,医学检验科被评为四川省医学检验甲级重点专科,重症医学科、泌尿外科成功获批成都市医学重点专科,心血管内科、超声影像科、护理成功获批成都市医学重点专科建设项目。

（三）建好"管理链"助力运营提升

结合深化医改、推动公立医院高质量发展的内在要求和"党建+业务"的工作内涵,医院持续推动党建工作与医院运营管理、后勤管理、薪酬改革等进行深度融合,提升内部资源配置效率和运营管理效益,推动医院实现"三个转变""三个提高"。

在医院党委领导下，医院围绕"工作负荷、运行效率、收支结构、成本控制"四个方面，探索建立"学科＋运营"现代医院治理目标体系。成立运营管理委员会，建立健全院内预算、成本、采购、资产、内控、运营、绩效等制度体系，建立"院—科—医疗组—医生—病种"五级运营核心指标体系。以"公益性为根本、岗位职责为前提、服务量为基础、医疗质量为核心、技术难度为重点、持续发展为关键、职业成长为目标导向"实施内部绩效考评，以全面预算管理为核心，优化对人力、设备、资产、空间、床位等资源配置评估。通过提升运营管理意识和能力，医院人员支出占业务支出的比重提高，职工人均工资性收入提高，全面调动医务人员积极性。医院申报的《"学科＋运营"双轮驱动 助推医院高质量发展》案例荣获 2020 年中国医院最佳绩效实践公益服务运行最佳案例奖。在节能降耗方面，探索"后勤一站式"服务模式，实施合同能源管理（energy performance contracting，EMC）项目，推行雨水回收、自动喷灌、绿色照明等一系列节能降耗新举措，被国家机关事务管理局授予"节约型公共机构示范单位"称号。

四、文化为核，软实力成为发展硬支撑

医院文化是医院在发展过程中形成的以医院精神和管理理念为核心，凝聚、激励全体职工归属感、积极性、创造性的人本管理理论，是医院的灵魂和精神支柱。在文化建设中，医院党委密切联系实际，始终将"坚持公益为群众，坚持发展惠员工，坚持以患者为中心，坚持以质量为核心"作为医院宗旨，持续深化精神文明建设，积极培育和践行社会主义核心价值观，通过开展文明单位创建、道德讲堂等活动，进一步健全精神文明创建工作机制，2020 年 12 月医院被评为"四川省最佳文明单位"。

（一）厚植"三学三专"治学文化

医院一直将文化建设作为高质量发展的一项重要工程，注重社会主义

核心价值观的培育,通过打造施医养济文化长廊,开展精神文明主题系列活动、主题党日活动、入职培训、志愿服务,传承创新"办院为民、施医养济、防治并重"的医院文化内涵,让广大职工理解医院的历史积淀和未来目标,明白"从哪里来""到哪里去",弘扬"敬佑生命、救死扶伤、甘于奉献、大爱无疆"的崇高精神。不断丰富完善文化理念体系,深耕专项文化品牌,逐渐形成"三专"(专业、专注、专心)的医院院训和"三学"(学习、学术、学科)的治学精神,设置大讲堂,鼓励职工登台讲学,分享学术研究、技术经验等,以病例演讲竞赛庆祝中国医师节,定期举办引进人才汇报会,展示新技术、新思维,形成"人人都是讲者 处处都是舞台"的浓厚氛围。

以文化聚人心,以文化促发展,在"学习、学术、学科"治学精神的浸润下,医院一批重点科室迅速成长,实现从无到有的发展,成长为具有一定品牌影响力的学科,泌尿外科便是其中之一。2012年仅有2名专科人员的泌尿外科仅仅是医院普通外科的一个专业组,与区域内同规模医院相比,在人员、设备、技术能力等方面存在较大的差距,2018年,泌尿外科独立成科,开启独具特色的学科建设之路。从最初的体外碎石、简单的输尿管软镜取石到如今腹腔镜下肿瘤切除,打造以微创为核心的泌尿微创中心,主办国家级继续教育项目,在不断地探索和学习中,泌尿外科高质量发展的路径愈加明晰。论及发展的秘诀,清晰的人才梯队培育和亚专业建设路径是关键。鼓励医生结合科室发展规划和个人技术特点确定亚专业方向进修、深造,科室在设备配置、病源统筹等资源配置方面全力支持个人亚专业发展,确保每个主治医生专心专注于个人方向,形成个人专病专技特长。泌尿外科更是在全院首创了年终所有科室医生向医院述职的做法,展现了科室良好的风采,彰显了团队凝心聚力共谋发展的力量。

(二)深耕"以患者为中心"服务文化

"以患者为中心"是医疗服务文化的核心,患者的需求在哪里,突破的重点就在哪里。

从患者关注的医疗质量与安全出发，医院持续完善院科两级医疗质量与安全管理体系，健全质控组织架构，推进临床医技科室质控工作全面规范。围绕国家医疗质量安全改进目标，持续改进，在提高静脉血栓栓塞症规范预防率、降低手术患者并发症发生率方面取得显著成效。2023年顺利通过全国肺栓塞和深静脉血栓形成防治能力建设项目现场评审，荣获优秀单位称号。"以患者为中心，推广多学科诊疗模式"的经验案例在《国家卫生健康委办公厅关于通报表扬2018—2020年改善医疗服务先进典型的通知》（国卫办医函〔2021〕40号）中通报表扬。

从患者就医体验出发，改善服务环境，优化服务流程。医院以疾病为链条优化门诊布局，探索延时门诊，拓展服务内涵。以四川省三星智慧医院建设为抓手，逐年加大对信息化建设的投入力度，实现预约挂号、预约检查、自助服务能力不断提升，让信息多跑路，让患者少跑腿。将"9S精益管理"融入日常管理，为患者提供清新、醒目、快捷的医疗导向服务，在医疗区的楼梯间、病房内，打造舒心、治愈的就诊环境，进行健康教育知识和理念的宣传。以四川省老年友善医院创建为契机，营造"百善孝为先，助老我争先"尊老爱老敬老的文化氛围，着力改善老年患者就医体验，倡导支部党员利用休息时间支援门诊导医、智慧化设施引导等工作，为改善医疗服务作贡献，切实提升群众就医体验。

聚焦服务定位和目标，医院加强外部媒体关系建设和医院自媒体平台建设，加大医院服务品牌对外传播。开通医院官网、官方微信服务号、订阅号等外宣平台，利用报纸、电视台的官方平台传播健康保健、医疗服务及医院建设动态，紧跟重点专科建设等医院高质量发展中心工作，强化特色科室、医生传播，及时向社会公众展示医院在改善医疗服务方面的举措，让医院文化实现"外化于形、内化于心、固化于行"。

（三）建设以人为本"家"文化

在建设严谨治学文化的同时，医院也将对职工的人文关怀放在首位，致力"家"文化建设，在全院常态化收集职工意见建议，将服务职工、联系职工窗口前移，做到民有所呼，党有所应；民有所盼、党必有为；致力"家"文化建设，关怀员工家庭事、烦心事、操心事，关注员工"衣食住行"。精心营造中国医师节、国际护士节气氛，院领导深入一线慰问职工，常态化开展膳食满意度调查，调查结果与食堂考核挂钩。出台绩效考核、人才培养、评先评优等方案，构建多元化员工发展平台。加强硬件设施改造，改善医务人员办公室、值班室和休息室等工作环境。开办职工子女寒暑期托管班，"医二代"夏令营品牌活动，加强对长期患病职工、家庭生活困难职工等的帮扶慰问，落实并探索优化产假、哺乳假、育儿假制度，维护职工合法权益。让职工凝聚力、向心力进一步增强，获得感、幸福感、安全感全方位提升。由医院职工根据真实故事改编的短视频《爷爷的药箱》，从一名乡村医生的视角将医院的变化、医改的成效展现在群众面前，该视频荣获国务院医改领导小组秘书处"医改好故事"视频征集展播活动一等奖。

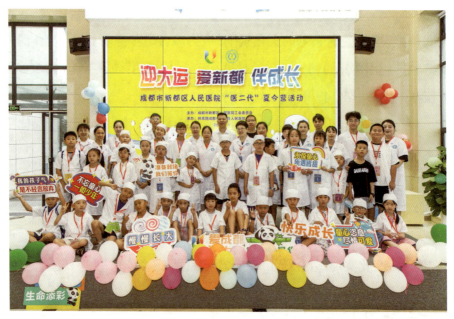

2023年8月1日，医院举办"医二代"夏令营品牌活动

（四）打造香因堂志愿文化品牌

在医院门诊楼建设的开放式讲堂——香因堂并建立志愿服务队伍，取的是"寻找香城（新都别名）百姓病因"和"相因便宜"简写谐音之意。由医院对口支援蜀都社区卫生服务中心小组组建。最初在社区开设诊断室，向社区居民提供内外科常见病、多发病的诊断及治疗，DR、CT、MRI 读片咨询；开通香因堂线上咨询服务，院内 7 名专家牵头，7 名基层医疗机构的医生共同参与及时释疑解惑。通过定期开设吸引到大量社区居民初诊、复诊和住院治疗，实现了"五个一"，即每天有医生坐诊、每周有教学查房、每月有疑难病例多学科联合讨论、每月第三周周三有专题讲座、每季度有医疗质控检查，大幅地提升了社区的医疗服务能力和床位使用率，通过线上线下的方式提升社区医生的服务能力，吸引社区居民就诊；继而注册为成都市志愿者组织，由医院党委统筹，定期走进社区、企业、学校，举办健康咨询活动，传播健康科普和急救知识。2019 年，香因堂组队之初仅有队员 10人，其中党员 2 人，截至 2024 年 7 月底香因堂已成为医院义诊、进行健康宣教的重要平台之一，每逢重大卫生纪念日，各专科会举行健康义诊和宣教等活动，在端午节、中秋节等传统节日，也会有相应的健康文化特色活动，香因堂志愿服务队伍已有队员 54 人，其中党员 30 人，党员的"头雁效应"吸引了越来越多的医疗骨干加入志愿队伍，赢得了群众好评和当地媒体、省市级媒体的跟踪报道。

五、使命担当，为民初心矢志不渝

（一）对口支援，雪域高原的追光者

理塘县位于四川省甘孜藏族自治州，地属青藏高原东南缘，海拔 4 014米，风光如画，但是对于初到理塘的人来说，海拔陡然升高，氧气稀薄、气温较低，容易出现头痛、耳鸣等高原反应，不得不吸氧以维持正常的呼吸，说话、行动都要慢上半拍。

自 2017 年起，医院连续 7 年先后派出消化内科、心血管内科、呼吸与危重症医学科、医学检验科、老年病/肿瘤科、肛肠科、骨科、麻醉科等科室 12 名医疗骨干到理塘县拉波乡中心卫生院、理塘县藏医院开展对口支援帮扶工作。免费接收理塘县藏医院 12 名医务人员来院进修学习，并提供食宿。通过师带徒的"传帮带"，4 名理塘医生通过职称晋升考试。医院连续两年被四川省委、省政府评为省对口帮扶藏区彝区贫困县先进集体，2017 年被甘孜藏族自治州卫生健康委评为对口支援卫生健康工作先进集体。

在这片高原上，不仅有医术的传承。援藏的医护人员帮助当地组建完善综合内科、检验科、肛肠外科、骨科、麻醉科和放射科等专科建设，组织义诊、巡回服务，培训新技术、新项目，为理塘留下了一支带不走的医疗队，也留下了一个又一个感人的故事，诠释着"健康所系 生命相托"的含义。2020 年 3 月，在理塘县藏医院援助的肛肠科医生王旭涛接到县人民医院的会诊请求，他与其他三名援藏队员第一时间赶往医院，发现是一名 22 岁的藏族产妇出现腹腔继发性出血，由于当地输血条件有限，转院路程较远且路况差，产妇随时面临生命危险。面对重重困难，三名援藏队员当机立断决定现场为产妇输血，在援藏医生的共同接力下，产妇手术得以顺利实施。

"援藏的经历将成为我一生最珍贵的记忆，理塘也将成为我一生的牵挂"，这已经成为每个援藏医生的心声，他们的故事也在 2022 年被中央电视台以《雪域"追光者"》为题跟踪报道，理塘的故事还在继续……

（二）紧密型医共体建设，精准帮扶一院一策

紧密型县域医共体建设是新一轮基层医改的重要制度创新，是推动资源集约配置、提升县域医疗卫生服务整体效能的重要举措。医院充分发挥区域医疗龙头作用，推进国家级紧密型县域医共体建设试点，与 7 家乡镇卫生院（社区卫生服务中心）建立紧密型县域医共体，有效串联区域内区—镇—村三级医疗资源，推动形成医疗资源上下贯通格局。为保证紧密

型县域医共体建设试点工作的顺利推进，医院在医院党委的带领下召开医共体党建联席会议，开展医共体主题党日活动，协调解决医共体成员单位示教、会诊、培训及技术支持等帮扶事项，基本构建区域医共体信息互联互通机制，实现成员单位间电子健康档案和电子病历共享、检验检查互认、专家预约挂号、远程会诊查房等。近三年帮扶石板滩街道社区卫生服务中心等医共体成员单位，提升泌尿外科、心内科、内分泌科、神经内科、骨科等专科建设能力，开展新技术新业务19项，市卫生健康委科研课题立项4项。

以基层需求为导向，实施精准帮扶，建立双向转诊绿色通道。下沉专科骨干力量担任学科主任，定期在基层医疗机构坐诊、实施学科共建，开展深度帮扶，仅2023年就下派各类管理、技术专业人员233人次，帮助基层医疗机构在放射、检验等技术能力提升。探索实施医共体内药学同质化管理，充分利用紧密型县域医共体平台，进行资源整合（药品供应及管理整合、系统整合、人员整合等），通过药学服务下沉、进修培训、远程会诊等方式，借助大数据及信息化手段，构建区域内互通互享的处方前置审核药学服务辅助系统，并组建区域处方前置审核中心。在辅助系统支持下，区域处方前置审核中心对医共体成员单位的处方进行审核，从源头上对不合理处方进行拦截。有效破解基层医疗卫生机构资金配套不足、人员服务能力较弱、无法在短时间内依靠自己的力量开展处方前置审核的难题，大幅度提高医共体内药事水平的提升，保障了患者的用药安全。以高血压、糖尿病为抓手，建立"三级纵向机构整合、三类横向业务整合、三层主动健康管理"医防融合"1＋2＋3＋4"评价管理体系，创新打造慢病规范管理的"新都模式"。

2021年8月，新都区以《推进紧密型县域医共体建设提升基层医疗卫生服务能力》为主题的经验被国家卫生健康委基层卫生健康司、国家卫生健康委卫生发展研究中心编入《紧密型县域医疗卫生共同体建设典型案例（2021）》，在2022年9月全国医院医联体建设实践案例活动中，医院《探索紧密型医共体医防融合慢病管理新模式》从全国217个案例中脱颖而出获得肯定，医院被授予"全国县域医疗共同体十佳典范单位"称号。

（三）防疫一线，让党旗高高飘扬

2020年初，在万家团圆迎接春节的时候，新型冠状病毒感染疫情出现，医院党委迅速部署，暂停春节休假，紧紧围绕党中央决策部署，带领医院广大医务人员临危受命，冲锋在前。

"我是一名党员，也有丰富的重症医学临床护理经验，是一名名副其实的老兵，我来。"在万家团圆的春节，160名党员医护人员在请战书上签下了自己的名字，奔赴疫情防控的一线。医院党委第一时间成立疫情防控专项工作领导小组，党委书记、院长任组长，分设医疗救治、防控保障、院感防控等多个专项小组，实行信息每日报送制度，制定疫情防控党政领导夜查房制度，协调推进疫情防控各项工作落到实处。

三年疫情防控期间，医院党委牵头组建9支党员应急突击队、志愿服务队，200余名党员、1 000余名职工在核酸检测、医疗救治、感染防控、隔离病房、后勤保障各个岗位上，转段攻坚，先后参加锦江、遂宁、绵阳等区内外大规模核酸采样40余次，应急核酸采样16万余次；承担新都区城市核酸检测基地建设，实现日单检储备能力3万管，圆满完成亚定点医院建设等各项任务，牢牢守护百姓健康的屏障，党旗在疫情防控的一线高高飘扬。

2021年12月，医院党委荣获成都市委组织部在近期疫情防控斗争中担当作为的基层先进党组织。2022年7月，医院党委被成都市卫生健康委授予疫情处置防控先进集体称号，1人被成都市委办公厅、市政府办公厅通报表扬。

（四）党建搭桥唱响成渝"双城记"

2020年1月3日，习近平总书记主持召开中央财经委员会第六次会议。习近平在会上发表重要讲话强调，要推动成渝地区双城经济圈建设，在西部形成高质量发展的重要增长极。近年来，四川省将推动成渝地区双城经济圈建设作为全面建设社会主义现代化四川的总牵引，锚定"一极一源、两中心两地"目标定位，强力推动国家战略实施全面提速、整体成势。医院深入贯彻落实国家"成渝地区双城经济圈"战略部署，全面落实成渝两地对一体化发展工作的目标要求。围绕公立医院改革发展大局，推动医疗卫生服务共享，推进成都市新都区人民医院和重庆市九龙坡区人民医院在卫生健康领域的合作与发展，提高两区人民群众健康水平。

在与重庆市九龙坡区人民医院的合作中，医院充分发挥党建引领作用，搭建桥梁，共促发展。深入开展基层党支部结对共建，聚焦医院工作重点任务，聚焦卫生人才队伍建设需要，明确1～2个基层党支部，定期与重庆市九龙坡区人民医院交流工作经验，共享工作信息，联合开展主题党日活动等。每年与重庆市九龙坡区人民医院商定合作方案，围绕"基层党支部结对共建、医学学科建设提质增能、科研教学协同创新发展、医疗管理工作协作发展"等目标任务，推进合作与发展。医院医学检验、病理党支部已与重庆市九龙坡区人民医院开展常态化的党建和学术交流活动，并共同申报科研课题，泌尿外科、神经外科等科室与重庆市九龙坡区的交流合作正稳步推进中。

岁月缱绻，大道向前，在全面推动高质量发展新的征程上，成都市新都区人民医院将始终坚持以人民健康为中心的发展思想，持续以党建为引领，内抓管理，外塑品牌，提高医疗服务能力，改善患者就医感受，提升就医体验。坚持公益性主导，充分发挥县域健康"守门人"的作用，全面带动医院和基层医疗单位能力提升，为健康新都贡献新的力量，为健康中国镌刻属于县级公立医院新的篇章！

第六章

强根铸魂聚合力，惟实励新谱华章
——江苏省宜兴市人民医院党建案例分享

公立医院是我国医疗服务体系的主体,是党服务群众的重要窗口,加强公立医院党的建设是健全现代化医院管理制度、促进公立医院改革发展的根本保证。江苏省宜兴市人民医院紧扣健康中国、健康宜兴目标任务,坚持以人民健康为中心,以高质量发展为主题,在宜兴市委、市政府的领导下和市卫生健康委的关心支持下,找准党建和业务工作的结合点,坚持把抓党建是最大政绩和抓发展是第一要务有机统一起来,实现党建与业务同频共振、深度融合,努力建设患者放心、人民满意的区域医疗中心。

一、党建引航,铺就高质量发展"红底色"

宜兴市人民医院始终坚持把党的建设摆在首位,以建设"学习型、服务型、创新型"党组织为重要载体,不断强化党组织的战斗堡垒作用,为有效履行职能使命、扎实推进中心工作创新发展提供坚强有力的政治保障,获评全国公立医院党建示范医院。

(一) 全面落实党委领导下的院长负责制

宜兴市人民医院聚焦加强公立医院党的建设总要求,坚持习近平新时代中国特色社会主义思想的指导地位,把"两个维护"贯穿管党、治党和治院、兴院的全过程。在宜兴市首批实施党委领导下的院长负责制,修订完善《医院章程》,制定《医院党委会议事规则》和《院长办公会议事规则》,明确医院运行制度总纲,充分发挥党委把方向、管大局、作决策、促改革、保落实的领导作用,形成党委统一领导、党政分工合作、总体协调运行的工作机制。多年来,宜兴市人民医院结合实际、不懈探索,持续推动党委领导下的院长负责制提质增效,将制度优势转化为医院治理效能和发展优势。积极拓展党的组织覆盖和工作覆盖,全力推动党建与医院重点工作齐头并进,为完善现代医院管理制度提供根本遵循,医院多次被评为无锡市、宜兴市先进基层党组织。

（二）坚强铸就坚实有力的战斗堡垒

公立医院发展存在多种困难和挑战，要想发挥好党委在医院发展中的战斗堡垒作用，就需要对医院工作有全面了解与把控，增强党的群众基础，扩大党的影响力，促进党组织政治核心作用的充分发挥。

1. 强化组织建设 2012 年，宜兴市人民医院党总支升格为党委，构建了党委—党总支—党支部三级党建体系。坚持支部建在科室上的理念，2023 年，宜兴市人民医院整体搬迁后，根据新院区科室设置和人员调整，梳理基层党支部建制和党员分布，本着地域相邻、专科相近、规模适当、便于管理等原则对党支部划分进行科学合理调整，组织建设更加科学，做到"科科都有党组织"。2024 年 4 月，在宜兴市委、市政府的正确领导下，在宜兴市卫生健康委的统筹部署下，立足全市医疗卫生资源和功能布局优化整合，与宜兴市第三人民医院、宜兴市妇幼保健院成立宜兴市人民医院医疗集团党委。截止到 2024 年 7 月底，中共宜兴市人民医院医疗集团委员会共有党员 825 人，设置党总支 6 个，党支部 41 个，党务工作者 112 人。严把发展党员入口关，坚持总量调控与优化结构相结合，尽可能把技术、科研、管理等方面的先进分子和优秀人才吸收到党内来，确保新发展党员政治可靠、思想进步、能力过硬，以"双培育"工程优化宜兴市人民医院党员队伍结构，保持党员队伍的生机与活力。

2. 抓实基本保障 按照支部规范化建设达标创建中"五个基本"和"十有标准"要求，将党员活动室作为党支部开展学习、工作、议事以及其他活动的前沿阵地，精心规划、认真布置，按照有设施、有标志、有党旗、有资料、有制度、有台账的"六有"标准高质量、高标准地建设富有支部、科室特色的党员活动主阵地，大力营造"有形有力有效"的阵地建设浓厚氛围，为完善党建工作、增强党组织凝聚力和战斗力、加强党员教育、提高党员素质、营造浓厚的党建活动氛围、提升党员的归属感和荣誉感提供基础保障。推进党支部建设分类晋级评价工作，以党支部规范化标准化建设为考核标准，将支部规范化标准化建设考核纳入季度科室规范化考核中，通过对支部书记、科主任双考核，融合党建考评和业务工作考评体系，促进党建、行政、业务齐抓共管，支部和科室工作实现融合共建。

3. 加强党委领导班子自身建设　医院党委重视领导班子的建设，不断加深领导班子成员对贯彻执行党的基本理论、基本路线和基本方略的思想认识。坚决贯彻新时期党建工作要求和市卫生健康委党委的统一部署，紧密结合工作实际，每年至少开展 12 次党委理论学习中心组学习，持续落实学习推进机制。进一步建立健全内部管理各项规章制度，完善党政班子议事决策规则，明确和强化党委会对于重大事项的决策权威。规范开展民主生活会和组织生活会，通过领导班子民主生活会锤炼党性、改进作风、增进团结、促进工作，增加领导班子的黏性和韧性，建设讲政治、讲担当、讲奉献、讲正气、讲团结的班子队伍。

4. 创新干部队伍培养　修订完善《宜兴市人民医院中层管理人员选拔任用管理办法》，以德为先，注重工作实绩、工作作风和群众基础等，坚决调整对党不忠诚、不作为的干部。组织中层干部培训和党员轮训，提升中层管理人员的综合素质。夯实"支部建在科室"阵地基石，丰富培养模式，选优配强支委班子，积极推进党支部书记党建带头人、学术带头人培育工程，切实发挥支部书记的"头雁效应"。实行党员干部和业务骨干的"双培育"机制，发挥中坚力量的先锋作用，使党的意志在干部队伍的选拔任用、教育培训、培养锻炼、管理监督等各个方面得到体现，基层党组织的战斗力、凝聚力和创造力得到加强。2023 年度在岗高知群体（具有研究生学历或具有副高级及以上专业技术职称的）中党员比例为 44.50%，党支部书记在内设机构负责人中占比为 83.78%，充分体现了医院党支部的政治功能和组织力，反映了医院党委对基层党组织建设的重视程度。

（三）全面提升党组织的凝聚力和向心力

1. 加强意识形态工作　每年年初，医院党委专题研究当年党建工作要点，制定党委理论学习中心组和支部年度学习计划，每月发布"主题党日活动提示"，对重点学习内容及时作出安排，使全体党员的理论学习内容系统、主题明确、重点突出。结合工作实际组织开展主题教育活动，注重专题教育成果，实行双向导向，一方面对涌现出的先进党组织、优秀党员进行表彰奖励，另一方面对自查自纠的各类问题对标整改。为了提高理论学习效果，还组织"两学一做"理论测试、精品党课评比、"不忘初心、牢记使命"主题教育知识竞赛、"重温入党誓词"党员宣誓等活动。同时借助"学习强国""清风阳羡""宜兴市人民医院订阅号"等平台不断提升党员干部自学能力和政治理论水平。

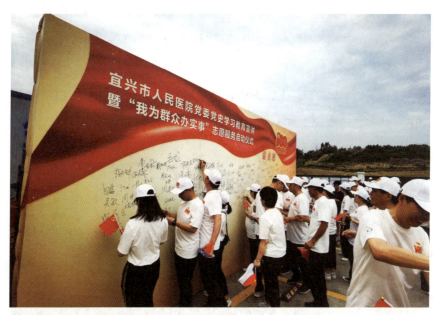

宜兴市人民医院党史学习教育暨
"我为群众办实事"志愿服务启动仪式

2. **培育党建品牌项目**　宜兴市人民医院以"融合共建、仁心为民、先锋示范"三个党建主题为建设核心，立足医院中心业务工作、传承优秀医学文化、赓续红色血脉、弘扬奋斗精神、践行医者初心，打造"大医之行"特色党建品牌项目，进一步完善了党建工作载体。"大医之行"取意于孙思邈的《大医精诚》著作，要求医者不仅要有精湛的医术，"博极医源、精勤不倦"，还应有高尚的品德素养，"大慈恻隐之心，普救含灵之苦"。创建"大医之行"党建品牌,是以党建为引领,以人民健康为中心,充分发挥区域龙头医院和公医惠民引领作用,传研医疗技术,唱响大医精诚、医者仁心主旋律,践行医者初心,为人民健康保驾护航。旨在发挥公益惠民的品牌力量,以服务群众、方便群众为出发点,借宜兴市人民医院"融合型党建"优势,将党建品牌与业务工作有机结合,高标准制定品牌项目服务规范,以"红色赋能＋大医之行"品牌建设为核心,构建"大医之行·融合共建""大医之行·仁心为民""大医之行·关爱职工"等"一核多点"党建品牌矩阵,发挥品牌聚合效应,不断推进党建工作在服务发展中心工作中凝心聚力、整体提升。"大医之行"党建品牌建立后,宜兴市人民医院从"传承红色基因""我为群众办实事""关爱职工"和"医共体建设"等多个版块切入,精心设计富有专科特色、贴近人民群众需求的活动,实施"培育'不倒翁'行动计划""'啄木鸟'行动计划"等志愿服务项目,为老年群体提供健康指导和医疗服务。各党支部与多个社区、学校、企事业单位结对共建,积极

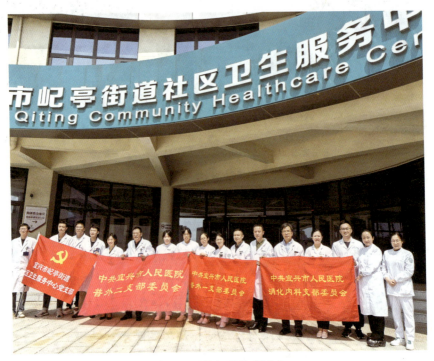

健康义诊服务进社区活动

开展社区义诊、健康宣传教育、医疗帮扶、志愿服务、医务社工实践等富有专科特色的公益活动，提升了医疗服务质量和效率，增强了患者的安全感、满意感和获得感，职工群众的归属感和认同感，助力优质医疗资源下沉基层，满足人民群众健康需求，创建让上级放心、让群众信赖的党建品牌。在三级甲等医院复评、重点专科建设、常态化志愿服务等各项工作开展中，"大医之行"党建品牌效应均得到了充分展现。

3. 打造党建阵地　党建阵地是宣传党的路线、方针、政策的重要场所，对推进基层党建基础工作和党建业务融合具有十分重要的作用。宜兴市人民医院以习近平新时代中国特色社会主义思想为指导，贯彻落实党中央推动健康中国战略、基层卫生工作指导方针及加强公立医院党建工作要求，切实加强党建阵地建设，强化政治引领功能，积极营造全员学习的良好氛围，激发全体党员和职工干事创业的工作热情。医院搬迁前，充分挖掘科室有限的资源，让"空白墙"变成"党建墙"，让"示教室"赋予"党员活动室"功能，为基层党建基础和党建融合打好了基础。新院搬迁后，建亮点、挖潜力、创特色，与江南大学马克思主义学院合作共建，成立江南大学中共党史党建研究院宜兴实践基地，精心打造了集党员教育、党群活动、宣传展示等功能为一体的党建指导站、公立医院党建研究所，依托党建阵地，开展党委理论中心组学习、党支部书记座谈、党员轮训、入党积极分子培训等活动，切实提升基层党组织的战斗堡垒作用。探索"党建引领＋健康至上＋精医惠民"的党建工作模式，紧紧围绕医院中心工作开展"大医之行"党建品牌建设，将党建引领深度融入提高医疗质量、提升技术水平、改善医疗服务等医院发展的方方面面，通过医疗技术攻关、对口支援帮扶、突发卫生事件应急救治等，打造"党员先锋队""党员先锋岗""党员示范岗"，实现党建与业务工作同向同行、同频共振、融合提升。利用党建阵地开展党建结对共建，如重症医学科党支部、急诊科党支部与宜兴市急救中心党支部签约党建结对共建，手术麻醉部党支部与宜兴某公司营销销售党总支签约党建共建、院部党总支与宜兴某产业园党支部签约医企共建等，让党建联盟、支部共建达到"1+1>2"的效果，共同推进各项事业互融互促、协同发展。

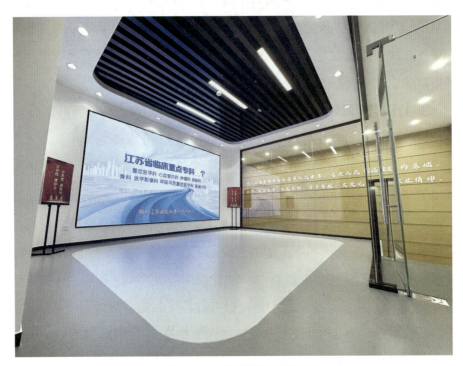

宜兴市人民医院党建指导站

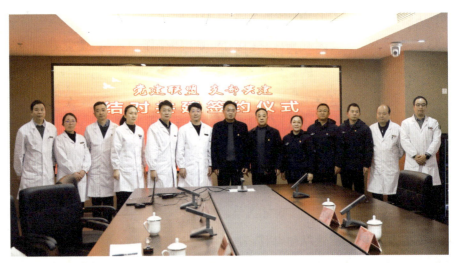

急诊科党支部与宜兴市急救中心党支部签约党建结对共建

4. 党建为核心引领群团建设 树立"大党建"观念，以"党建促工建带团建"为框架，党、工、团有机统一、融为一体，注重加强对工会、共青团等群团组织及多党派的政治领导、思想领导、组织领导，通过阵地联用、资源共享、工作共管，把党的理论和路线、方针、政策贯彻落实到统战工作各方面，形成纵横交错、条块结合、结构合理、功能完备的群团组织格局，扩大群团组织和工作覆盖面。定期听取群团工作汇报，组织群团干部谈心谈话，引导群团组织推动树立正确的世界观、人生观、价值观，进一步坚定理想信念，自觉在思想上政治上行动上同党中央保持高度一致，充分彰显党委对群团组织的政治引领作用。注重发挥群团组织联系服务、桥梁纽带、教育引导等作用，切实提升员工归属感、凝聚力、满意度，进一步形成"党建带群建，群建促党建"的强大合力。

5. 推进党风廉政和行业作风建设 党委班子扛起"主责"，通过领导干部带头讲授廉政专题党课、组织旁听职务犯罪庭审、聆听职务犯罪服刑人员现身说法、观看警示教育专题片等形式，对党员干部开展廉政主题教育，警示党员干部常修用权之德，常怀律己之心，自觉加强党性锤炼，增强拒腐防变的能力。在日常工作中，始终保持严谨的主基调，坚持廉政教育和党建教育紧密结合，严格落实中央八项规定精神和《医疗机构工作人员廉洁从业九项准则》要求，引导全院职工受警醒、明底线、知敬畏。医院党委每年与支部、科室和全体职工签订《党风行风廉政建设责任书》，以党风引领行风，以党员干部带领群众，各支委成员切实履行"一岗双责"，带头做好垂范的严肃性。在各支部设立纪检委员，加强支部和科室的警示教育宣传，落实医药领域腐败问题集中整治和重点岗位轮岗制，加强重点区域、重点岗位、重点人员廉政管理，定期开展"四排一控"自查自纠。围绕"三个聚焦"、开展"三项活动"，开展思廉月主题活动，剖析解读身边的典型案例，以"身边事"来警醒"身边人"，充分利用廉洁文化阵地、廉政教育场馆、"清风宜旅品阳羡"主题线路、"镜鉴常照—阳羡铜镜文化展"等资源，组织党员干部实地参观、现场体验，通过入脑入心、触及灵魂的教育洗礼，在潜移默化中明规守纪，夯实干净干事的思想根基，提醒广大职工不忘初心、廉洁行医，塑造风清气正的行业生态。

二、文化铸魂，树立高质量发展"风向标"

（一）加强思想引领，夯实精神文化

先进的医院文化是医院持续发展的精神支柱和动力源泉，是医院内涵建设的重要组成部分。宜兴市人民医院党委高度重视医院文化建设，定期召开党委意识形态工作专题研讨会，深挖医院文化底蕴，整合医院文化资源，形成了适应医院发展的特色文化体系。

近年来，宜兴市人民医院党委积极探索精神文化建设的特点规律，以增强文化凝聚力为目标，积极开展精神文明创建活动，抓好职工理想信念教育，创新具有医疗特色的文化载体，展示宜兴市人民医院人文素养，强基固本，不断丰富和发展精神文化建设的新理念、新机制、新途径，推动医院创新发展。

宜兴市人民医院分别从5个维度提出要求"五强"发展总目标：党建引领强、学科发展强、人才培育强、文化建设强、科学管理强。在确定了"五强"发展总目标后，宜兴市人民医院全院上下形成了一股凝聚共识、积极向上、同舟共济、共创未来的良好氛围，为了将这股精气神固化为医院的人文精神，针对全院职工，提出"五真"的要求，即真信、真学、真心、真诚、真守，时刻提醒每一位职工自我对照，不断提升，为了实现这个目标，宜兴市人民医院提出"五负责"，即对患者、职工、医院、事业、社会负责。"五强""五真""五负责"这一递进式的医院文化格局，为医院高质量发展注入了取之不尽用之不竭的内动力。

此外，宜兴市人民医院注重挖掘和赓续医院历史，通过党史与院史紧密结合，将共产党人精神谱系融入精神文明主题系列活动、主题党日活动、主题团日活动、报告会、演讲会、专家访谈、入职培训、在职教育和志

愿服务中。在宜兴市人民医院搬迁之际，开展新医院精神大讨论和征集活动，在广泛征集、调研和论证的基础上，提炼了新的医院精神。深入挖掘历史文化资料，形成由院史馆、图书馆、党建指导站等组成的文化阵地，让广大职工身临其境、耳濡目染，真切感悟医院精神的深刻内涵，了解医院的历史积淀和未来目标。

（二）健全管理机制，狠抓制度文化

制度文化建设处于医院文化建设的中间层，渗透于医院管理的每一个环节，在文化建设中发挥了承上启下，保障医院管理和员工行为有序有效的作用。

宜兴市人民医院坚持规范化建设内涵，进一步梳理各单元运行的规章制度，厘清各部门工作职责，制定党委委员与党总支、党支部定期联系制度和常态化谈心谈话制度，把医院管理纳入制度化、规范化、程序化的轨道，把体现宜兴市人民医院立身之本、发展之基的理念、思想、行为凝练成相应的制度文化，以制度标准衡量工作落实情况，提高工作执行力，使规范化建设真正成为医院实现队伍专业化、执业规范化、管理科学化目标的重要手段之一。

（三）坚持以人为本，凝练价值文化

医院价值文化是全体职工的共识和追求，是医院办院宗旨和价值导向。宜兴市人民医院党委始终坚持全心全意为人民服务的宗旨和公益性原则，确立以"仁爱、求索、精准、协同"为院训，坚持"以病人为中心"为医院服务宗旨，坚持"以人为本"为医院管理理念，坚持以"建设一所覆盖全市、辐射周边的区域标准化单位、标杆性医院"为医院愿景。将创新理念融入医院精神之中，渗透到医院的各个环节，内强素质、外塑形象，持续在医院发展中提炼出更加优秀的、具有时代感召力的医院文化，使医院核心竞争力不断得到升华，实现医院文化与医院发展战略的和谐统一，医院发

展与员工发展的和谐统一,医院文化优势与竞争优势的和谐统一,为推动医院高质量发展发挥良好的正面导向、强大的激励引领和巨大的动能转化作用。

(四)持续精准发力,扩充服务文化

服务文化是体现医院服务特色、服务水平和服务质量的物质和精神因素的总和。患者对医院最直观的感受就是服务。作为区域医疗中心,不仅在医疗技术上要提高水准,更要在医疗服务上提升高度。多年来,宜兴市人民医院不断完善工作机制和工作流程,紧紧围绕"尊重患者、关爱患者、方便患者、服务患者"的总要求,制定医疗服务改进计划,明确医疗服务目标任务及工作考核办法,建立优质高效的医疗服务体系,持续提升医疗服务质量。

完善患者诉求管理,开通互联网医院,为患者提供全天候专业健康咨询服务和就医指导,设置预约服务中心,不断拓展门诊预约挂号、医技检查预约改约、住院医技检查预约等功能,打通就医"最后一公里"。开设行政 MDT 制度,协调处理患者在诊疗全过程中的诉求与建议,统筹解决临床运行、保障、服务等方面遇到的各种问题。落实首诉负责制,第一时间受理患者投诉、处理患者反映问题,解决问题,化解矛盾。推广医院特色志愿服务活动,结对城乡社区,先后与宜兴市义工联合会、无锡工艺技术学院建立合作共建,同时常态化在敬老院、疗养院、残联农疗基地开展志愿服务。积极推进"改善就医感受、提升患者体验"主题活动,通过改善环境、优化流程、提升质量、促进沟通等具体措施,创新医疗服务举措,建立优质高效的医疗服务体系。

(五)注重人文关怀,切实关爱职工

由于行业特殊性,医务工作者工作压力大、负荷重。宜兴市人民医院党委始终将关心关爱职工放在重要位置,构建员工关爱平台,每年组织职工健康体检，组建心理援助小组，开设心理咨询热线，关注职工身心健康。坚持常态化开展"我为医院发展建言献策"服务项目，聆听职工心声，时刻关注着职工的思想和工作动态。建立关爱职工的长效机制，从职业发展、薪酬待遇、后勤保障等方面不断增加员工福祉，真正把提升职工福利、开展人文关怀、丰富业余生活、推进风气建设等落到实处，致力于打造以职工幸福为核心内涵的家文化。

三、学科为根，助力高质量发展"加速度"

学科建设是公立医院高质量发展的核心，宜兴市人民医院党委坚持以学科建设为引擎，打造核心竞争力，提升专科服务能力。

（一）明确发展思路

宜兴市人民医院以国家卫生健康委"千县工程"和宜兴市"三名战略"为契机，借助政策的利好条件，将学科建设作为医院高质量发展的基础支撑，紧紧围绕学科建设的主题，狠抓业务提升，制定了医疗质量、科研、教学为一体的学科建设规划，采取多项符合医院自身实际的发展举措，形成"专科发展有目标、项目开展有计划、人才培养有措施、质量管理有方案、技术实施有预案"的管理体系，进一步明确了发展思路。

（二）确立"三个原则"

1. 坚持全面发展的原则　宜兴市人民医院在对标江苏省高水平医院建设的发展战略背景下，制定了系统的学科发展规划，通过优化学科布局，明确发展定位。根据学科发展趋势建立了二级分科，部分专科实施了三级分科（骨科、普外），顺应群众需求，相继开设了小儿外科、小儿骨科、核医学科、生殖医学科等新兴学科，目前已基本形成布局完善的专科格局，也基本实现专科技术全覆盖。

2. 坚持分层管理的原则　宜兴市人民医院以省、市级重点专科评审细则为参考，修订了符合院情的专科分层管理建设办法，每年对全院各专科进行系统性评价和排序，按综合成绩确定各专科的不同培育层级，分别为：省级重点专科培育单位、市级重点专科培育单位和院级扶持专科培育单位。

3. 坚持人才支撑的原则　注重学科带头人的引领作用，要求学科带头人不仅自身能力过硬，还要高峰造高原，高原托高峰，加强后备人才培养，形成人才高地和科室团队，真正实现以人才为支撑，促进学科全面发展。

（三）加大人才引育

学科要发展，人才是关键。宜兴市人民医院通过大力培养、积极引进、合理使用、全面考核这一"四部曲"，提升科室人才团队整体质量，打造结构优良的人才梯队。

近年来，宜兴市人民医院借助宜兴市"陶都英才"政策，联合高校，把人员招录由"满足数量"向"合理配置、保证质量"转变。出台《研究生引进及培养支持政策》，为引进和培育的研究生提供物质和生活的支撑，研究生的吸引力明显增加。制定《科教研建设专项基金管理及使用办法》，通过中青年专家遴选工程培养学科后备带头人，打造储备学科团队，带动学科的良性发展。出台《宜兴市人民医院人才引育管理办法（试行）》《宜兴市人民医院关于出国（境）学习交流的管理规定（试行）》，进一步完善人才引育机制，鼓励医疗骨干外出研修。

同时，宜兴市人民医院逐渐由定向单人培养模式转变为双向团队培养模式，在专科内打造明星团队，开展科研课题的创新和研究，科学统筹院内人才调配，建立灵活的人才团队或人才组合，形成院内人才协调互补的良性循环，提升人才管理质效，不断形成"以人才支撑科研发展，以成果反哺人才培养"的双向机制。

（四）提升技术能力

宜兴市人民医院以学科建设为基础，围绕县级医院能力建设和重点学专科建设标准，结合重点医疗服务需求，开展技术攻关。发挥优势学科的引领带动效应，强化专科间的技术协作和资源共享，打破"关起门来做研究"的传统思维，在院内创新更多的多学科诊疗模式，建设更多的交叉学科。以专科发展带动诊疗能力和水平提升，不断推进内科外科化、外科微创化、微创机器人化，推动多学科交叉融合、多学科诊疗、中心化发展，推进以疾病为链条的诊疗中心建设，围绕技术特色、服务能力、质量安全、技术突破与创新等方面展开积极布局。鼓励临床新技术、新项目的开展，规范限制类技术的备案，实施医疗技术权限动态管理，在确保医疗质量与安全的前提下，加快技术能力和水平的提升。

（五）加强质量管理

宜兴市人民医院坚持把医疗质量放在首位，建立完善医疗质量安全与管理制度，明确质量与安全管理组织架构，及时调整出台《医院质量与安全管理指标及实施方案》。构建以医疗准入管理、质量要素联合管理、医疗监管评价管理、医疗预警和风险防控管理为主体的医疗质量与安全管理体系，形成"事前控制—现场监管—反馈分析—数据集成分析"的闭环式管理链，实施多部门联合监管，协同制定专项督查整改路径，运用信息化技术和质量管理工具，多渠道、多手段落实监管。

（六）加强平台建设

1. 建设基础平台 一方面借智引智，用好公共实验资源，另一方面发挥医院现有中心实验室的作用，引进专职科研人员，建立科研团队。推动精准实验室和中心实验室功能整合，为人才提供有力的实验教学平台支撑。成立了临床技能培训中心，推动职业技能培训的提质扩容，通过加强医务人员的临床能力训练，切实提高县域医务人员的临床实战水平。自

2011 年起，宜兴市人民医院每年组织系列科研教育活动，总结表彰医院前期科教研成果，鼓励高层次人才投身科研教育。以临床实际需求为导向，组建临床研究中心；顺应医疗模式转变，组建多学科诊疗中心；关注数据驱动发展，组建医学大数据中心；发挥临床资源优势，组建生物样本中心；打通创新转化路径，组建成果转化中心；最终建设具有引领作用的区域医疗中心，扩大医院在区域的影响力，实现医院的高质量发展。重视师资管理和带教工作，整合现有教育资源和优势，规范师资准入标准，严格落实师资考核，提升专业培训的质量，建立完善的住院医师规范化培训管理体系，加强医教协同，为争创国家级住院医师规范化培训基地打好坚实的基础。

2. 建设院校合作平台　作为江苏大学附属医院、宜兴临床医学院、扬州大学医学院宜兴临床学院、南京医科大学和东南大学医学院教学医院，宜兴市人民医院积极承担了高校医学生实习带教工作。通过搭建医疗科研基础平台，成立江苏大学分子影像研究中心、扬州大学研究生工作站、南京医科大学无锡医学中心宜兴分中心，积极推动博士后工作站、专家工作室、院士工作站的建立。

3. 建设教学管理平台　宜兴市人民医院实行巡察制度、出科考试制度、带教老师问责制度，严明带教纪律，确保教学质量。强调集体备课制度，要求定期召开教研室工作会议，并对带教师资库、技能培训师资库进行梳理，研究教学实施方案，制订教学计划，不断优化师资，提高教学质量。

4. 建设急危重症救治平台　建立重症医学科与心胸外科、呼吸内科、神经外科、急诊科等专科资源共享、处置联动的应急机制，整合资源，前移关口，高效管理，提高了危重患者综合救治能力、承载能力和资源使用效率。同时，对急诊抢救室实行平台化管理，由重症医学科、急诊科联合组建，24 小时医护力量保障、独立运行。以创建国家级创伤中心为目标，持续优化救治流程，积极筹建创伤病区，实现创伤中心实质化运行；继续加强卒中和胸痛中心建设，以质控为抓手，不断提高救治能力；充分发挥危重孕产妇和新生儿救治中心在全市保障作用，持续提升医疗服务能力，做好县域居民健康"守门人"。

5. 建设综合保障平台　建成放射、超声、检验、内镜、介入、心电、床边血透、深静脉置管等多个公共平台，提供专业的平台化公共医疗服务。2022年，宜兴市人民医院顺利完成包括医院信息管理系统（hospital information system，HIS）、检验系统（laboratory information system，LIS）、影像存储与传输系统（picture archiving and communication system，PACS）以及互联网医院等几乎所有院内核心业务的新信息系统升级切换，为全院的业务开展、信息监管、数据分析等提供了有力的支撑。

四、管理有方，实现高质量发展"全覆盖"

（一）高点定位，树立全面质量思维

对标三级甲等医院评审的现代化医院质量管理要求，宜兴市人民医院积极营造全面质量管理的执业氛围，建立医疗质量内部公示制度，落实规范各级工作人员的责、权、利，摆脱传统思维定式，创新实践以成本控制、治疗效果、患者需求为核心的价值医疗体系。加强单病种、临床路径管理，重视病例首页质量，落实低风险组死亡监管，将病例组合指数（case mix index，CMI）值纳入各项考核，降低限定日剂量（defind daily dose，DDD）值、平均住院日，提升三、四级手术比例，以监管机制力推诊疗行为规范化、常态化。加快智慧医院建设，将医疗质量与安全监测的关口前移，健全医疗质量安全与管理的长效机制，打造县级医院高质量发展样板。

（二）纵深推进，聚焦精细化运营管理

贯彻全面预算管理的理念，建立大数据平台，结合DRG、DIP等付费

管理方式,完善医院的成本管理和分析系统,优化符合医院实际的绩效考核评价体系和薪酬分配机制,建立全院医疗、财务指标和"国考"综合指标的月度、季度分析制度,形成合力共管的经济运行氛围。持续推动医院资源管理(hospital resource planning,HRP)、医用物资供应链物流管理(supply processing distribution,SPD)、HIS 三库联动,为医用耗材的全程追溯及透明化管理提供数据支持,以期达成人、财、物一体化管理、资源共享和精细化管理的目标。

建立常规采购为主、临时采购为补充的灵活采购机制及物资采购动态分析机制,进一步提升各类物资采购的基础保障能力。通过成本核算平台和 DRG 付费结算,科学分析病区业务收支数据和运营情况,进一步优化专科收治及收入结构。加强医院整体运营监督管理,开展以膳食中心、精准实验室、药品临床试验管理规范(good clinical practice,GCP)办公室等为审计对象的专项审计,稳步推进 HRP 系统建设,完成财务核算系统、专项管理系统的上线。

(三)守正出新,深耕智慧医院建设

围绕"互联网+"数字化医院建设,宜兴市人民医院完善医保支付政策,将临床路径、合理用药、支付政策等规则嵌入信息系统,打造移动医护、区域医疗协作、全民健康管理、异地结算、服务协同等一体化信息平台,加快智慧医疗建设进程。目前,共建成信息系统 200 余套,构建有序的分级诊疗格局,严格监管医疗行为和费用。2019 年,顺利通过国家卫生健康委电子病历系统应用水平分级评价 5 级,实现一体化大流程管理。充分利用搬迁契机,进行信息化建设的升级改造,在电子病历系统水平分级评价 5 级、互联互通 5 级等基础上争创电子病历系统水平分级评价 6 级,通过"互联网+"技术优化服务流程,逐步开展了远程医疗、移动医护、健康管理、绿通服务、紧急救援、智慧导诊等智慧诊疗服务,同时提供就医健康班车、专职导医、志愿者接引等多样化引导服务,强化便民服务保障,致

力于为患者打造诊前、诊中、诊后的智慧服务全闭环；对于患者满意度和投诉管理，另辟蹊径，构建了外网网站、院内自助设备等一体化平台，畅通了患者与医院的沟通渠道。

作为国家级胸痛中心，与急救中心、基层医院实施远程传输心电图，实现院前急救与院内救治的无缝对接，并联合心胸外科、导管室成立阶梯式 ST 段抬高型心肌梗死救治团队，每年经胸痛中心绿色通道进行急诊经皮冠状动脉介入治疗（percutaneous coronary intervention，PCI）救治的急性冠脉综合征患者抢救成功率近 100%。

（四）主动担当，积极履行社会职能

坚持公益性导向，积极履行社会公益职能，在区域突发事件的应急救治上主动担当、履职尽责，作为区域内特别重大交通事故应急救治的主战场，应急响应启动迅速，指挥协调得当有力，救治效果妥善有效，医院的应急救治能力、综合保障能力、统筹协调能力进一步提升，发挥了宜兴地区急救核心作用，得到了市委、市政府的高度肯定。

与县域内 21 家医疗卫生机构建立医共体合作关系，宜兴市肿瘤医院紧密型医共体联合病区运行良好。医共体内有效落实同城互认和分级诊疗制度，通过远程会诊、远程影像诊断、远程心电、设立专家工作室等方式实现区域优质医疗资源下沉。长期与青海、新疆、甘肃和陕西等地多家医院建立省际对口支援关系，近年来，共派遣 21 批次 60 余名医务人员开展对口支援，接收外省近 80 名医务人员来院进修。通过双向的精准帮扶，全面提高互助帮扶能力，实现合作共赢。

高质量党建是医院文化建设的风向标，是医院文化可持续发展的保证。文化建设作为医院党建的重要组成部分，是党建的有效表现形式，二者相辅相成。作为县域龙头医院及宜兴地区卫生健康事业的重要参与者和建设者，宜兴市人民医院始终树牢"人民至上、生命至上"的理念，毫不动摇坚持党的领导、持之以恒加强党的建设、坚持不懈文化铸魂，积极适应新形势下公立医院高质量发展的总要求，践行合规底线、坚守执业操守、延伸学科根本、传承精尖技术、提高管理效率，构建、创新医院文化建设体系，塑造并传承医院核心价值观，为健康中国贡献更大力量。

第七章

固本强基抓党建，凝心铸魂促发展

——浙江省湖州市德清县人民医院助力高质量发展纪实

莫干山麓，英溪河畔，钟灵毓秀的山水孕育了浙江省湖州市德清县人民医院。八十余年的发展历程，医院几经更迭，历经风雨，至今已是一家医疗设施先进、科室设置齐全、技术力量雄厚，集医疗、教学、科研、预防、保健、急救为一体的三级乙等综合医院。

德清县是县级公立医院综合改革国家试点县、省卫生强县、省综合医改先行先试县、省首批县域医疗服务共同体试点县。根据国家、省、市深化医药卫生体制改革的相关精神，2017年11月，德清县武康健康保健集团成立，德清县人民医院作为牵头医院，在集团党委的领导下，充分发挥引领作用，积极探索县域医共体改革新模式，努力走出一条具有德清特色的高质量发展之路。

一、回溯历史轨迹，理清发展脉络

德清县第一人民医院的前身是成立于1938年冬的贫民医院，其后几经更迭。1949年10月，医院被德清县人民政府接管，更名为德清县人民政府卫生院。1956年5月，德清县人民政府卫生院改名为德清县人民医院。1958年6月，德清、武康两县合并，德清县人民医院更名为德清县第一人民医院。

1984年，医院根据中共中央十二届三中全会精神，实行院长负责制，院长行使全院行政、业务、人事、聘任和奖惩等职权。1984年至1999年，德清县第一人民医院的基本建设、技术力量、医疗设备、技术水平、科研教

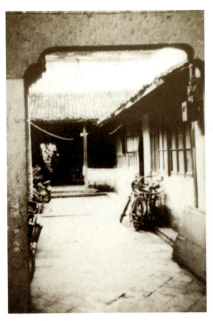

中华人民共和国成立初期的德清县人民政府卫生院

育等进入了一个飞跃发展阶段，成为一家二级乙等综合医院。

德清县第二人民医院的前身是 1943 年 7 月成立的武康县卫生院。1949 年 6 月，武康县人民政府接管武康县卫生院，改称武康县人民政府卫生院。1956 年 5 月，改名为武康县人民医院。1958 年 6 月 22 日，更名为德清县第二人民医院。

1989 年 9 月，德清县第二人民医院实行院长负责制。至 1999 年 8 月，德清县第二人民医院发展成为一家一级乙等综合医院。

1994 年 5 月，德清县政府由城关镇（今乾元镇）搬迁至武康镇（今武康街道），德清县政治、经济、文化、交通中心也随之转移。为合理配置、优化组合区域卫生资源，经县委、县政府研究，并报上级卫生行政部门批准，1999 年 8 月 31 日，德清县第一人民医院和第二人民医院正式合并组建为德清县人民医院，设武康、城关两个院区。

2005 年经浙江省卫生厅评审，德清县人民医院成为二级甲等综合医院。

2015 年 1 月，浙江大学医学院附属邵逸夫医院（以下简称邵逸夫医院）与德清县人民医院建立指导医院合作关系。2016 年 12 月，上海市第一人民医院与德清县人民医院建立合作关系，县人民医院成为上海市第一人民医院医疗集团德清分院。

2017 年 11 月 20 日，德清县武康健康保健集团成立，集团由德清县人民医院、德清县中医院及 8 家卫生院 / 社区卫生服务中心组成，德清县人民医院为牵头医院。集团成立后按照国家、省、市、县深化综合医改精神，落实省委、省政府"最多跑一次"改革，把让群众看得起病、看得好病，让群众少生病、不生病作为战略目标；把创新医疗卫生服务体系、管理体制、运行机制，提升服务能力，构建分级诊疗、合理就医秩序作为工作任务；确定打造"健康中国德清示范高质量健康保健共同体"的愿景和"协作共享创新发展守护健康"的使命。

2017 年 11 月 22 日，德清县人民医院挂牌浙江大学医学院附属邵逸夫医院德清院区，邵逸夫医院委派管理专家来院担任常务副院长，临床、医技专家驻点提供业务帮扶。2018年10月，浙江大学医学院附属儿童医院与德清县人民医院合作，设立儿科诊疗中心。2023年4月，成为湖州师范学院附属德清医院。

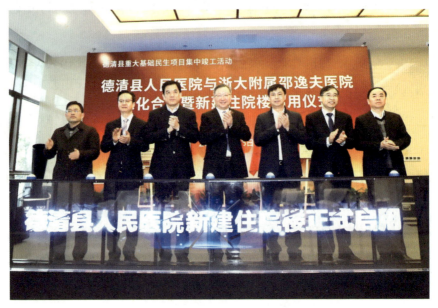

2021年1月，德清县人民医院新建住院楼正式启用

二、党建引领发展，筑牢思想根基

（一）加强政治核心，发挥班子力量

德清县人民医院10名领导班子成员中有党员9人，其中集团党委委员4人，院党总支委员4人。院党总支坚持以《加强公立医院党的建设工作的意见》为指导，深入贯彻习近平新时代中国特色社会主义思想，以"在湖州看见美丽中国 在德清享受健康生活"主题实践为总抓手，坚持党委领导下的院长负责制，充分发挥党委"把方向、管大局、做决策、促改革、保落实"的作用，牢牢把握高质量发展这个首要任务，多措并举推进党建工作与业务工作深度融合，深化医院改革，全力提升就医体验，全院职工克难攻坚、锐意进取，医院发展实现了新的跨越。

1. 坚持学习先行，强化理论武装　领导班子认真履行"抓班子带队伍"的首要工作职责，始终把政治理论学习摆在突出位置，坚持用习近平新时代中国特色社会主义思想凝心铸魂，积极完善以"中心组学习为龙头、支部学习为依托、有计划的自学为基础"的学习组合体系，认真组织集团各级党组织、广大党员和干部群众深入学习党的二十大精神和《中国共产党章程》，仔细研读习近平总书记系列重要讲话精神等内容，认真听取辅导讲座，每月开展专题学习和专题研讨；积极开展支部书记领读上党课；开展微型党课大赛、知识竞赛等活动，推动党员学习教育入脑入心。2021、2022、2023 年度共有 7 人次荣获"学习强国学习之星"。县人民医院党总支荣获2021 年湖州市学习型党组织建设先进单位。在学习上，领导班子注重学用结合，以学增智，以学促干，医院党总支每位党员领导干部都做到了学习有笔记、有心得、有体会，听党课，领精神，悟思想，强党性，用理论武装自己，在实际工作中，"医"心向党，为卫生健康事业添砖加瓦、奋斗不息。

2. 坚持制度先行，强化建设能力　院领导班子落实党委领导下的院长负责制和党建工作有关制度基本要求。不断深化完善工作制度、体系，修订医院章程，设置党建专章。制定《党委工作制度》，加强集团党委和基层党支部建设，加强党员队伍教育和管理，建立健全基层党组织长效工作机制，提升党建工作水平，推进党建工作科学化、制度化和规范化建设，为医疗事业发展提供坚强的政治、组织和制度保证；制定《书记和院长定期沟通制度》，健全完善党委书记和院长经常性沟通机制，进一步落实党委领导下的院长负责制，坚持依法依纪依规的原则，各司其职、各负其责、相互支持、相互配合；制定《院级党员领导干部民主生活会制度》，进一步统一院级党员领导干部思想，改进作风，发扬民主；维护和加强集体领导，增强班子战斗力、凝聚力和创造力；组织各党支部认真落实主题党日和"三会一课"制度，健全党的组织生活，严格党员管理，加强党员教育的重要制度；制定《党费收缴制度》，为党员履行党员义务，增强党员的党性和组织纪律观念，确保党员必须按时按标准交纳党费。院领导班子强化顶层设计,把党的领导融入医院治理的各个环节,围绕医院中心工作,以党建引领助推高质量发展。

3. 坚持管理先行,强化决策部署　院领导班子通过党建引领,将贯彻落实党中央各项决策部署,同推动医院的中心工作结合起来,做到"两手抓、两促进",制定《议事决策制度》和《党总支委员会成员的职责与分工》,进一步提高集团管理效率,加强党委和行政会议规范化、制度化建设;加强医院领导班子的凝聚力和战斗力,形成更加高效、规范、科学的管理模式。院党总支紧紧围绕"支部建在学科上"的工作思路,用科学发展的思维指导实践、推动实际工作;各党组织定期民主规范换届,科室负责人担任党支部书记占100%;下属5个党支部与企业党组织,乡镇、村党组织,卫生院党组织等16个党组织开展支部联盟结对共建;开展精准帮扶、"双千万结对""温暖老党员""我为群众办实事""温暖送健康、党员在身边"等系列活动,以"我为企业解难题""我为基层减负担""我为人民保健康"为主题,院领导班子成员与2022年度德清县功勋企业结对,各党支部结合企业需求,为企业提供健康咨询、健康指导、健康检查等服务,加强职业病防治宣传教育,做好职业病防治工作,为全县企业平稳健康发展保驾护航;建设党建文化长廊1处、党员活动室16个,打造党建文化阵地20余处,形成党建、文化、医疗相结合的特色示范区,营造"处处有党建,医心向党走"的浓厚氛围。院领导班子以基层党组织建设为抓手,发挥党员干部人才带动和示范作用,充分发挥基层支部的战斗堡垒和党员的先锋模范作用,带领全院干部职工,与时俱进,开拓创新,真正做到了全面贯彻落实党和政府的各项方针政策,全面落实医疗卫生行业的各项法律法规以及医院的各项规章制度和岗位责任。

（二）强化人才队伍,夯实智力支撑

功由才成,业由才兴,人才是第一资源。医院组织人力资源部作为服务人才的职能部门,重点围绕人才建设,通过聚焦人才质量,打造精兵队

伍，做到人尽其才，才尽其用，用有所成。

1. 多渠道抓实人才招引，为人才队伍聚力　参加省内外各类医学高等院校线下招聘会，组织空中宣讲会，依托多平台发布招聘信息，广收简历从中精选优秀人才；面向不同岗位人才需求，组织高层次人才引进、择优签约、公开招聘、编外招聘等，多次开展线上面试，提高招聘效率。2021年德清县人民医院成功引进首名医学博士；2022年完成9次招聘工作，招聘人数72名，其中博士1名，硕士6名，引进德清县首名护理硕士研究生，进一步加强了人才储备，构建优秀的人才梯队；建立省级博士后工作站；2023年正式开展博士后引育工作，成功引进神经生物学博士1名并开展相关科研工作，为医院科研发展增添活力。

2. 多维度推进人才培育，为人才队伍提质　引进邵逸夫医院多个教授专家工作站，特聘邵逸夫医院十余名学科主任为科室特聘主任，着力培养学科后备人才；举荐优秀人才参与省市级人才选拔。2018—2023年，共通过卫生高级职称自主评聘173人，造就了一支医德高尚、业务精湛、结构合理的高素质专业化人才队伍；对引进的硕士或博士研究生、学科带头人及重点专科等人才，给予各类经费补助15万～250万元，最高可达1 000万元；鼓励员工攻读在职研究生，对取得专业对口在职硕士与博士学位者分别给予10万和40万的奖励。2020—2023年共有3人取得在职医学硕士学位，另有10人正在攻读在职医学硕士；对全职聘任在临床的正高人才给予12万元工资外津贴。

3. 多层次落实选人用才，为人才队伍增资　制定《中层干部选拔任用制度》，实行竞聘、选聘制，明确免职、辞职、降职规定，建立中层干部能上能下的竞争机制；实行中层干部绩效考核及绩效奖励制度，设定不同岗位、不同级别管理绩效奖，制定和完善考评细则，定期考评、督查，按管理绩效进行奖励；推行中层干部外派进修和管理培训，提升管理理念和水平，加强人岗匹配度；实行集团分院挂职业务副院长竞聘工作，通过公开选拔，任用县级医院专业人才，提升分院临床医疗服务能力，加强集团连续医疗服务能力,2018—2023 年共选拔 5 批次 15 名优秀青年骨干担任乡镇卫生院医疗业务副院长;针对所有职工实行季度年度考核。立足职工的岗位职责,注重工作实绩,全面评价德、能、勤、绩、廉的日常表现。考核结果与干部提拔任用、职称晋升晋级、评优评先、薪酬调整等工作相挂钩。对考核不合格者,予以转岗、降级、高职低聘或解聘处理;针对新进职工实行试用期满考核工作。对于试用期满的职工,实行科室民主测评和直接领导考核鉴定工作。对于考核不合格且证实不符合岗位要求者,经领导商议,可予以调岗或是解聘处理。对于合格者,可续聘所在岗位并续签合同,充分提高人岗匹配度。

（三）打造清廉品牌，助推廉政建设

德清县人民医院设立纪检监察室(内审科),以习近平新时代中国特色社会主义思想为指引,旗帜鲜明坚持党对一切工作的领导,紧紧围绕深化县域医共体建设工作目标,以加强卫生健康队伍建设为根本,以全面深化医药卫生体制改革为动力,着力推进以"仁德清远"品牌为引领的清廉医院建设。

1. 持续深化清廉医院建设,引导个人自律 箴言警句严明行医规范,纪检监察室(内审科)向全院医务人员征集清廉服务一句话,将临床医生的"清廉我代言"作为个人服务承诺,接受监督,以此建立清廉诊疗、清廉行医的良好氛围。每年开展新员工的入职廉政教育,征集个人清廉语录,因地制宜开展清廉文化阵地建设,将医务人员有代表性的廉洁誓词、廉心承诺通过宣传展板、宣传册的方式展示在院内醒目位置,为医院增添清廉色彩,增强清廉意识,营造清廉氛围。

2. 依托数字赋能医保自律,强化科学研判 德清县武康健康保健集团是全省首批医共体医保行业自律示范点建设试点单位之一,以此为契机成立医保大数据监管中心。德清县人民医院作为武康健康保健集团牵头单位,在全院开展"医保自律促清廉"工作。突出数字赋能、结合奖惩措

施、引导个人自律，建立医保精细化管理平台，主动梳理医保违法违规行为，并在信息管理系统中建立约束性和预警性规则，针对问题导向，关口前移，实现"事前提醒、事中管控、事后复盘"的全过程监控模式。

信息化建设协助临床医护人员规范医保基金的使用，推进了清廉医院建设。医院在诊疗活动中产生的违规金额及事项数量持续走低。据统计，2019—2021年抗生素使用率逐年下降。国家卫生健康委满意度调查报告结果显示，近年来，德清县人民医院门诊及住院患者满意度逐年上升，满意度均在90%以上，医务人员主动拒收红包意识增强，收到表扬信及锦旗数量逐年上升。2021年德清县人民医院清廉指数在浙江省清廉指数评价系统中获"三星"好评。医院注重清廉医院社会化，清廉医院建设工作多次被《反腐败导刊》、浙江省纪委省监委网站、《浙江日报》、学习强国湖州学习平台以及健康德清平台刊登或播放，真正展示了"党风清正、院风清朗、医风清新"的良好面貌。

2022年，湖州市医共（联）体医保行业自律示范点建设现场推进会在德清县人民医院召开，与会人员对建设医共体医保行业自律示范点过程中，德清县人民医院在组织基础、机制创新、履职保障、试点经验等方面取得的成效给予充分肯定。同年，医院参加浙江省医共体医保行业自律现场推进会，就医保行业自律示范点工作做了经验介绍。德清县人民医院按照"高质量，有创新，可推广"的要求把这项省级试点工作做出了"德清特色"、形成了"德清经验"。德清县人民医院被中共湖州市委授予清廉建设基层成绩突出单位。

3. 强化监督问责机制，护航"清苗"成长　德清县人民医院严格落实"一岗双责"，坚持党委统一领导，纪委重点监督，形成党委与纪检监察工作整体合力。制定德清县人民医院主体责任分工，层层签订年度《党风廉政建设和行风建设责任书》，督促领导班子成员履行好主体责任。健全制度约束，完善医院管理体系及各项管理制度建设，严格执行《资金支付审批相关规定》《合同会签相关规定》《清廉医院工作制度汇编》等管理制度。

落实"三重一大"监督管理制度以及主要负责人"五不直接分管"制度。全面实施院务公开及"阳光工程",让权力在阳光下运行。同时拓宽群众监督投诉渠道,设立投诉意见箱、投诉意见本、投诉咨询电话和清廉热线二维码。建立健全医疗行风建设长效工作机制,严格落实权力运行的制约和监督体系,从源头上防治腐败。落实"1+2+X"监督体系,纪检监察室(内审科)人员积极参与院内外各类招标询标、人事招聘等监督,严肃查处违规违纪和有悖医德医风的执业行为,严格落实信访举报线索处置和执纪监督等工作;定期开展"三合理一规范"检查,落实处方点评和病例检查,使清廉医院建设与医院工作业务深度融合。不断完善医德考评实施方案;全面推出"小微权力"风险清单,各党支部纪检委员担任科室清廉监督员,加强对科室监察对象的监管,降低或解除"小微权力"风险;每年新入职员工签订《医疗机构工作人员廉洁从业九项准则承诺书》并以清廉展板的方式在科室走廊展示,接受病患监督,保持医院清廉本色。

(四)塑形象聚合力,发挥宣传硬核力量

新闻宣传处在意识形态领域的前沿,德清县人民医院始终把党对宣传工作的全面领导作为根本保证,成立以党委书记为组长的文化宣传专业委员会。医共体改革后,第一时间设立集团宣传科,党委主要领导分管宣传工作。

1. 切实重视宣传,夯实人才队伍 成立宣传科,通过内部选拔和外招先后引入 3 名复合型宣传人才,集采、写、拍、录、剪辑、策划、推广等于一体,为独立完成文字、音频、视频等新媒体宣传作品提供人才保障。同时配置全套品牌摄录器材。人人参与,全院范围组建优秀通讯员队伍,扎实助推宣传工作。

2. 积极融合创新,构建新型融媒体矩阵 坚持导向为魂、内容为王、创新为要,不断改变传统的新闻宣传模式,创新宣传方法手段,形成线上线下多渠道,文字、视频、音频、海报、活动等多形式齐头并进的现代宣传

局面。积极打造形态多样、符合医院特色和需求的新型融媒体矩阵，拥有众多宣传平台。其中微信服务号有 20 余万人关注，影响力、传播力在县级医院名列前茅。无论是"策、采、编、发"的生产流程，还是"报、刊、网、微、屏"的分发过程，根据宣传要求、时效性、可读性、服务性、读者群等不同，合理统筹，优化整合，科学推广，努力实现宣传效果最大化。

3. 恪守宣传使命，积极助推医院文化铸魂 认真把握当代宣传特点，质与量齐抓并进。每年在院、局、县市级平台发表各类新闻宣传作品近千件，省级、国家级媒体报道年均近百件，为夯实广大干部员工团结奋斗的共同思想基础，维护医患稳定、促进医院高质量发展等，起到积极推动作用。

凝心聚力，展现宣传"硬核"力量。在抗击新型冠状病毒感染疫情、创建三级乙等综合医院等特殊时期，一系列与一线同在的新闻宣传，鼓士气、聚人心、释疑惑、展希望，为全院职工提供强大的舆论支持和精神动力，并涌现大批优秀原创作品，《阳光总在风雨后》等原创音乐视频被众多媒体录用刊发，影响广泛。

文化铸魂，助推医院未来发展。与媒体保持良好关系，不断从更高层面上挖掘、提炼和审视医院亮点优点，思想领航，文化铸魂。医院的多方面工作被中央电视台、《人民日报》客户端、《健康报》等众多主流、行业媒体报道，积极助推医院未来发展。

三、加强医联体协作，共谋医院发展

推进医联体建设是深化医药卫生体制改革的一项重要举措。2013 年 6 月，浙江省政府正式出台文件，在全省实施推进"双下沉、两提升"工作。2015 年 1 月，德清县人民医院主动对接邵逸夫医院，双方建立指导医院合作关系。邵逸夫医院在医疗、护理、科研、管理、人才培养、远程医疗等方面对德清县人民医院进行指导合作。

2017 年 4 月，浙江省卫生计生委下发《浙江省卫生计生委关于印发

"双下沉、两提升"工作指南（试行）的通知》，进一步指导和规范"双下沉、两提升"工作。2017年11月，德清县人民政府与邵逸夫医院签署《合作共建"健康中国示范县"协议》，德清县人民医院正式挂牌邵逸夫医院德清院区。双方在原有指导医院合作关系基础上，建立重点托管的紧密型合作关系。邵逸夫医院在学科建设、管理提升、人员培养、文化融合、信息共享等方面与德清县人民医院进行全方位合作。2023年2月，为进一步深化医药卫生体制改革，高质量发展建设医联体和医共体，贯彻落实《"健康中国2030"规划纲要》《健康浙江2030行动纲要》决策部署，邵逸夫医院和德清县人民政府经过协商，决定进一步深化合作。

邵逸夫医院和德清县人民医院建立合作关系以来，各项工作稳步推进，合作成效初步显现。

（一）加大医院管理力度

1. 实行全面托管 2017—2022年，邵逸夫医院先后选派3名管理专家担任德清县人民医院（常务）副院长，参与医院日常管理、重大事项决策和重点学科建设。2023年2月，邵逸夫医院派出管理和技术团队，全面负责德清县人民医院的运行管理，对德清县人民医院实行全面托管。德清县人民医院的主要领导由邵逸夫医院兼任和下派；2名具有丰富经验的管理人员担任业务副院长和行政副院长；3名管理人员担任医务、护理、科教、绩效等主要职能科室负责人。通过邵逸夫医院在医院管理上的帮扶，德清县人民医院的管理体系及运行机制更加高效、规范，为建立现代医院管理制度奠定了基础。

2. 全方位指导三级乙等医院创建 德清县人民医院在创建三级乙等医院工作中得到了邵逸夫医院的全力支持，邵逸夫医院派专家对创建工作进行了多角度、全方位的指导，查找创建中的不足，提出改进建议。2023年3月，德清县人民医院顺利通过浙江省等级医院评审，成为三级乙等综合医院。

3. 实施潜力医生项目　2018 年 4 月 13 日，德清县人民医院联合邵逸夫医院开展为期 6 年的潜力医生项目，邵逸夫医院的专科导师对德清县人民医院 48 名业务骨干进行一对一培养，开启全新"一带一、二对一骨干人才培养计划"，为德清县人民医院的人才储备提供了强有力支撑。医院科教科反复修订潜力医生制度，因地制宜改进流程，建立完善的进入、退出、年度评估制度，最终实现供血向造血功能的转变。目前，该项目执行已 5 年余，除为临床输送业务骨干外，已有 11 人陆续走上行政管理岗位。

（二）加强医院学科建设

1. 扩大重点学科帮扶　德清县人民医院依托邵逸夫医院学科特色优势，结合自身发展定位，不断扩大两院学科间的帮扶。2015 年 1 月，邵逸夫医院对德清县人民医院普外科、心内科、内分泌科、放射科四个重点学科进行帮扶。2017 年 11 月，帮扶学科增加到 14 个，14 个重点帮扶科室主任兼任德清县人民医院相应学科的特聘科室主任，指导援建科室的学科规划和发展。2018 年 1 月，在邵逸夫医院全科医学科的指导下，德清县人民医院开设全科门诊；同年 7 月，开设全科病房，为患者就医和培养基层全科人才进一步提供了便利。2021 年 1 月，邵逸夫医院在德清县人民医院成立三个专家工作站；医院成为微创外科联盟成员单位；医院加入重症胰腺炎诊治联盟。2023 年 7 月，在邵逸夫医院的指导下，邵逸夫医院国际医疗中心德清中心启用，双方在提升区域国际化医疗水平方面进行了新的尝试。目前，两院开展 21 个学科合作，其中重点学科 15 个，特聘邵逸夫医院学科主任 4 人，开设专家工作室 12 个，开展定期门诊、带教查房、手术指导等临床工作。

2. 三大中心建设有突破　医院成立胸痛中心、卒中中心、创伤中心，并对全县三家县级医院和 12 家卫生院签约合作，进行中心建设及流程培训，建立了德清县胸痛、卒中、创伤中心工作联络群，实时远程传输患者诊疗信息，进行病情讨论、会诊和转诊；在全县各乡镇开展胸痛及卒中宣传教育，显著缩短胸痛、卒中发作到就诊的时间，同时有力地促进了心内科、普外科、神经外科、急诊科、重症医学科的技术水平。2023 年 5 月，德清县武康健康保健集团成为湖州市首个全覆盖通过胸痛救治单元现场验收的医共体单位。

3. 成功创建国际医疗中心 德清县人民医院作为联合国全球地理信息知识与创新中心医疗保健定点医院，由健康管理中心组建涉外医疗保健工作组，承担来德外籍人士的医疗保健服务和联络任务。稳步推进国际医疗中心建设，并为亚运会定点医院的医疗救治奠定基础。中心由邵逸夫医院下派常驻管理人员 1 人，全面主持国际医疗中心运营管理工作，同时医院选派年轻医护人员前往邵逸夫医院进修学习，逐渐壮大自身队伍。国际医疗中心已于 2023 年 7 月 5 日正式启用。

（三）医疗服务能力提升明显

1. 重点学科能力有提升 2018 年在邵逸夫医院的帮扶下，德清县人民医院有 11 个临床专科达到三级乙等标准，其中 4 个临床专科达到三级甲等标准。呼吸内科高分通过国家呼吸与危重症医学科（pulmonary and critical caremedicine，PCCM）规范化建设评审，获得优秀单位称号；2018 年 8 月数字减影血管造影（digital subtraction angiography，DSA）投入使用后，开展冠状动脉造影及支架植入、心脏起搏器安装、肿瘤介入等先进医疗技术，手术例数逐年提升。心血管内科成功申报创建浙江省第六批县级医学龙头学科，急诊科成功申报创建湖州市医学重点学科。到 2022 年，共有 10 个临床专科达到三级甲等标准，3 个临床专科达到三级乙等标准。

2. 医院综合实力明显提升 2017 年，德清县人民医院总手术量达 6 613 台，手术人次占出院人次比为 18.20%，三、四级手术合计 810 台，占比为 12.25%；三、四级手术占比在全省排第 23 名，相对权重[（relative weight，RW）≥2]全省排第 24 名，病例组合指数[（case mix index，CMI）为 0.745 7]全省排第 48 名。在医联体工作的强势助力下，医院各项数据指标明显提升，2022 年总手术量达 10 283 台，手术人次占出院人次比为 29.75%，三、四级手术合计 2 877 台，占比为 27.98%；三、四级手术占比在全省排第 2 名，RW≥2 全省第 2 名，CMI 1.000 1。德清县人民医院二级公立医院绩效排名从 2019 年的浙江省排名第 7，2020 年的全省排名第 5，至 2021 年跃升到全省第 3，全国第 4。

四、创新医共体模式，打造医改样板

以德清县人民医院为牵头单位的德清县武康健康保健集团通过紧密型医共体建设，真正实现"一家人、一本账、一盘棋"。不断深化医防融合服务内涵，持续推进县域分级诊疗服务体系建设，通过资源共享、利益趋同、分工协作，使基层真正强起来，让百姓不得病、少生病，能就近看得上病、看得好病。

（一）完善体制机制建设，推进县乡同质化管理

1. 健全组织完善制度 推进现代医院管理制度改革，医共体各成员单位统一法人、组建集团领导班子，以医共体深度融合和三级乙等医院创建为契机，制定医共体权责清单，完善各级各类组织、制度和预案，明确职责，真正实现一体化管理，深入推进行政管理扁平化、业务管理垂直化、质量管理同质化。

2. 完善绩效考核体系 持续改进县级医院绩效考核方案和各分院绩效考核二次分配方案。建立县级医院以关键绩效指标（key performance indicator，KPI）、成本控制、DRG 为主，分院以公共卫生、医疗能力、综合管理为主的绩效考核指标。落实基层医疗卫生机构补偿机制改革，按照《基层医疗卫生机构补偿机制改革实施办法》《基本公共卫生服务项目绩效评价实施方案》，考核结果与基本医疗基本公卫补助资金挂钩。通过几年的实践，医务人员获得感明显增强，医疗服务水平不断提升。

3. 深化医保支付方式改革 实行"总额预算、结余留用、超支合理分担"下的门诊按人头、住院按 DRG 支付。建立以推动分级诊疗，提高医疗

服务水平和患者满意度为导向的医保考核机制。集团作为浙江省首批县域医保行业自律示范点,成立医保大数据监管中心,主动规范诊疗行为,推进 DRG 支付下的绩效体系改革。通过几年的改革实践,医共体内部控费提质的积极性充分调动,医保基金支出增长势头得到控制。医保基金2016 年、2017 年赤字,需财政补助,2018 年推进总额打包支付时赤字势头趋缓,财政不再补助,到 2020 年、2021 年分别结余留用 7 613 万元和 7 863余万元,2022 年结余留用 6 000 多万元,医疗费用控制成效明显受到浙江省卫生健康委表扬。

（二）发挥保障一体优势,提升基层百姓满意度

1. 全面加强中心建设 设立集团影像、心电、病理、检验和消毒供应中心,实现"五大中心"全覆盖,所有医疗器械统一消毒并配送到各成员单位。设立集团唯一采购账户,制定年度采购计划,统一县乡用药目录,规范采购流程,实行药械统一采购、统一配送、统一支付,进一步压缩药品耗材价格,优化医药费用结构,减轻群众医药负担,实现腾笼换鸟——"药价要下来、服务要上去"。

2. 夯实基层网底建设 2020 年,美丽村卫生室建设入选德清县政府十大民生实事项目,三年来,集团把筑牢基层医疗卫生网底作为推进县域医共体建设的重要内容和抓手,积极打造 51 家"人文美、服务美、环境美"的标准化、智慧化的美丽村卫生室,投入资金 2 000 多万元。百姓就医环境得到了明显改善,同时在数字赋能、健康大脑等信息化的加持下,真正实现了"小病慢病不出村、康复护理在社区"的就医格局。

3. 信息共享数字赋能 加大信息化建设投入,全面落实浙江省卫生健康委提出的医疗卫生领域"最多跑一次"。实现省县乡村四级在线实时会诊、医事服务一站式、智慧结算等便捷服务,推行"云影像""云胶片""云门诊"等服务。积极探索互联网医疗,开展互联网护理、药事、医疗咨询等业务,引入人工智能(AI)在影像、内镜方面的应用。开展移动家医、慢病

管理、智慧防疫等信息化项目。建设医院内部集成平台，上线智慧护理、智慧医保、院前急救等系统，推进 HRP、SPD 等管理系统建设。全面推进数字赋能，逐步实现全信息化精细管理，建立基层检查、上级诊断、结果互认等"共享医疗"模式，实现健康共享。

（三）强化多方协作联动，深化医防融合服务内涵

1. 发挥医共体优势，创新医防融合举措　选派 60 名县级专科医生常驻基层全一专联合门诊和慢病一体化门诊，高年资主管护师入驻村卫生室，提供医疗和健康管理服务，实现慢病筛查、评估、诊断、治疗、康复全流程闭环管理。在牵头医院设立连续医疗服务中心，建立县域内统一的住院床位池、专家号源池、设备池，提供省县镇三级医疗机构双向转诊、专家会诊、病床调配、检查预约等一站式服务。深化"两员一中心一团队"工作机制，推出药物与健康双处方，开设"健康指导门诊"，开展"营养健康村"建设，不断提升居民健康素养。改革以来，县域医疗服务能力显著提升，"基层首诊、双向转诊、急慢分治、上下联动"的分级诊疗格局基本形成，参保人员在家门口就能享受医共体内同等优质的服务，县域内基层医疗机构门急诊人次占比逐年增长，2022 年基层就诊率达到 72.24%，双向转诊人次不断提高，2022 年，牵头医院下转较 2017 年医共体改革前增长 219.43%，基层住院上转增长 127.02%。

2. 以创建工作为抓手，深化医防融合内涵　作为浙江省基层卫生健康综合试验区和两慢病数字化改革试点单位，武康健康保健集团主动转变理念，在德清县人民医院设立心脑血管、肿瘤等五大慢病防治指导中心，制作居民"健康指数"评估工具，通过可穿戴设备全面参与健康管理。紧密型医共体建设以来，通过资源共享、管理同质、服务延伸，3 家乡镇卫生院恢复或新开展了一、二级手术，实现等级卫生院全覆盖。4 家卫生院达到"优质服务基层行活动"推荐标准，3 家通过基本标准，其中 1 家成功创建社区医院。有效推进胸痛救治单元建设，成为全市首个胸痛救治单元

现场验收通过全覆盖的医共体单位。群众就医满意度持续保持在 90% 以上，群众获得感、幸福感不断提升。

3. 落实"三免三惠"健康行动，助推全民健康　组织开展城乡居民健康体检，落实 60 岁以上老年人流感疫苗免费接种，开展结直肠癌、肺功能筛查等民生实事项目，推行高血压、糖尿病、高血脂免费用药，实现"三高共管"。依托国家基层常见病多发病中医药适宜技术推广德清基地，推进全县基层中医药健康服务指导工作，完成 20 项中医药适宜技术的培训推广。优化 1＋N 家庭医生签约团队，组建包含县级专科医生、基层医务人员、公共卫生人员在内的 148 支签约团队，提升签约团队综合服务能力，为签约群众提供诊疗、慢病随访、健康体检、家庭病床等医疗与公共卫生服务。常住人口家庭医生签约率保持在 45% 以上，老年人等十类重点人群签约覆盖率保持在 90% 以上。

五、探索教共体模式，共筑基层健康网

随着县域医共体建设加快推进，德清县县乡药品目录统一、检查同质化、转诊信息化等程度不断提升，但由于乡村全科医生普遍存在缺乏系统性培育、规范诊疗和健康管理水平参差不齐等问题，导致基层群众信任度不高，制约分级诊疗就医秩序构建。2020 年 10 月起，德清县依托邵逸夫医院的全科医学资源（复旦大学医院管理研究所全科专科声誉排行为全国第二）和县域医共体，在德清县人民医院建立以省县乡为一体的"乡村全科医生教学共同体"，构建新型培养模式，在常见病诊疗、慢病管理、危急重症患者识别等方面有了较大提升，切实夯实分级诊疗基础。2022 年，德清县基层就诊率、重点人群家庭医生签约率达 72.42%、92.11%（浙江省平均分别为 67.51%、87.96%），比 2020 年分别增长 7%、6.5%。《医共体框架下全科医生级联培养教共体模式》被纳入中国现代医院管理典型案例，得到充分肯定，随后德清县设立全国乡村医生培训中心。

（一）强化"医联体＋医共体"协同，构建省、县、乡联动的培养模式

1. 分级建设基地 以邵逸夫医院全科医学基地为牵引，打造以德清县人民医院实训中心为主体，12个乡镇卫生院为支持的三级培训网络。实训中心配备国内外领先教学硬件设施，设置全科门诊、病房，并设有内外妇儿急救等基础操作模型及高端模拟人。同时，利用视联网、云数据等技术，在卫生院布局远程协同服务平台，村级全科医生在卫生院获得县级同质化培训，拓宽传统的医护人员继续教育方式，使得医护人员不用离开工作岗位就能接受高质量的培训。

2. 分层递进培养 根据从医经验、学历、专业技术职称等情况，在县医共体内分层设置高级全科医生14名、全科骨干医生28名、基层全科医生175名。同时，德清县人民医院每年将14名高级全科医生派送至邵逸夫医院全科医学基地一对一集中脱产培训3个月，通过"分层带教、循环提升"模式递进，形成1名高级全科师资带动2名骨干医生、骨干医生辐射若干名基层全科医生的三级教学体系。将优质教学资源向基层医疗机构逐层递进延伸，实现区域医疗中心和基层卫生机构的教学资源共享和优势互补。

3. 分类设置课程 设置全科医学临床、全科实践技能等15个类教学课程，实现教学同质化、标准化，摒除常规住院医生培养中与基层农村衔接不足的弊端，精准定位培训内容，实现以岗位胜任力为导向的多维度综合能力培养体系。截至2023年，全县参训乡村全科医生每年结业考试通过率100%，全科教学、全科素养、全科临床等考核成绩较培训前提高20分以上。全科助理医师以上资质178人、占比82%，较教共体实施前提高12个百分点。

（二）强化数字赋能，健全教、学、研一体的教学体系

1. 做实线下教学 邵逸夫医院全科医学科定期安排专家下沉，开展理论授课、门诊带教、教学查房等线下教学活动，进一步拓宽全科医生受

教育面。在基层实训点，通过高端教具开展穿刺、插管、缝合等实践指导，通过学员自主接诊、学员向老师汇报病史、指导完善病史询问和体格检查、病例分析集中讨论等"门诊接诊四步法"等教学活动，有效提升乡村全科医生诊疗能力。截至成稿时间，组织线下集中授课 90 期，参训 3 150 人次。

2. 做优线上学习 针对工学矛盾，建设全科医生线上教学平台，省级专家授课多终端线上链接到乡村全科医生，实现优质教学资源的下沉，学员可随时随地通过手机 APP 进行思维训练、临床模拟、考核测试。同时，融合建设技能考试中心，实时监测学员培训动态数据，进一步提升管理效能。截至 2023 年，线上参训 217 人、学习累计时长 79 120 小时、达 365 小时/人。

3. 做强竞赛科研 每年组织开展全科医学技能竞赛，评比表彰优秀乡村全科医学团队及先进个人。同时以案例分析、团队研讨、角色扮演等方式加强全科医学研究，不断提升全科医学教学质量。通过以赛促练，提高了学员的技能运用能力，并形成"反馈—改善—提升"的闭环机制。截至成稿时间，高级师资和骨干学员获得各类奖项及先进称号 65 人次，发表二级期刊以上论文 28 篇，完成省级科研立项 3 项。

（三）强化激励引导，完善管、育、用并举的保障机制

1. 强化组织保障 出台乡村全科医生教学共同体管理办法，成立全科医生教学共同体管理领导小组，全程做好教学管理、督导评估、问题反馈等质控工作。加强财政资金保障，逐步完善教师、学员管理。

2. 拓宽发展通道 建立内部人才柔性流动机制，实现合理轮岗、有序流动，拓宽全科人才职业前景和发展平台，选拔基层优秀乡村全科医生在德清县人民医院全科医学病房上班。对参加项目培训并表现优异的学员，在职称晋升、岗位选任等方面给予政策倾斜，作为家庭医生责任团队长聘任的优选条件和晋升中高级职称的必备条件。2021—2023 年，11 名乡村全科医生晋升高级职称。

3. 创新激励机制 在绩效考核、薪酬分配等方面制定奖惩措施，提高

全科医生培训主动性。将讲课及带教工作纳入绩效考核，根据讲课、带教的时间和质量计算工作当量，2022年，乡村高级全科师资、全科骨干医生工资收入较2020年增长10%。同时，及时推广优秀全科医生案例，提升乡村全科医生职业荣誉感。

近年来，德清县人民医院以党建引领医院发展，以文化树立医院形象，以创新提高医院核心竞争力，实现了党建工作与医院发展同频共振、互融共赢。站在新的发展起点上，德清县人民医院将坚持以习近平新时代中国特色社会主义思想为指导，以人民健康为中心，踔厉奋发，笃行不怠，在建设健康中国德清示范、高质量健康保健共同体中闯新路、出新绩，蹄疾步稳迈向高质量发展新征程。

第八章

赓续伟大红医精神，守护苏区人民健康

——江西省赣州市人民医院党建案例分享

　　八十五载栉风沐雨，八千里路医心不辍。江西省赣州市人民医院（以下简称赣人医）历经初创之艰难与抗战解放之砥砺，在党的光辉照耀下，经变革洗礼而日益壮大，坚定前行在守护健康的大道上，不断谱写救死扶伤新篇，彰显医者仁心的真谛。

一、跨越峥嵘岁月

　　革命战争时期，为了解决根据地日益增多的伤病员和医疗卫生条件落后的现实情况，在党的领导下，根据地逐渐开始了医疗卫生事业建设。

　　1931 年 11 月，红军军医学校在瑞金创办，确立了"培养政治坚定、技术优良的红色医生"的办学方针。中央苏区在医疗人才和医用物资十分匮乏、经济极端困难的条件下，于戎马倥偬之际，先后建立了 20 所左右规模不一的红军医院。

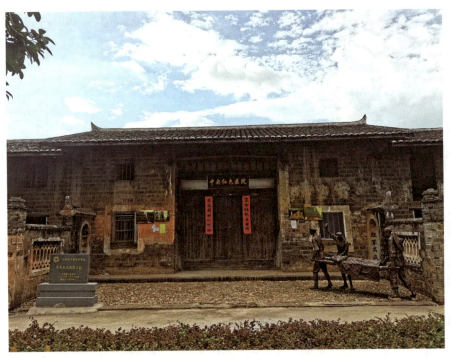

革命战争年代，中央苏区在瑞金建立的中央红军医院旧址

彼时，偏居于江西南部一隅的赣州，多次遭日军战机轰炸。战争让伤病倍增，而那时赣州医疗十分短缺，频繁的战火袭扰，让人们更加迫切希望政府支持开办医院。

1939 年 7 月，江西省第四行政区中心卫生院在赣县五龙岗诞生，虽受时局限制，但为艰难岁月里的人们点亮了一盏生命的希望之灯。这里，就是赣人医的发源之地。抗日战争胜利后，由五龙岗迁至城区米汁巷，更名为江西省立赣县医院，由此医院承担起了更多的医疗功能。

1949 年，赣州解放在即，国民政府各级机关闻讯纷纷撤离。医院大部分医疗设备、器械、药品、物资被带走，只留下一部分木床、药品、一架旧显微镜、一台 X 线机、十多担大米，以外科专家刘健生、妇产科专家万礼斌、检验化验师钟玉珍等为代表，始终坚守医院，继续为群众服务，为人民政府接管医院做了大量的工作。

1949 年 8 月 14 日，赣州城解放，次日，江西省立赣县医院被人民政府接管。从此，白色的征袍上烙上了"人民"的印记，医院几经易名，始终保持"人民医院"的名称。

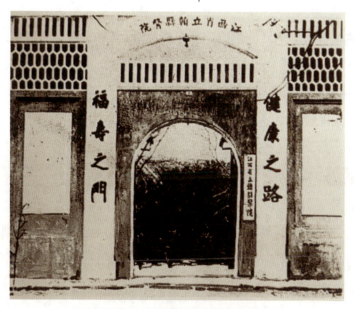

1945 年的江西省立赣县医院（医院前身）

中国共产党人领导的广大医务工作者在中央苏区艰苦卓绝的红色革命中，凝结形成了以"政治坚定、忠诚执着，生命至上、救死扶伤，艰苦奋斗、无私奉献，技术优良、敢于创新"为核心的红医精神。红医精神集中体现了中国共产党人坚定的马克思主义信仰、全心全意为人民服务的宗旨和自力更生艰苦奋斗的品质，蕴含着中国革命的红色基因。

医院始终在思想上行动上与党中央保持高度统一，以守护红土地人民的健康为神圣使命，秉承"政治坚定、技术优良、埋头苦干、救死扶伤"的红医精神，注重传承医院历史文化，致力于梳理发展脉络，深入挖掘精医为民故事，用实际行动传承和发扬优良传统，让红医精神在岁月中愈发熠熠生辉。

大浪淘沙，洗尽铅华。尽管医院三易其名、九易其址，但是，由鲜血和生命铸就的红医精神已然融入血脉，"厚德精术，济众博施"的医院院训也在一代代医院人心中传承不息。

二、越是艰难越向前

传承是对历史最好的致敬。当自然灾害、事故灾难、社会安全公共卫生事件来临，赣人医全体医务人员，以生命赴使命，以挚爱护苍生，在一次又一次参与应急救灾、应对公共卫生安全事件中，挺身而出，冲锋在前，铸就了守护人民健康的坚实屏障。

（一）抗击"非典"

2003年4月下旬，举国上下紧急动员，人民群众万众一心、众志成城，投身到抗击"非典"这场特殊战争中。全院400多名干部职工不惧困难、主动请缨，10多位医护人员，坚守赣州市"非典"专治医院两个多月，出色地完成了守护生命的任务。医院被赣州市委、市政府评为"全市防治非典先进单位"；2004年，医院被中国医院协会评为"全国百姓放心百佳示范医院"。

（二）抗震救灾

2008 年 5 月 12 日中午 14 时 28 分，汶川地震，里氏 8.0 级，严重破坏地区超过 10 万平方千米，出现极重灾区 10 个县（市），较重灾区 41 个县（市）。

残酷的天灾，迅速凝聚起中华儿女坚强的意志和无私的爱心。一种使命的召唤和责任的使然，激励广大医务工作者积极前往一线抗震救灾。医院派出赖卫国、欧阳远辉、钟雨、陈江林等四位同志，奔赴四川抗震救灾。

来到彭州市人民医院，跃入眼帘的是星罗棋布的帐篷，里面满是伤病员。赖卫国随即被编入巡回医疗组，进入山村送医送药，每天辗转一百多千米。其间，他一共诊治了包括灾民、解放军、志愿者、小学生在内的患者1 200 多人次，发放宣传单 500 多张。有一次，他在小鱼洞为一灾民看病时，忽然一块岩石从山上滚落在身边不到一米处，大家都惊叫起来："好险！"

在汶川，欧阳远辉向江西省赴川医疗队临时党支部郑重地递交给了入党申请书。当年抗击"非典"时，他是第一批进驻"非典"收治医院的医生；后来，他又参加了禽流感的防治工作，每一次面对自然灾害和疫情，他都主动请缨。在支委扩大会上，包括欧阳远辉在内的 8 位医生被批准成为入党积极分子。

钟雨和陈江林被分派到都江堰。医院不能用了，就在空旷区搭起了帐篷做临时门诊。有一次，钟雨和陈江林打出租车，司机怎么都不肯收钱。看见他们身穿白大褂，讲话外地口音，司机说："你们是来帮助我们的，四川人是感恩的。"

他们在灾区进行了为期 29 天的救援，短短的 29 天，在漫漫的人生路上只是白驹过隙、弹指挥间，但于他们而言，却是生命中最难忘的一次经历。

（三）防控新型冠状病毒感染疫情

2020 年，新型冠状病毒感染疫情突袭，医院党委迅速响应，号召全院干部职工共同战疫。在本市，由医院主要领导任组长的新型冠状病毒感染防控工作领导小组总揽全局、协调各方，构筑了初筛、病史、检查、留观、会诊等牢不可破的"五道防线"，在守住患者"零漏诊"和医护人员"零感染"底线的基础上，较早全面恢复了正常的诊疗秩序。

疫情防控平稳转段后，医院工作重心转向"保健康、防重症"，全力保障全市感染救治工作。同时，先后派出 20 批次合计 500 余人次支援各地医疗救治等工作，圆满完成了各项任务，锻造了一支"召之能战、战之能胜"的硬核战疫队伍。此外，医院发布《新型冠状病毒感染康复参考诊疗方案》，全方位总结了康复诊疗实战经验，为保障群众生命安全和身体健康贡献了"赣州方案"。

红医精神，薪火相传。在广袤的非洲大地上，我们的援外队员克服文化差异和语言障碍等重重困难，为祖国争得荣光；在连绵不绝的天山山脉上，援疆队员无惧水土不服、强紫外线照射的挑战，被当地干部群众尊称为"静静绽放在雪域高原上的雪莲花"；在南方雨雪冰冻灾害中，他们翻山越岭，把温暖送往缺医少药的千家万户。红医精神在这个过程中不断地被彰显，成为医院文化与发展实践相结合的宝贵精神财富。

三、医光闪耀旌旗红

赣人医党委坚持党建引领，激活文化之力，总结凝练了"严谨、务实、博爱、团结"的医院精神，积淀形成了"厚德精术，济众博施"的医院院训，"以患者为中心，以职工为核心"的管理理念深入人心，这些文化理念，承载着建设"技术一流、服务一流的高水平医院"的美好愿景。同时，赣人医党委依托党的阵地建设、党支部建设两条主线，矢志不渝彰显人民医院为人民的初心。

（一）有了阵地就有了思想的载体

党建阵地，不仅是党员们学习交流、思想碰撞的精神家园，更是传递党的声音、弘扬正能量的重要平台。在赣人医的党建工作中，阵地建设被赋予了极高的战略意义。赣人医党委深刻认识到，一个坚固的党建阵地，能够激发党员们的热情，增强党组织的凝聚力，推动医院各项工作不断向前发展。

为此，赣人医党委按照"十有"标准，对党员活动室进行了全面升级。如今的活动室，不仅设施齐全、环境清幽，更成为了党员们开展学习、交流思想的重要场所。同时，医院建成了含有党建院史馆、红色图书角、党建文化长廊"一馆一角一廊"的党建文化阵地。党建院史馆主要作为党员学习培训、教育示范、基层党组织党建工作的基地；红色图书角提供了丰富的党建读物，让党员们在阅读中汲取智慧，提升素养；党建文化长廊通过图文并茂的形式，展示了医院党建工作的成果和亮点，成为了传递正能量、弘扬主旋律的重要窗口。

为了打通服务群众的"最后一公里"，赣人医党委打造了集党建活动、学习教育、共建展示、阅读健身、休闲交流、健康宣传教育于一体的国家区域医疗中心高层次人才基地——"馨心湾"。这里不仅成为了同志们交流思想、碰撞智慧的重要平台，也是为周边群众提供了近距离健康服务的重要场所。在党建阵地的滋养下，医院党建工作焕发出勃勃生机。

（二）一个支部就是一座堡垒

党支部是医院一切工作和战斗力的坚实基石。赣人医党委围绕中心抓党建，按照"支部建在科室上"的思路，将党支部扩增至 54 个，党员科主任原则上兼任党支部书记，按照"一支部一特色"的思路，积极探索支部"党建+"新路径，深入推进"党建项目化管理""双选用双培养"机制，持续增强了党支部的战斗力、凝聚力、执行力。

1. 检验科党支部 检验科创立于建院伊始的 1939 年，工作人员平均年龄 33.68 岁，是一支朝气蓬勃，奋发有为的团队。检验科党支部搭建了"党建+业务"宣传平台，开通了党支部微信公众号、视频号，利用新媒体进行党建宣传。支部以书画展的形式学习贯彻党的二十大精神，开通"党群连心室"，密切党群关系，增强科室凝聚力。

检验科秉承"检以精准，验以求真"的科训，规范检验流程，2021年被江西省科技厅评为江西省医学检验临床医学研究中心。2022年，检验科正式收到了中国合格评定国家认可委员会颁发的医学实验室认可证书，成为赣南第一家、全省第三家通过认证的实验室。

检验科始终以服务为生命线，将提高门诊患者满意度作为院级优先监测指标，设立了检验服务专员岗位，提供"检验智慧机器人"，方便患者及时掌握检验信息，提高就诊效率和服务质量。通过一系列便民措施，为患者解决就诊中遇到的困难，提供有温度的服务。

检验科员工中，女性占比达67.8%，撑起了科室的半壁江山。她们长年扎根一线，默默奉献在医学前沿，牺牲了陪伴家人的时间，将更多的时间和精力倾注在了这份神圣的事业上，出色的工作得到了全国妇联、江西省妇联的认可，先后被授予全国巾帼文明岗、江西省巾帼文明岗等荣誉称号。

检验科党支部始终不忘服务社会，关爱留守及残障儿童，赣州天籁听力康复学校就是支部关爱残障儿童志愿服务的重要基地。九年里，支部党员定期前往学校，带着生活和学习用品，向孩子们表达了关心和慰问，并为孩子们普及健康卫生知识，培育他们康复的信心，为特殊儿童送去了一份特殊的爱。

2. 运动医学科党支部　运动医学科成立于2017年10月，是在江西省内最早独立设置，集骨关节运动损伤临床、教学、科研于一体的运动医学专科。

建科以来，运动医学科始终坚持党建引领，注重发挥人才带动作用，推动人才队伍和医疗事业全面、协调、可持续发展。科室探索实施"七剑下天山""名师高徒""医护强基"等计划，引进海归博士1名，培养在职博士4名，副高职称以上人员9人，硕士生导师2名。

近年来，运动医学科秉承为民服务理念，积极探索开展新技术新项目，在江西省内最早开展股骨头坏死保髋研究，膝关节骨关节炎的阶梯治疗，在赣南开展第一例胫骨高位截骨术、单髁置换保膝手术等先进技术。科室在髋关节、膝关节、肩关节人工关节置换等领域积累了大量成功经验，尤其是关节及邻近关节四肢骨折的治疗上精益求精，不但追求恢复病患的自理能力，更帮助患者恢复运动功能，力求微创精准、早期康复、功能至上。

篮球赛、健步走、运动会……运动医学科党支部医务人员的身影始终活跃在赛场一线。随着全民健身事业的蓬勃发展，运动医学的发展也日新月异。作为赣州市专业运动员医疗保障中心，科室设立中心医疗点，组建了赛事保障专家团队，为运动员量身定制专项体检和运动机能评估，同时构建了以运动医学专家为核心，参与预防、训练、伤病全过程的医疗保障体系，为广大运动员和体育爱好者提供全方位的服务，努力让运动医学的发展跟上体育大国的步伐。

四、矢志不忘红医本色

红医之"红"，源于对党的绝对忠诚，随时准备为党和人民牺牲一切。赣人医党委高举公益旗帜，始终坚持以人民健康为中心，以患者需求为导向，将党的建设与医院中心工作深度融合，在推进全面从严治党过程中，不断提升综合服务能力，切实履行党和人民赋予的光荣使命。

（一）公益之心坚定如初

赣州是最早借鉴三明医改"腾笼换鸟"思路推行公立医院改革的地市之一。2020年11月，赣州开展国家区域点数法总额预算和DIP国家试点。作为赣南医疗卫生事业的排头兵，深化以公益性为导向的公立医院改革是重中之重。医院成立以党委副书记、院长为组长的DIP改革领导小组，充实医保、病案、编码人员,多形式、多层次、多途径广泛开展培训,形成改革共识,传导改革压力,增强改革动力。

转型之路,行则亦坚。在 DIP 付费调控方面,医院不再是简单地遵循旧有模式,而是勇于创新,通过精准调控,使得每一分钱都花在刀刃上。同时,提升病案质量,优化病种结构,实现了 DIP 付费的持续结余。

在此基础上,医院创建了高质量医院评审工作模式,构建了 KPI 考核体系,启动了精益医疗管理体系建设,运营指标得到持续优化。基层病种在目录库增加 131 个的基础上,收治病例同比减少 511 例,医保超支同比下降 22.33%,平均住院日减少 0.4 天,既提高了床位周转率,更减轻了患者的经济负担。这不仅仅是一个数字上的胜利,更是我们坚持公益性、切实维护群众利益的生动体现。

赣人医在强化自身的同时,始终坚持公益性和社会性原则,积极促进优质医疗资源下沉,先后与赣州市 58 家医疗机构以医联体、医协体和医共体三种模式建立了协作关系,涵盖市(区、县)二级医院、乡镇卫生院、社会办医疗机构,并一直通过"三双向帮扶"、"门诊前移"、博士工作站、原籍专家团、巡回医疗服务队等举措推进医联体建设。

2023 年 5 月,赣州被列为全国 81 个紧密型城市医疗集团试点建设城市之一。赣人医毅然扛起重任,紧跟历史的大潮、改革的步伐,扎实推进紧密型城市医疗集团建设,创建了"一组四部八中心"管理架构,赣县院区和蓉江院区顺利揭牌,蓉江新区人民医院全面托管,加快建立紧密的协作机制,并向各镇卫生院(社区卫生服务中心)授予成员单位牌匾,实行党组织领导下的院长负责制,选派党组织书记、院长和副院长以及执行科主任,共同决策集团内重大事务,推动成员单位实现协同发展。

资源下沉,群众受益。在推动紧密型城市医疗集团建设的过程中,赣人医始终坚持以群众需求为导向,秉持共创共赢的理念,通过畅通双向转诊机制,将疑难复杂疾病和危急重患者及时转诊至总院,将适宜的轻型患者转诊至分院区,减少了患者和家属的奔波之苦。这一系列的举措,不仅展现了赣人医党委对改革的坚定决心,更彰显了"一切为了人民健康"的责任担当。

(二)服务之路永无止境

医院文化独树一帜,其优劣与否,患者的感受是最终的评判标准。在新发展理念引领下,赣人医党委通过改善就医体验、开展"立足岗位作贡献""假如我是患者"等实招,引导广大党员自觉做到"三亮"(亮身份、亮职责、亮承诺),主动做到"三创"(实践创新、岗位创效、服务创优),真正落实"我为群众办实事"。

"患者满意是我们永远的追求。"针对大家普遍关注的看病难、手术难、检查预约时间长等热点问题,赣人医主动创新作为,在江西省范围内推行"先诊疗后付费"的便民模式,并设立了预住院中心,同时紧跟时代步伐,推出了银行卡支付、手机 APP 预约、官方微信咨询、多功能一体化自助机以及刷脸就诊系统等创新服务,打造了集挂号、缴费、咨询、退费等功能于一体的门诊一站式"全能服务中心",借助"互联网 + 智慧医院",实现医保"刷脸"就医支付,建立互联网医院"云诊室"等,努力践行"最多跑一次"理念。

近年来,围绕多院区设置,赣人医不断提升各院区基础支撑功能和院区"颜值",打造人与自然和谐共生,园林景观、医疗建筑交相辉映的绿色医院。南院区建立了两园(医学名人雕塑园、更上公园)、两林(桂花林、永杏林)、屋顶花园、健康步道,患者行走在院区内,所到之处皆是绿意萌动、花香萦绕。

在医疗布局方面,赣人医在原有功能的基础上,按照"相关疾病区域化就诊"的原则,勇于突破传统内科、外科之分界,依人体系统、疾病部位、专科联系等要素,进行中心化布局,从而大大减少了患者的奔波之苦。自实施以来,挂号、检查、检验等候时间大幅缩短,实实在在的服务受到社会的广泛关注和好评。

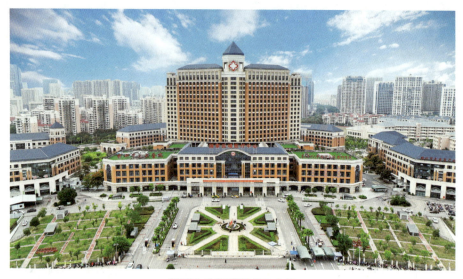

赣州市人民医院南区全貌

（三）纪律建设任重道远

在推动医院高质量发展的新征程中，机遇与挑战同在。医院面临的发展形势极其严峻、肩负的发展任务极其艰巨，就越要提升干部队伍的纪律规矩意识，确保统一意志、统一行动、步调一致向前进。赣人医党委严守第一准则，从抓"关键少数"破题，全面加强党员干部队伍的纪律建设，推动全面从严治党向纵深发展。

1. 严把干部入口　落实全面从严治党、从严治吏，首先要从严抓好干部队伍入口。赣人医党委把旗帜鲜明讲政治作为第一要求，充分运用纪检、巡察、审计、信访等工作成果，系统形成干部政治素质评价意见，同时放眼各条战线、各个专业、各学历层次、各年龄段，做大年轻干部的"基本盘"。尤其注重从医疗救治主战场、服务群众最前沿、急难险重第一线中识别考察、选拔任用干部，大胆选任在关键时刻或重大突发事件中经受住考验、表现突出、贡献突出的同志，确保选出来的干部党性强、作风硬、德才兼备。

2. 锤炼过硬本领　问题是推动前行的引擎，而解决问题与破解难题则是衡量干部智慧与能力的试金石。赣人医党委深知，首要之务是强化党员干部的理论武装。于是,借助业余党校、干部实训基地等阵地,赣人医党委定期举办党务干部培训班、中层干部管理能力提升培训班、青年干部培训班,结合廉政党课、警示教育、廉洁文化活动、履职承诺等工作,不断扩大教育的覆盖面,筑起坚不可摧的思想防线。

"本领恐慌"是最大的恐慌。为此,赣人医党委发出号召,要勇于挑战自我,走出"舒适圈"。赣人医党委畅通了各类干部成长的通道,有计划地选派优秀干部前往先进医院深造,到对口帮扶医院挂职锻炼,让医院职工在不同岗位上历练,接受各种任务的考验。这样做,不仅解决了干部能力素质不全面、实践经验不足、基层历练不够的问题,更让干部队伍驾驭全局、解决复杂问题的能力得到了持续提升。如今,赣人医党委正努力营造一个人人皆可成才、人人都能成才的良好氛围,让每一位同志都能在这里发光发热。

3. 严管即是厚爱 定位精准方能责任明晰,责任明晰方能担当作为。赣人医党委全面梳理各部门职能,认真厘清职责边界,推行定编定岗定责制。同时,赣人医党委出台了《科务会管理规定》,明确科务会议事规则,定期开展"党建查房""院领导行政查房"等专项工作,确保医院战略规划、改革举措、实施路径等系统全面及时地传达到临床一线,让每一位同志都能深刻领会、精准执行。

为了确保重大决策、重点工程、重大项目及重要工作的落实,赣人医党委推动"闭环监督"机制,坚决打通政策制度落地"最后一公里"。在此基础上,赣人医党委优化年度综合考评体系,首创专属雷达导图精准评价党支部书记、科室负责人年度履职情况,如同精心编织的考核之网,全面、客观地评价每一位干部的工作表现,充分发挥考核的正向激励作用。同时,对于那些只想揽权不想担责的干部,医院党委坚决处理、果断调整,绝不姑息迁就,真正做到了对干部负责、让群众满意。

4. 强化正风肃纪 动员千遍不如问责一次。赣人医纪委坚守"严"的基调,紧盯群众密切关注的不合理用药、不合理诊疗、不合理收费等问题,对上有政策下有对策、失职渎职、不作为和乱作为等焦点问题，开展了一系列雷霆万钧的专项工作。在监督执纪上，赣人医纪委精准运用"四种形态"，让"失责必问"成为日常工作的铁律。不仅如此，赣人医纪委还打造了一个集监察对象、医德医风、商业利益人和廉政风险于一体的信息化智慧监督平台，实现了廉政档案的动态管理、商业利益人的线上备案、权力运行过程的一键追溯。通过"数智"监督的方式，不仅提高了监督的效率和准确性，更让监督变得常态化和长效化。

五、造福老区人民

2021年8月，赣人医与南方医科大学南方医院（以下简称南方医院）签订了共建协议，同年9月16日，南方医院与赣人医共建国家区域医疗中心正式启航。2022年10月，赣人医第四批国家区域医疗中心建设项目正式获批，迎来了发展史上的新起点。

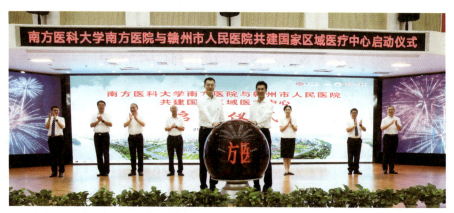

2021年9月16日，在赣州市人民医院南区举行共建国家区域医疗中心启动仪式

（一）医者无界，赣粤相牵

赣州地理位置特殊，与南昌、广州、福州、长沙距离相近，是赣粤闽湘四省交界区域的几何中心，是国家区域中心城市，"一带一路"重要节点城

市,也是江西省唯一的省域副中心,对接粤港澳大湾区的"桥头堡"。面积占全省 1/4,人口占 1/5,辐射周边省区的人口近 3 000 万,是名副其实的区域中心。南方医院的前身是新四军第三师后方医院,有着军医传统,作为输出医院,综合实力排名稳定在全国第 15~20 位,背靠南方医科大学的支撑,具有很强的医疗、科研、教学输出能力。赣人医与南方医院地缘相近、战略相合、基因相同、人文相亲,建设国家区域医疗中心是政策催生,也是发展必然;是人民期盼,也是历史使命。

回首过去,赣人医历任管理团队和全员的辛勤付出与砥砺创新,为"十四五"期间的发展奠定了坚实的基础。然而,在高质量发展的新阶段,如何突破超大型地市级医院的局限,成为新任管理团队面临的重要课题。建设国家区域医疗中心,不仅是提升医院自身实力的关键,更是服务更广大人民、推动区域健康事业发展的重大任务。

赣人医充分发挥党委领导核心作用,围绕输出医院"真心干"、依托医院"真配合",按照"重点突破、全面共建"的思路,选取赣南地区外转率最高的病种,重点打造神经、消化、血液和创伤急救四大诊疗中心。同时大力推进内部改革、破除壁垒,重点打造的专科实行主任 + 执行主任的"双主任"管理体制,深化运行模式、组织架构、人事薪酬、职称晋升、绩效考核等领域综合改革。

学科建设是医院发展之魂,医、教、研、管协同是医院高质量发展之本。赣人医始终面向区域内百姓需求,全面加强学科建设顶层设计和整体布局。依托南方医院学科优势,按照"分类定位、重点突破、整体提升"原则,加强基础学科与临床学科、辅助诊疗学科交叉融合,将重点建设的"六大专科"打造成为国家临床重点学科,大幅减少外转就医人数。同时着眼于建设以临床需求为导向的临床科研体系,建成科研大数据平台、生物样本库、动物实验中心以及组建临床研究团队,推动医院向临床研究型医院转型。

为了加速融合和技术上的同质化,采取大范围的双向交流,医院累计派出 215 名骨干赴南方医院工作学习。同时采取"粤招赣用"方式，以南方医院主体招人，安排在赣州工作。目前已经为赣人医招聘了 80 多名硕士毕业生，拟选聘 50 名博士到赣州工作。

在距离南院区 15 千米的赣州蓉江院区，是按照综合性三级甲等医院标准新建的院区。蓉江院区项目于 2022 年 5 月开工建设，总建筑面积 24 万平方米，项目分两期实施，总投资约 28.54 亿元，预计于 2025 年 12 月全面建成投入使用。在推进优质医疗资源扩容的同时，也将为此区域的百姓提供更为多元、疑难、高端的医疗服务，构建资源有序扩容的"一院三区"发展格局。

在这一场双向奔赴中，赣人医"医教研管"齐头并进，共建工作取得了实效和口碑的"双提升"，各项指标持续向好，综合服务能力稳居全省前列，CMI 值达 1.12，四大中心学科外转患者同比下降 48.52%，住院患者满意度 99.94%。在 2022 年度全国三级公立医院绩效考核中首次挺进 A+、迈入前 10% 行列。2023 年 4 月，国家三部委联合举办的国家区域医疗中心现场会在赣州召开，赣人医在会上作经验交流发言，向全国推广了"赣州模式"。

2023 年，赣人医学科建设迈上快车道。普外科进入国家临床重点专科中期评估，神经外科入选国家级神经外科建设中心单位，产科成为江西省危重孕产妇救治中心、取得产前诊断技术服务项目资质，完成了 46 个亚专科建设布局。启用了赣南首个复合手术室，累计开展疑难手术 7 000 例，引进新技术新业务 203 项，其中 145 项填补省、市技术空白。

梧高凤至花香蝶来。在人才培养方面，赣人医党委坚持"以职工为发展中心"，量身定制了多项重要引才政策，"一站式"解决人才住房、配偶安置、子女入学等问题，举办了四届"医学博士赣南行"活动，赣人医多人入选"西部之光"访问学者、江西省双千计划人才项目、"苏区之光"人才计划、江西省双高人才计划等人才项目。

建设国家区域医疗中心，既要激发"内生力"，又要拓展"朋友圈"。赣人医坚持"请进来"和"走出去"相结合，与各方共绘资源共享、优势互补、服务百姓、共同发展的同心圆。牵头成立了"四大中心"及"六大专科"联盟，成功举办了建设国家区域医疗中心院士论坛、全国国家区域医疗中心建设学术研讨会等高水平学术会议。同时，打造南方医院—赣州医院—县级医院—乡镇卫生院跨区域一体化医疗综合体，进一步推动优质医疗资源下沉。

回首共建工作，每一刻都凝聚着深沉的情感，每一个故事都承载着厚重的责任。赣人医正朝着建设示范性国家区域医疗中心的目标奋力进发，赣南人民拥有了更多的就医获得感、幸福感、安全感。

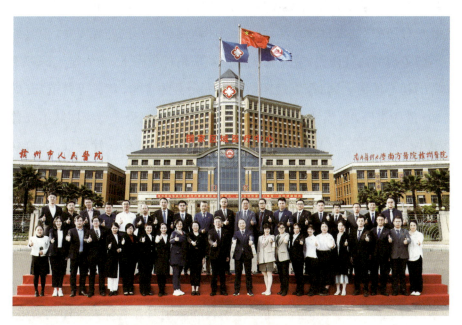

南方医院第二批派驻专家在医院南院前合影留念

（二）山海情深，同心筑梦

与南方医院合作，带来的不只是高水平的专家和技术，更多的是发展理念的融合以及医院文化的碰撞。新任管理者要求全员确立"为了谁"这一根本目标，即医院此后的发展，是遵循国家政策导向，一切为了老区人民的健康福祉。其次是"依靠谁"。医院更美好前景的实现，依靠的是全体员工，只有大家齐心协力，主动迎接新生事物、新理念和新技术，才能迎来更好的未来。

1. 牢记"为了老区人民"　为了促进思想上的融合，赣人医党委在中国革命的摇篮——井冈山，举办了"传承红色基因 弘扬井冈山精神"专题培训班。使南方医院派驻赣州医院的专家在培训中交心、谈心、教育、学习，抒发大家的战友情、同志情，使红色文化教育入脑入心。

红医精神，同样在赣人医乡村振兴点大余县落地生根。赣人医党委联合大余县委党校，组织南方医院派驻专家及原籍专家团党员干部，踏访南方红军游击战争纪念馆、陈毅同志故居等红色圣地，开展"传承红色基因，重温光辉历程"的深刻教育活动。专家团队回溯红军的峥嵘岁月，探寻那份不屈不挠的血性密码，在革命先烈的英勇精神熏陶下，愈发坚定医务工作者的初心使命。同时，专家团队深入大余县的青龙、黄龙等村镇，开展义诊、健康讲座，为当地百姓送医送药，传递健康关爱。专家团队不仅普及卫生健康知识，更结合个体的病情，提出精准有效的诊疗建议，为群众寻医问诊提供了实实在在的便利。这一切，都彰显了新时代医务工作者的责任与担当，也为乡村振兴注入了强大的医疗力量。

2. 始终依靠全体职工　团结就是生产力。宣传思想文化工作肩负着"举旗帜、聚民心、育新人、兴文化、展形象"的使命任务，赣人医党委牢牢把握舆论主导权，注重传承红色基因，服务国家战略和区域发展，多维度创新形式载体，展示医院品牌形象，引领和激励双方医院人员团结奋进，乘势而上推动医院转型发展。

为了适应新媒体时代变化，赣人医宣传团队通过自编、自导、拍摄短视频等形式，打造了一批群众"喜闻乐见"的宣传品牌，《走进国家区域医疗中心系列》《美酒＋咖啡，能否来一杯》《大宋女孩遇上当代中医》等短视频，以幽默打趣的风格，别具特色的形式深受群众喜爱和好评。

特别是在中国医师节自主策划拍摄的《"医二代"真情表白》，触动了大家的心弦，引发社会各界广泛关注和好评，被赣南发布等主流媒体转载。《重阳节来临，这里的老人笑开了花》《国庆假期我在岗》《"小汽车"开进手术室》等经典作品亦传递了医护人员的温情和坚守。

医院以"医患故事"为主线，采编、宣传医务工作者救死扶伤的感人事迹；策划了"医"瞬间海报专题，以"图文故事"的形式，生动还原了医护工作中的动人场景和感人瞬间，传递医者正能量，营造了医患和谐的良好氛围；专科巡礼、人才成长、医者故事、"暖"新闻等专栏加大了对医院各实力专科、各领域、各岗位先进典型、一线人物的深入报道。这些举措让医院职工充分感受到，每一束"微光"都可以被看见，每一份温暖都值得被传递，医院是大家共同奋斗的舞台和家园。

近年来，赣人医在《人民日报》《健康报》《健康中国观察》等国家级媒体发表稿件 27 篇。同时，医院与市融媒体中心协作开设系列专栏，全方面展示国家区域医疗中心建设的风采，其中《名医谈健康》栏目，在各县市区融媒体的同步推送下，平均直播点击量达到 10 万次，带动并吸引了周边地区及外来患者慕名求医。

在理念的深度融合与文化的交流碰撞中，双方人员深刻领悟到了医学的更深层次内涵。医学，不仅仅是一门严谨的科学，更是一门深邃的人学，一门需要用心去体会和感悟的艺术。医学的价值不仅在于治愈疾病，更在于传递关爱与温暖，让每一个生命都能感受到医学的力量与美好。

（三）接续奋斗，再绘新篇

共建国家区域医疗中心，是一次新的长征，责任重大、使命光荣。赣人医充分发挥党委领导作用，积极融入国家战略，牢固树立"全面共建、重点突破"的建设理念，坚持"打基础、调结构、强内涵"的总基调，着力在融合聚合、重点突破、精简高效、优化环境、转型升级、区域带动、改善民生、强化引领等方面取得新突破，打造八大发展"生态圈"，在国家推行的三级公立医院绩效考核中成绩逐步提升，达到"A＋"等次并进入前 100 名。五年内，建设成为特色突出的神经系统疾病、消化系统疾病、血液系统疾病诊疗中心和创伤急救中心，带动区域医疗水平整体提升，辐射赣南周边地区。

昔日五龙岗小院，现已成为三区并立、床位 3 600 余张的国家区域医疗中心。医院的变迁是时代发展的一个缩影，映照出党的卫生健康事业的蓬勃生机。站在新起点，赣人医党委高举习近平新时代中国特色社会主义思想伟大旗帜，心怀"国之大者"，践行"健康中国"战略，牢记"红土地上健康卫士"的使命，加快打造示范性国家区域医疗中心，为人民健康福祉贡献智慧和力量。

第九章

人民健康的守护者，高质量发展的排头兵

——广东省人民医院发展经验谈

栉风沐雨,薪火相传,广东省人民医院已经走过七十八个春秋。正如院歌中所唱:"我们微笑着向您走来,为您服务是我们殷切的期待;我们热情地向您伸出双手,救死扶伤是我们不改的情怀",省医人坚定不移跟党走,守护人民生命健康,凝聚起"大医厚德、精博至善"的院训精神。一部省医发展史,就是省医人"医路向党、医心为民"的砥砺奋斗史。

一、党建红心引领医者仁心,点燃医院发展红色引擎

(一)追忆峥嵘岁月,重温奋斗历程

1. 志在民生,基业初奠　医院的前身是广州中央医院,她是抗战胜利后国民政府建设的五家中央医院之一。1946年1月,著名的公共卫生专家、哈佛大学博士李廷安以"志在民生"的家国情怀受命筹办广州中央医院。他凭借自己的学术声望和人格魅力,诚邀国内外一流人才,为广东建设一所高水平的协和式医院。受邀者皆为医界翘楚——副院长是美国纽约州立大学医学博士、儿科教授钟世藩,美国西北大学医学博士、骨科教授游维义;内科主任是英国皇家内科学院院士胡启勋教授;第二任外科主

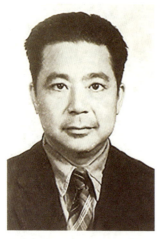

广州中央医院首任院长李廷安
（1898—1948年）

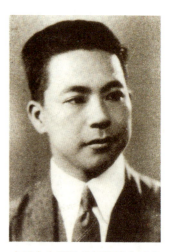

广州中央医院首任院长李廷安
（1898—1948年）青年时期照片

任是卢观全教授;岭南大学著名内科教授陈国桢、中山医学院内科教授吴道钧等也是中央医院的兼职教授……北京协和医院毕业的医学博士有近十人在医院任职或者带教。回忆起当时的情景,医院两位老主任李培雄、陈之白记忆犹新:病历几乎都是采用英语书写,在查房的时候,专家们都用英语提问,而年轻的住院医师们,能用英语回答的一定要用英语回答。住院医师和实习医师都是 24 小时住院负责制,管理非常严格。每年对医生都进行考核,合格的才发给聘书,不合格或不称职的就解聘。这些严格的制度为日后医院的发展打下了坚实的基础。

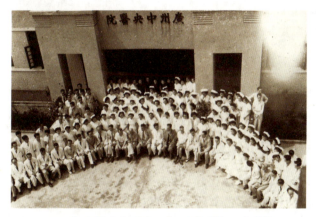

1946 年广州中央医院开业,次年举办开业典礼

此后,钟世藩正式接任其院长一职。广州解放前夕,国民党政府企图让钟世藩携医院钱款逃往台湾。据其长子钟南山院士回忆,某日卫生署高官突然抵穗,一晚三次来到钟世藩家,软硬兼施。面对压迫,钟世藩不顾自身及家人安危,坚如磐石,决然守护医院。1950 年 7 月,钟世藩将广州中央医院的全部物资整理成长达 410 页的《广州中央医院钟任移交清册》,悉数移交军管会。1951 年 11 月,广州中央医院更名为广东省人民医院。

2. 激情燃烧,自强不息 中华人民共和国的成立,开辟了中国人民当家作主的历史新纪元。怀揣挚诚的大爱医心,唱响"社会主义好"时代壮歌,省医人挺直白衣战士身姿,与工农兵学商并进在建设新中国伟大洪流中。遵从领袖嘱托,一切为了人民健康;承负神圣使命,为劳动者生命护

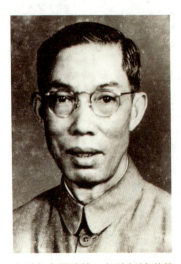

广州中央医院第二任院长钟世藩
（1901—1987 年）

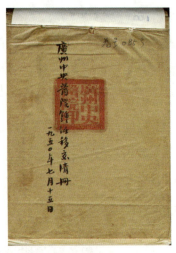

1950 年，第二任院长钟世藩移交的
《广州中央医院钟任移交清册》

航。扫除旧社会遗留痼疾，群防群治流行病痛，打造社会保健坚盾，勇闯高危医学雷区，搭建临床、科研、教学一体医疗架构。1949—1978 年，省医人高擎创院前辈点燃的火炬，紧随共和国前进的步伐，共筑傲立南天的人民医院。

1950 年 6 月，朝鲜战争爆发，同年 10 月，中国人民志愿军赴朝鲜作战，拉开抗美援朝序幕。次年 1 月，医院接到组建手术队赴朝援朝的通知，以"中南第二批志愿医疗手术大队（广州队第二队）"的名义组建抗美援朝手术医疗队，据统计，先后有 26 人赴朝参加战时医疗救护。队员们保家卫国的拳拳之心、舍我其谁的使命担当，成为医院宝贵的精神财富。

二十世纪五十年代初，国内除了北京、上海有心血管专业外，其余省份均为空白。经过学习苏联先进的医学经验，省医人的医疗技术水平快速提升，成功开展了心血管手术、脑瘤切除术、输卵管移植术、角膜移植术等一系列高难度手术。

1958 年，禤湘耀在查树兰院长支持下，发起成立胸腔疾病研究所（广东省心血管病研究所的前身），组织开展大规模心血管流行病学调查，获得我国南方人群心血管流行病学的珍贵科研成果。1974 年，禤湘耀、罗征祥等 5 人受卫生部委派赴阿根廷学习心血管技术一年，从此奠定了医院心血管病研究所腾飞的基石。回国后，他们还把几万美元储蓄作为党费全部上缴国家，这种无私奉献的精神一度在医疗界传为美谈。

省医人坚守医者初心，持续推动学科发展。1964 年，成功应用国产Ⅱ型人工心肺机进行低温低流量分量半体外循环心内直视手术，为中南地区首例；1972 年实施全国首例经皮冠状动脉造影术；1975 年成功完成国内首例主动脉瓣人工瓣膜置换术……

3. 改革创新，励精图治 波澜壮阔的医院改革创新历程，自 1978 年起航至 2012 年驶进新时代。风起南粤、潮涌珠江，省医人勇敢追逐史诗般的改革浪头，践行救死扶伤的神圣职责，以仁心仁术服务人民，在奋进中求发展，在变革中敢创新，致力在体制转换、管理升级、机制变革、技术创新、价值追求、观念更新上有一个全新的展示，谱写一个崭新的画卷。

"改革开放胆子要大一些，敢于试验，不能像小脚女人一样。看准了的，就大胆地试、大胆地闯。深圳的重要经验就是敢闯。"东方风来满眼春，邓小平南方谈话犹如一股强劲的东风，驱散了人们思想上的迷雾，从理论上深刻回答了长期困扰和束缚人们思想的许多重大认识问题，中国的改革开放由此扬起新的风帆，社会主义现代化建设事业进入新的发展阶段。也正是这个时间节点上，医院迎来历史上具有里程碑意义的十年总体改造。1993 年，在广东省委、省政府的关怀支持下，医院确定"总体规划、分步实施、20 年不落后"的发展思路，展开了一边抓建设，一边抓业务的"大会战"。经过十年总体改造，医院旧貌换新颜，巍峨的门诊住院楼、科教楼、保健楼等拔地而起，航空急救中心（2004 年）、无线移动病房（2006 年）、全国首个全高清一体化腹腔镜手术室（2010 年）都建起来了……与硬件一起提升的，是医技、科研、教学、保健、护理、康复等方面取得全面进步——医院下属的广东省心血管病研究所、广东省肺癌研究所等 6 个研究机构平台更广，15 个学科入选国家重点专科实力更棒，首个国家博士后科研流动站建成培养人才更多更优，首个国家酪氨酸激酶抑制剂国际多中心临床试验研究能力更强，从"七五"（1986—1990年）到"十二五"（2011—2015年）科技攻关项目不断突破。实施了国内第二例、广东省首例无关供者骨髓移植；广东省首例原位心脏移植手术、心肺联合移植手术；国内首例鼻内镜下经蝶窦斜坡入路微创切除颅底胆固醇肉芽肿手术；亚洲第二例、国内首例产时带脐胎儿心脏外科手术；国内首例宫内胎儿心脏介入手术；建立起风湿热/风湿性心脏病流行病学调查基地，谱写了一篇南国版的"送瘟神"，获得国家科技进步奖二等奖……其间，医院荣获香港市民最信赖的内地医疗机构、全国医院管理年活动先进单位等称誉，跻身全国强院、名院行列，为国内业界瞩目。

4. 全面发展，迈向未来 党的十八大以来，以习近平同志为核心的党中央，坚持把人民健康放在优先发展的战略地位，推进健康中国建设。"人民对美好生活的向往就是我们的奋斗目标"，省医人迈上新征程，更加突出以党建要求筑牢医护人员的理想信念，更加突出以医德医风弘扬救死扶伤的仁心仁术，更加突出以党建引领与医学精神的融合激活体制机制与人财物的管理创新，促进医学医术革新、生命价值提升、人格尊严升华、服务水平提高。

2018年6月，广东省启动高水平医院建设"登峰计划"，打造一批国内一流、世界知名的医院。作为"登峰计划"首批推出的医院，省医人又迎来了发展的历史性契机。医院通过实施"学科、平台、人才"三大发展战略，全面驶入高质量发展的快车道。在学科建设方面，以"强心、健肺、壮肾、敬老、安宁"为主线，带动相关学科群的发展。心血管病学科入选国家卫生健康委、广东省政府共建国家心血管区域医疗中心；肺癌学科达到国际领先水平，在世界舞台发出中国最强音；肾脏病学科发挥"领头雁"作用，时任院长余学清教授先后当选国际腹膜透析学会主席和国际肾脏病学会常务理事，领衔创建全球首个智慧腹膜透析中心；获批国家中医区域诊疗中心（老年病科）建设单位；医院同时具备心、肺、肝、肾四项器官移植执业资质，获颁"心脏移植医师培训基地"，连续4年心脏移植手术量全国排名第三……在优势学科的带动下，病理、检验、护理、妇产科、儿科、影像等平台性支撑性学科也蓬勃发展。共有 15 个国家临床重点专科、34 个广东省临床医学重点专科 / 学科。迈向"十四五"新征程，医院以科技创新为核心驱动力，"跨出"东川路，将国家心血管区域医疗中心、广东省国际心血管医学中心作为支撑，把心脑血管重症、代谢病作为重点，启动黄埔、白云新院区建设，形成以东川路为中心，白云、黄埔为翼的"一体两翼"发展格局。

（二）党建强基固本，文化培根铸魂

自 1946 年建院从 9 名党员发展到 2024 年的 2 300 余名党员，从 1952 年成立医院支部委员会，到 2024 年医院党委下设 11 个党总支、88 个党支部，医院每一步发展壮大都离不开党的领导。踏上第二个百年奋斗目标新征程，医院党委把贯彻落实总书记对广东、对卫生健康系统重要讲话、重要指示精神作为做到"两个维护"的直接检验，通过贯彻落实《关于推动公立医院高质量发展的意见》，完善党建"12345"工作体系，坚持和加强党的全面领导，牢固贯彻新发展理念，加快构建新发展格局，着力推动高质量发展。

1. 党建引领，强基固本 构建"12345"高质量党建工作体系，发挥好党委把方向、管大局、作决策、促改革、保落实的领导作用。围绕人民健康这"一个中心"，院党委发挥把方向作用，把握医院建设的政治方向、发展方向、改革方向；严格落实"第一议题"制度，坚持以习近平新时代中国特色社会主义思想武装头脑、指导实践、推动工作。围绕贯彻党对公立医院的全面领导和公立医院的公益性这"两条主线"，院党委发挥管大局作用，坚持党性与人民性、公益性相统一，处理好改革、发展、稳定的关系。围绕推进高质量党建、引领高质量发展、促进高品质服务"三高工程"，院党委发挥作决策作用，通过健全完善议事规则、加强党风廉政建设、建立长效监督机制等方式，做到科学决策、民主决策、依法决策。围绕培育有政治高度、有创新锐度、有人文厚度、有为民温度的"四有员工"，院党委发挥促改革作用，切实加强医院领导班子、干部队伍和人才队伍建设，充分发挥

基层党组织战斗堡垒和党员先锋模范作用。围绕聚焦政治领导力、思想引领力、组织执行力、文化凝聚力、廉洁自律力这"五力建设",院党委发挥保落实作用,坚持大抓基层的鲜明导向,推动党建与业务深度融合,凝聚起最广泛的高质量发展合力。

医院把"四强"党支部建设作为"固本强医"的重点工程,推动完善全覆盖、上下贯通、执行有力的组织体系,构建党委—党总支—党支部—党小组四级"纵到底、横到边"的党建工作网格。以标准化规范化管理、提升组织力为重点、以党建业务互融互促、以为民服务聚力发展,推进基层党组织建设。通过党建查房,创新党总支、党支部党建考评机制,支部自评、总支交叉评价、党委领导查房方式,对(总)支部各项工作进行全方位考核检查,做到评价上有依据、效果上有保障、沟通上有实效;并将考核结果与选拔任用、培养教育、管理监督、激励约束、问责追责等结合起来。设立日常党建考核清单和年度重点任务完成清单"两张清单",持续推进党建考核指标纳入学科建设评价指标体系,确保党建考核与业务评价同频共振、互融互促。成立科室民主管理小组,党(总)支部参与内设机构重大问题的决策,服务人才成长,促进学科发展,把好政治关、廉洁关、医德医风关,保证内设机构行政负责人充分行使职权。将广东省公立医院党建"四有"工程下沉到基层党支部、下沉到临床科室、下沉到每个党员的单位,开展先锋支部"一部一特"创建活动,打造医院"心连心"党建品牌,2022年度选树13个先锋党支部,示范引领全院支部创优争先,成为新时代公立医院高质量发展的实践者、推动者。

坚持党管干部、党管人才的原则,坚持人才是"医院发展的第一资源",实施"头雁工程""双培养"工程。建设一支高素质、专业化的复合型党务工作队伍,提高医院党建工作的针对性、吸引力和实效性,加大党务干部培训力度,促进党务和业务能力双提升。选优配强支部班子,按照高素质专业化要求,配强党务干部,注重把熟悉业务工作又热爱党务工作的优秀干部充实到党务干部队伍中。把党务工作岗位作为培养锻炼干部的重要平台，有计划地安排业务骨干、优秀年轻干部从事党务工作，根据学科工作性质，设立符合自身特色的党支部委员，充分发挥支部委员作用。创新人才工作机制，打造"医学拔尖领军人才高地"，建立立德树人全程贯穿式教育，致力于培养具备家国情怀的卓越医学人才，培养能够应对各类重大突发公共卫生事件和提供全生命周期健康服务的高质量医学人才。

2. 文化兴院，培根铸魂 医院在长期发展建设中，将党的政治引领与医院文化建设有机结合，形成了"患者需求导向"的服务文化、"改革创新"的管理文化以及"担当有为"的责任文化。医院创新性提出"固本强医"党建品牌战略，不断推进党建与业务互融互促，高质量推进"两力"建设——以高质量政治定力引领业务能力，以高质量业务能力践行政治定力。依托"一室一堂一坛"（即党建研究室、白求恩学堂、全国医院党建与人文论坛），把党建工作和人文医院建设进行有机融合，把"人民至上、生命至上"的党建要求和"救死扶伤、大爱无疆"的医德医风结合，以此践行"大医厚德、精博至善"的院训。加强先进典型选树宣传，"举旗帜、聚民心、育新人、兴文化、展形象"。组织宣传全国援外医疗工作先进个人、"国之名医"、中国杰出神经科医师学术成就奖、全国工人先锋号、国家级青年文明号、广东省五一劳动奖章、广东好医生、广东省志愿服务省级示范项目、广东省"巾帼文明岗"、广东省三八红旗集体、广东省三八红旗手、广东医师奖等一批优秀集体及个人等一大批优秀典型人物／集体。为致敬建党百年，医院以109名省医人故事为主线，组织编写《生命河流摆渡人》一书，传承弘扬医院的历史和文化。开展"流金岁月·口述省医"文化项目，通过为罗征祥、林曙光、杨来宾、李渝芬等20位见证医院历史的老专家制作口述史访谈视频，记录医院栉风沐雨的发展故事，传承一代代省医人的精神基因，讲好医院故事。以党建促文化，以文化聚人心，医院文化与党的建设相融合产生的强大感召力和凝聚力，激励着一代代省医人殚精竭虑搞建设、呕心沥血求发展。

党建引领培育了省医人的集体意志——以高度的使命感积极履行社

会责任，树立良好医德医风。多年来，医院开展了"百名共产党员救助百名特困病人"、"光明365"医疗扶贫公益活动、"爱心列车岭南行"、"名医进基层，健康南粤行"、"人文省医，志愿同行"等系列活动，彰显了"人民医院为人民"的服务宗旨。面对印尼海啸、汶川地震、"非典"疫情、新型冠状病毒感染疫情等重大公共卫生突发事件，医院党员、群众白衣执甲、共克时艰，让党旗高高飘扬在战斗的最前线。自2018年以来，医院每年编写发布《广东省人民医院社会责任白皮书》，以爱心传递友善，推动医患和谐、员工和谐，共建和谐医院。坚持党建带群建，以"温暖省医"为主题，每年开展"思想建党文化建院"示范点创建、"劳动技能竞赛年""职工文化年"等活动，积极建设以员工为中心的医院文化。医院每年收集职工意见，解决"职工最希望解决的十件大事"。通过发放职工生日贺卡、免费健康体检、实施"律师接待日"、启动职工团购工作、推进心灵驿站建设等形式，为职工"送关爱、送文化、送健康"，努力构建和谐、温馨、友爱的工作环境。

二、锚定医院高质量发展，书写人民健康新答卷

（一）创新医疗服务，双提升双促进

医院把医疗质量和安全作为医院管理的永恒主题，围绕制度建设、关键环节管理、重症救治等方面，不断提升医院医疗质量水平。

1. 服务为本，质量第一 从2018年起，医院将科室医疗质量与安全管理成效和科主任岗位绩效挂钩，强化管理力度；启用临床医技科室骨干担任医疗质控医生，将医疗质控医生担任时长和工作成效与职称晋升挂钩，完善质控考评体系，提升各项医疗质量控制指标。完善护理质量安全管理委员会的组织架构及管理职能，修订护理质量季度检查、夜查房相关质控标准，建立了三级质控体系，有效落实"季度检查＋夜查房"双轨质控方式，实施目标管理，不断提高护理质量；强化护理不良事件的管理，住院患者的非计划拔管率（0.041‰）、跌倒发生率（0.068‰）、院内压疮发生率

（0.007%），均低于全省同级别公立医院中位数水平。

降低手术感染率，统计并反馈主刀医生的感染率，对超出全院平均感染水平的医生要求及时整改；管理手术开台时间，确保Ⅰ类切口手术预防用抗菌药物时机合理率。开设急诊重症监护室，开展脑卒中中心建设，通过多学科专家协作，破解危重患者救治难题。推行多学科诊疗模式，共组建67个MDT团队，以患者为中心，以明确诊断、优化治疗方案为目标，为患者提供高质量的连续性的诊疗服务。医疗服务产出（总权重）、医疗技术难度CMI值连续5年全省第一。

2. 便民利民，人民至上　通过不断优化就诊流程、提升诊疗技术，推广日间诊疗、远程医疗等措施，努力减轻患者负担，提升就医获得感。

提高患者收治效率。为减少患者就医等待时间，自2021年5月起，以每周医疗"质与量"双提升为契机，推进医技科室解决检查瓶颈，通过优化医疗流程、提升医疗效率、周末加班等方式，改善医技瓶颈，患者检查预约等候时间明显缩短，如胃肠镜预约等候时间缩短2/3，CT、MRI、B超检查时间缩短一半。缩短手术时间，优化患者术前管理，积极推进广州医保手术患者预住院模式，患者择期术前平均住院日从2020年的3.07天压缩至2021年的2.82天。推广日间手术，2021年3月，5间日间手术间及独立的麻醉复苏室投入使用。不断优化诊疗、预约及手术流程，稳步推进手术的开展，日间手术室全麻手术量逐月增长，目前已达到197余例/月，整体手术量增加至1 000余例/月。

提升服务智慧度。2019年起，医院开启创建5G应用示范医院工作，目前已上线63个学科、1 100名医生、700多种常见病药品，从挂号到就诊、缴费、咨询、出院为患者提供一站式服务，让患者看病更便捷。将智能床垫、输液监测设备、智能呼叫、床边终端、智能药柜等设备与护士站大屏系统互联，实现护理、服务、管理的一体化，全面提升病房智慧服务水平。智慧送药机器人在病房与药房间穿梭，解决医院内90%以上的药品、大输液包、无菌包等物资配送问题，使院内物资配送更规范、省心、高效。

减少患者医疗费用。以临床路径管理为抓手，加强临床科室对单病种管理的认识，对代表性单病种开展平均住院日、平均费用的管控，进一步规范医师诊疗行为。加强监控药品的管理，建立信息化专项管控流程、处方点评等措施，有效降低监控药品使用金额。医院设立的 87 个监控药品目录品种使用金额从 2017 年的 3.063 亿元下降到 2021 年不到 0.6 亿元。制定临床用药路径促进合理用药，以质子泵抑制剂（proton pump inhibitors，PPI）使用为例，2020 年 7 月医院启用 PPI 临床用药路径，该路径有效规范医生处方 PPI，促进 PPI 的合理使用，降低住院患者质子泵抑制药注射剂静脉使用率。2019—2021 年住院患者质子泵抑制药注射剂静脉使用率下降超过 30%。

用好看病救命钱。扎实推进医保精细化管理工作，完善管理制度、强化数据管控、紧抓关键环节，对医保支出费用全流程规范、精准管控。制定《广东省人民医院医保基金使用管理办法》，结合实际工作中可能出现医保基金漏洞的关键环节，医保、财务、医务、护理、药学、设备、信息等部门各司其职，在日常工作中认真落实执行。设立医保公医患者住院身份核对制度，将《医保公医病人住院身份确认表》作为病案质量管理要素，通过手机 APP 与市医保部门实时连线，人脸识别核对患者身份，杜绝挂床住院等骗保行为。优化手机 APP 支付、医保扫描支付；全面运行广州医保、公费医疗患者一类二类基本医疗保险门诊特殊病种申请流程；落实长期处方、互联网医院等便民政策；推行省内、跨省异地就医联网，让患者少跑一趟。医保患者联网结算覆盖 31 个省（自治区、直辖市）。在与广东省医保局共同开展大量工作的基础上，推动家庭腹膜透析治疗纳入省医保支付范围，患者每月医保腹膜透析包干总费用提高到 7 932 元，含配送到家的低钙腹膜透析液、腹膜透析治疗指导的费用。

（二）推进科技创新，赋能高质量发展

习近平总书记曾这样比喻："科技创新，就像撬动地球的杠杆，总能创

造令人意想不到的奇迹。"十八大以来，特别是近五年来，医院将新质生产力赋能医院的高质量发展，以"新服务、新体验、新增长"作为医院持续推进高质量发展的新动能、新方向、新路径，系统深化公立医院的改革。围绕高水平医院建设与"登峰计划"，加强顶层设计，建立有组织科研管理体系，以学科、平台、项目三大战略为引领，组建大团队、构筑大平台、组织大项目、实现大目标，向实现高水平科技自立自强持续发力。

1. **战略引领，统筹布局** 以重大科技任务和重大工程建设为依托，强化项目、人才、平台、资金等创新要素一体化配置。确立医工深度融合为特色的生物医药创新研发方向，聚焦成果转移转化，推进"卡脖子""临门一脚"项目实施，促进科研成果转化。制定《加强专利申请管理的工作方案》《广东省人民医院促进成果转化管理办法（暂行）》，搭建成果转化专业管理团队，提供从合作开展、成果产出、商业转化、临床应用的闭环管理服务。探索建立医学与健康领域高端智库及医院学成果转化基地，通过与院士（专家）联合实验室等科技创新平台，构建以临床应用为导向的科技成果转化评价体系，实施成果应用目标管理。

围绕国家战略需求和行业发展需要，医院聚焦科研创新的核心要素，加快补齐短板弱项，不断夯实创新根基、筑牢创新支点、做强创新杠杆、打通创新链条、激发创新活力，集成构建"有组织科研"系统和路径，通过加强科研技能培训、开设科研门诊精准把脉、开展国自然基金训练营和点评会等。每年医院内部举办一系列品牌学术活动100余场，如广东省医学科学院/广东省人民医院院士论坛、杰出科学家论坛、跨界交叉融合创新论坛、广东省医学科技周暨粤港澳大湾区生物医学高峰论坛等，通过多层次多维度的学术交流活动持续营造院内科研创新氛围。

2. **筑巢引凤，激发活力** 深化人才体制机制改革，持续创新人才引进机制，通过"拔高顶部、壮实腰部、夯实底部"的人才战略，全方位打造人才队伍。根据"登峰计划"各项要求，制定了人才奖励计划，实施双青人才计划、后备人才培育等系列举措，激发人才活力与潜能。不断完善科研项目管理、经费管理及实验室管理制度。下发《关于修订我院组织申报国家自然科学基金项目工作方案的通知》《关于印发广东省人民医院纵向科研经费使用"包干制"管理办法的通知》等文件，推动医院科研工作科学化、制度化和规范化。同时，优化科技管理和科技服务流程，开发"广东省人民医院科技服务"微信公众号，实时推送学术交流、最新成果等科技信息；加快完成科研综合管理平台（以下简称科管系统）建设，并与医院人事系统、经费报销系统、科研数据备案系统（research data deposit，RDD）、伦理系统同步对接；简化报销操作流程，科研处与计财处通过系统对接，实现科研经费无纸化管理，不断营造有利于科技创新的良好环境。

截至 2024 年 4 月，医院引进高层次人才 118 人（其中全职 96 人、柔性 22 人），已初步形成以战略科学家为战略支点和雁阵格局的人才新高地。学术队伍中现有国家杰出青年科学基金获得者 5 人、国家优秀青年基金获得者 3 人、国家百千万人才工程专家 3 人、中国科学院专家 2 人、国家海外高层次优秀青年人才 2 人、教育部特聘教授 3 人、国务院政府特殊津贴专家 31 人、教育部跨世纪优秀人才 1 人、国家"万人计划"专家 3 人、"973"首席科学家 2 人、教育部特聘教授 3 人、国家卫生健康委突出贡献中青年专家 4 人、广东省珠江学者特聘教授 2 人、广东省杰出青年基金获得者 3 人。

3. 建强平台，未来可期　对标国际国内先进水平，持续推进科研平台建设，更好地支撑科研工作，科研创新能力显著增强。建有公共实验平台及各项目负责人实验室，实验场地达 1.7 万平方米，现有广东省级重点实验室 6 个、广东省临床医学研究中心 2 个、广东省工程技术研究中心 3 个、广州市重点实验室 2 个、省级质控中心 8 个、院士联合实验室 7 个、国家临床重点专科 15 个、广东省临床重点专科 33 个，拥有临床医学博士学位授权一级学科点，高水平科研平台和学科建设取得显著成效。余学清院长领衔并担任实验室主任的粤港慢性肾病免疫与遗传研究联合实验室成为广东省布局人工智能、新一代信息技术、新材料、先进制造、生物医药、环境科技等重点领域而启动建设的首批粤港澳联合实验室 10 家之一。

近几年国家自然科学基金立项数屡创新高：从 2020 年 50 项到 2023 年 112 项，从 2020 年第 35 名升至 2023 年第 13 名。科研项目总经费逐年增长，2019 年 1.4 亿元、2020 年 2.2 亿元、2021 年 2.77 亿元、2022 年 3.46 亿元。高质量 SCI 论文成果产出快速增长，2019 年 376 篇、2020 年 615 篇、2021 年 810 篇、2022 年 1 026 篇。近年国家杰青、国家优青、海外优青接连取得零的突破，在《新英格兰医学杂志》(*The New England Journal of Medicine*，NEJM)、《英国医学杂志》(*The British Medical Journal*，BMJ)、《科学》(*Science*)等国际顶尖期刊发表多篇高影响力论文。成果转化方面，获授权高质量专利成果近 200 项，入转化库项目近 60 项、开展进行成果转化路演 30 场，备案待转化项目 300 余项；已成功转让（化）专利 11 项，转化金额高达 2 024.2 万元。

三、践行社会公益，彰显医者大爱

2023 年 5 月 18 日，第二届"我最喜爱的岭南大医生"颁奖典礼在广州举行，获奖者都是由患者投票选出的医术高超精湛、医德高尚的口碑医生。医院老院长、终身主任、我国著名心胸血管外科专家罗征祥教授被授予"终身成就奖"。为"医"而生，为"医"终身！2021 年 11 月，九十五岁高龄的罗征祥老院长为了资助困难心血管病患者手术治疗、心血管病领域人才培养等工作，在医院支持下成立广东省慈善总会下属个人冠名的专项基金——广东省慈善总会罗征祥心血管基金。罗老院长深情地表示："发起这个慈善基金，是为了帮助有困难的患者，同时带个头，为社会为老百姓再做点事。当初选择从医，选择加入中国共产党，都是出于救国救民的初心，如今我用一生去践行了这个承诺，我很满足，我对我的人生感到无悔，亦无憾。"立天地心，赤诚为民！医院院训"大医厚德，精博至善"在罗征祥身上得到了淋漓尽致的彰显。

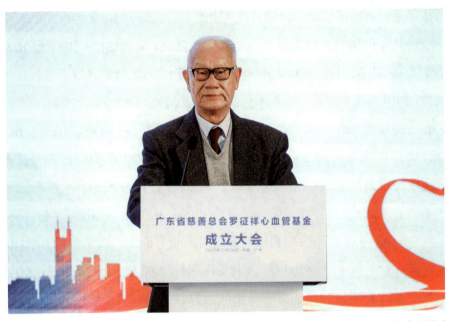

2021年，95岁高龄的罗征祥老院长在广东省慈善总会罗征祥心血管基金成立大会上发言

（一）慈心如水解困，志愿善行暖心

　　以罗征祥老院长这样的"大医生"为精神灯塔，一代代省医人以"大医厚德、精博至善"的院训为初心，坚持"病人的生命、健康、安全高于一切"的服务理念，时时刻刻精练技艺，全心全意救治病患，交出了一张张让患者满意的答卷。

　　1. 加强组织，铸造品牌　在广东省志愿服务总队的基础上，医院累计成立分队27支，逐渐构建成"一树二十七枝"的"医务志愿者服务队伍"树状体系，系统开展志愿服务活动，打造特色服务品牌，构建疫情防控常态化下志愿服务新模式。

　　一方面社工部联合各个党总支志愿服务队开展具有专科特色的病区志愿服务活动，包括：为住院患者送祝福的"微心愿"活动，给无法到学校上学的患儿开展"医路随学"线上讲课，给肿瘤患者组织"疗心音乐会"，为老年患者举办"医患共融、情暖金秋"敬老爱老系列活动等。2022—2023年，"微心愿"活动已服务上千名患儿，"医路随学"活动目前已累计服务超过两千小时并在持续开展。另一方面,以社工部为主力,成立血液肿瘤患儿病耻感干预小组,开展肾内科腹膜透析患者线上互助活动,启动肿瘤医院医务社工驻科服务,将更专业更全面的医务社工服务铺开、渗入各个专科与分院。专业的服务得到相关部门的认可,省医社工部受邀参加2022年全国医务社会工作发展交流会并在会上作为广东唯一医疗系统代表分享经验。

二是配合疫情防控要求,支持各类防疫抗疫志愿服务。为满足疫情常态化下患者就医需求,提高患者就医获得感,社工部组织抗疫导诊志愿服务活动,在门诊挂号处、收费处及影像检验部门等多个地点提供就医引导服务,组成上百人的服务队伍,提供导诊服务逾千小时。响应医院号召,将志愿服务带入方舱。传递人文关怀,为方舱内儿童开展线上云课堂,赠送入舱儿童礼物及防疫香囊,减轻患儿入舱恐惧感;设立图书角,提供益智休闲工具,开展心理辅导,充分体现对舱内职工与患者的关心关爱。联合宣传科开展健康科普宣传教育、中医健康操等线上志愿服务活动也带入了方舱。同时,组织舱内无症状感染者组成抗疫志愿团队,为其他老幼及需要帮助的患者提供力所能及的志愿服务,制作志愿者爱心证书,宣传正能量。

三是关爱员工,以人为本,开展职工及亲属关心关爱活动。不断挖掘不同服务对象的实际需求,社工部将志愿服务活动普及到医护人员和家属当中,举办"树洞君许愿活动""医二代体验活动"等,在中国医师节、国际护士节等特别节日里为员工送温暖,给家属送祝福。开展员工个体心理咨询,截至2023年10月,共开展个体心理咨询服务110次治疗,累计共开展589次。开展全封闭人际成长小组、巴林特小组,优化活动形式,解决过去活动模式单一等问题,截至2023年10月,共开展活动16次,服务137人次。

广东省人民医院共产主义志愿者服务队也因为突出表现获得广东省最佳志愿服务组织;老年重症医学科获得第八批广东省学雷锋活动示范点。

2. 慈善公益，向上向善 一是加强广东省人民医院医疗慈善基金管理，建立贫困患者救助线上申请与审核的标准作业流程（standard operating procedure，SOP），设置线上快审的操作方式，优化流程以方便患者申请救助。推进儿童血液病、早产、脊柱侧弯3大病种救助工作，截至2023年10月，累计链接社会救助资金约420万元。开展人工耳蜗公益项目，共为19位患儿链接人工耳蜗19套、价值319.2万元。

二是链接公益慈善资源支持心研所开展义诊帮扶工作。2023年，联络公益基金会筹集资金6.85万元，支持志愿服务队到陆河县、佛冈县多地开展先心病义诊筛查活动，共筛查患者767人，共筛查先天性心脏病有先心病患儿54人，需治疗追踪14人。

三是延伸器官移植工作，协助做好"生命接力"。驻点医务社工协助器官获取组织（organ procurement organizations，OPO）办公室开展各项工作，此外面向家属开展哀伤辅导协助申请人道主义救助、链接社会资源及政策性福利；面向医务人员及社会人员普及器官捐献工作，提高社会对器官捐献工作的接纳程度。

链接"17＋1"公益基金，帮助困难家庭缓解就医经济压力，支持义诊帮扶工作深入、广泛开展，同时延伸器官移植工作，协助做好"生命接力"，彰显公立医院担当。

（二）白衣执甲勇行，丹心为矛抗疫

2020年以来，医院累计派出了2.6万人次奔赴市内、省内、国内乃至国际抗疫战场。省医人始终坚守着提供医疗服务本职工作，维持治病救人、医疗服务为先的正常诊疗秩序。战疫期间，省医人不计荣辱、无论得失，不因小账延宕抗疫大局。累计支援N95口罩、防护服、面屏、帽子和手套等防疫物资452 116件，总金额为1 811 109.18元；医疗设备如荧光定量分析仪、核酸提取仪、超净工作台等241台，总金额为6 296 578.6元。病毒弱了，省医人则愈战愈强。

1. 疫情突袭,英雄"出征" 从疫情初现苗头,医院始终对疫情高度警惕并进行科学研判。医院成立了院领导挂帅的工作领导小组,仅用 48 小时就搭建成了两座发热、急诊板房;启用隔离病房专用机器人,用信息技术来科学抗疫。

在疫情中的武汉,缺床位、缺医护、缺设备,更缺乏对这一高致病传染性病原体的认识。省医人临危受命,18 名医护骨干在农历除夕夜主动请缨驰援武汉,英勇无畏地扑向了茫然未知的抗疫一线。第二批、第三批……一批又一批的省医人自发参与其中,与来自全国的 4 万名医务人员奔赴前线,创造了一个个生命奇迹,使当时的总体治愈率达到 94%。

在湖北全域告急的时刻,医院 6 名重症骨干专家又夜赴荆州,救治组组长蒋文新教授即便挤在货机中也要第一时间抵达目的地。疫情初期,当患者普遍出现应激性心理问题时,医院心理咨询科主任尹平教授领衔医院心理团队,在"红区"内用心疏导,重树患者战胜病毒的信心,为患者提供身心一体化诊疗,在另一个领域打赢了"新型冠状病毒心理防御战"。一批批省医人毫无畏惧地涌向了荆州,创造了多项纪录的同时,在当地留下了一支带不走的重症抢救团队。

力保南粤大地亿万居民生命安全,同样是省医人的抗疫主线。省级专家组组长覃铁和,短期内走遍了全省出现重症病例的地市;5 名医院骨干,对口驻点深圳市第三人民医院、中山市第二人民医院。为挽救 31 岁的重症产妇,医院专家与中山同行一道坚持战斗了一个多月,成功救下了这一年轻的生命。

在省内、国内疫情得到初步控制后,省医人又开始接受国家委派,在塞尔维亚、马来西亚留下了医院的抗疫足迹,为受援国平稳度过第一波疫情高峰贡献了医院力量、中国经验。

2. 疫情蔓延,倾力救治 2021 年,德尔塔变异株以更为强烈的传播力、致病力迅速波及 20 余个省份,其中就有广东省人民本部所在地——广东。病毒变异了,省医人遇强则强,坚持人民至上、生命至上的理念,凝聚出了这一年的抗疫图腾。

在核酸检测端,2021年医院共派出2 336人次支援抗疫,他们栉风沐雨战斗在佛山、广州等地的核酸检测场所。在暑热、潮湿的岭南,他们身穿厚重的防护服,一支小分队就能完成一个大型社区的核酸采集工作,一次次将"不可能"变成了"一定能"。

在临床救治端,医院专家团队在广州疫情防控期间的集中收治点内,投身感染者救治的第一线。确保此轮疫情中所有的本土患者全部康复出院。"患者0死亡,疫情无外溢"的广东打法中,凝聚了省医人的智慧和守望。

面对变异毒株越来越强的致病性和传播力,香港、三亚、广州方舱都留下了广东省人民医院的经验。支援香港时,针对老年病患多、基础病多的特点,医院创建了当地的抢救范例——"省医方案";支援三亚,多学科协同的抗疫模式成功遏制了疫情的进展。

2022年,医院派出大批医护力量支援社区疫苗接种、支援机场染疫人员负压转运、支援核酸采样、支援广州集中收治医院、支援气膜方舱……医院还派出了以党委书记率领的专业团队成建制接管方舱医院,短期内完成超过五千人的收治和解除隔离。直至我国实施全新防控策略,将新型冠状病毒感染纳入"乙类乙管","事了拂衣去,深藏身与名",省医人又如白衣侠士般,奔赴下一个呵护人民生命健康的战场。

（三）国内国际援助,传承大爱精神

作为广东省直龙头医院,铭刻"人民"基因的广东省人民医院始终坚持公益属性,坚守社会责任。面对印尼海啸、汶川地震、"非典"疫情、新型冠状病毒感染疫情等重大公共卫生突发事件,医院常常挺身而出、率先出征,在投身基层服务能力建设提升,援疆、援藏时总是不遗余力、尽选精锐。2022年,医院全力履行对口支援政治任务,建立"院包科""组团式"等机制,精准推进援非、援藏、援疆、援青、援赣,紧密帮扶17家医院。全年共派驻开展一年及以上帮扶工作的专家有 230 人，有力提升受援地区防病治病和健康管理能力，交出了一张张令政府和社会满意的答卷，彰显了"人民至上，生命至上"的责任担当。

1. 用"心"援非，架设"心"桥 2015 年 12 月，由时任广东省人民医院心内科副主任林纯莹组织，医院派出了由庄建、黄劲松等 10 名心脏病专家组成的医疗队远赴加纳，为当地医院示范和传授心脏手术，开创了中国在加纳的"爱心行"活动。医疗队 5 天做了 10 例手术，手术 100% 成功，创下"非洲纪录"。这些患者中，有些是当地医生评估"活不过两三个月"的棘手病例，但经过中国医生的努力，患者手术当天就可以出 ICU，两周内全部康复出院。手术一成功，当地马上就轰动了，医院立即表示要跟广东省人民医院合作建立心脏病中心，学习心血管病治疗技术……

广东省人民医院援非的历史，可以追溯到二十世纪七十年代，当时心血管内科、心血管儿科的医生在非洲进行医疗帮扶。2011 年，林纯莹任医疗队长远赴非洲加纳，在没有亲人、语言不通、生活习俗迥异、随时面临恶性传染疾病的环境中开展为期两年的医疗援助工作。回国后，2014 年，她作为中加西非心脏中心合作项目负责人和广东省人民医院的心脏病专家一起，再次到加纳开展"爱心行"活动，将心脏病的各项临床、科研工作开展得如火如荼……2022 年，广东省人民医院整建制派出 11 名医务人员赴加纳，医疗帮扶工作范围更广、影响更深。因为在援非领域的贡献，医院获得中国驻加纳大使馆 2022 年度优秀领事协助志愿单位称号，获国家卫生健康委 2022 年卫生援外工作表现突出集体荣誉称号。中国—加纳对口医院合作机制项目已获国家卫生健康委批复。

2. 真情帮扶，成果斐然 广东省人民医院援助赣人医，打造国家级区域医疗中心。2020 年 6 月，广东省人民医院赣州医院正式揭牌。截至 2022 年，医院先后派驻 10 批共计 104 名博士专家团队入驻赣州医院，覆盖 90% 临床科室，工作时间 1 年至 3 年不等。此外，广东省人民医院还派出柔性帮扶专家 300 余人次，几乎每个周末都有专家奔赴赣南。

2022 年 5 月，江西首批、赣南首家国家区域医疗中心成功创建。这是赣南老区对接粤港澳大湾区首个重大民生项目取得的标志性进展，也是广东省人民医院作为对口支援输出医院取得的重要成果，为高水平医院建设"顶天立地"中"强基层"绘出了生动注脚。

三年帮扶效果显著，赣州市立医院在全国三级公立医院绩效考核排位前进了 100 名，从 B 等级跻身到 B++ 等级。以赣州市立医院为龙头整合章贡区全区 13 个公立医疗机构，组建江西省首个城市医疗集团——赣州市立医院医疗集团，入选了"中国改革 2020 年度 50 典型案例"。开展疑难手术 2 000 余例，引进新技术、新项目 128 项，其中三分之一填补省、市技术空白，基本实现大病不出县。

医院医疗援藏，深情浇灌"格桑花"。作为组团式援藏牵头医院，医院助力林芝市人民医院"创三甲、强三甲"，"组团式"医疗援藏的"传帮带"让林芝已经实现 2 400 多种"中病"不出地市，常见病、易发病不出县区就能治疗。

医疗援疆坚持多年，愿做戈壁胡杨木丹心映南疆。2016 年中组部开展医疗人才"组团式"支援工作以来，新疆喀什地区第一人民医院心内科、心外科的帮扶专家全部来自广东省人民医院，医院医疗队在引入新技术新项目的同时，由"输血"向"造血"转变，通过系统性示范带教，新疆喀什地区第一人民医院能独立开展心脏外科手术的比例由 10% 提高到 80%，手术输血比例由 90% 下降到 10%，培养了本地主刀医师、心脏手术麻醉师、体外循环灌注师和手术室护士一整支"带不走"的医疗队。

援助青海，仁心造福群众，广东医生除病魔。连续 7 年响应中组部号召派出博士服务团支援祖国中西部地区。2022 年选派消化内科医生赴青海省西宁市第二人民医院进行帮扶，助力当地医院党建、医、教、研全面提升。

倾力援助河源市人民医院，2022 年，使其排名前进 135 名，跃升 B+ 等级，并开展 115 项新技术新项目。河源市人民医院获评河源市目标责任制考核管理年度优秀单位。在广东省卫生健康委 2022 年广东医改十大创新典型评选中，河源市人民医院以"强化公立医院运营管理　激发医疗服务'内生力'"为主题的医改案例获得广东医改创新典型提名奖。

3. 强科输出，助推发展　广东省精神卫生中心发挥技术优势，加强危机干预提高基层救助能力。该中心受广东省卫生健康委委托，对广东省 21 个地市级精神卫生机构的专业骨干人员进行突发事件心理危机干预培训；重点开展点对点帮扶越秀区 18 个社区卫生服务中心的严重精神障碍管理治疗和救治救助工作，派出专家与精神卫生防治医生共同上门访视患者，提供专科服务。还开展心理健康咨询和服务品质，开展心理危机干预工作。

广东省心血管病研究所健全广东省心血管病三级防治体系，下沉创新医疗技术。研究所执行国家重大公共卫生项目《心血管病高危人群早期筛查与综合干预项目》，累计完成高危人群早期筛查 121 902 例，任务完成率达 103.48%；高危人群调查干预完成 26 297 例，任务完成率 89.29%。开展广东省基层医疗卫生服务机构高血压糖尿病防治规范（示范）区建设和指导工作，覆盖 21 个地级市，61 个区县。

广东省肺癌研究所 2022 年继续投入建设广东省肺癌诊疗一体化联盟，在肺癌诊疗一体化建设中实现诊断、治疗、随访一站式管理，共同形成肺癌规范化诊疗指南和共识，前后签约医院 61 家。2022 年 2 月起，研究所开展的广东大会诊转型为中国胸部肿瘤大会诊，在全国各地展开，每个月邀请国内专家针对各地选送病例进行现场会诊及线上直播，每期的线上直播观看量达 3 万到 4 万人次，同时推广了肺癌多学科会诊模式至全国各地基层医院。

广东省眼病防治研究所也是医院下辖的机构之一，承担着对口帮扶基层医院，送医下乡防盲指导等工作，长期开展对口支援、定期坐诊、指导手术等形式多样的纵向合作，帮助基层医疗机构提升眼科诊疗水平和眼健康服务整体水平。送医下乡，为县级乃至乡镇级基层综合医疗机构提供防盲技术指导，尤其是白内障超声乳化手术的技术推广，成功举办了两期屈光白内障手术培训班。

4. 健康义诊，惠民行动　"如果没有医院义诊，儿子小健（化名）早已长眠地底。"来自茂名化州的麦女士说着，眼含泪光。2021年12月18日，医院党委组织义诊活动来到化州市平定镇。心儿科医生在基层义诊时发现了这对母子，当时两个月大的小健躺在母亲怀中，已浑身发紫、气若游丝。义诊队立即安排了检查，发现小健的肺动脉瓣严重闭锁，仅靠不到1毫米的血流勉强维系着生命。事态紧急，他们汇报院领导后，协调化州、茂名、广州三地，调动资源展开联动救援。小健先在当地接受了药物和静脉输液治疗，又被紧急送到400多千米外的广东省人民医院，在儿童心脏中心成功完成了内外科镶嵌手术。12月31日，2021年的最后一天，小健正式康复出院，以"新生"迎接2022年的到来。

平定镇是医院驻镇帮镇扶村定点，却不是送医下乡的唯一一站。近年来，医院认真落实广东省委"锚定一个目标，激活三大动力，奋力实现十大新突破"的"1310"具体部署，深入推进"百县千镇万村高质量发展工程"，用心用情抓好民生社会事业，在推动共同富裕上取得新突破，以党建引领促进地方优质医疗下沉、帮助提升镇域公共医疗服务能力，派出最好的医疗团队，到清远佛冈、阳江阳春等地，把健康筛查和义诊送到群众家门口。除了送医送药送慈善基金，医院通过结对帮扶的方式，为粤东、粤西、粤北的医院送技术、送人才，让更多边远地区可以享受到优质的医疗资源。

"新世纪新的征程，新世纪新的一代；不变的承诺，不变的理想。"放歌新时代，省医人瞄准国际医学前沿、国家战略目标，以满足人民健康需求为核心，以科技创新为驱动，聚焦科研创新转化，借助粤港澳大湾区汇聚的地缘和人才技术优势，在高水平医院建设的基础上，全面推进高质量医院建设，朝着更高目标——国家医学中心，勇敢攀登、坚定迈进。

第十章

坚守初心使命，赓续特区精神

——探寻广东省深圳市人民医院的
"人民情结"

据《深圳市人民医院院志》记载："1949年10月16日，中国人民解放军粤赣湘边纵队一支队三团伤兵站负责人曾瑞英、龙苑、邹文英、林中平等同志接收国民政府宝安县卫生院，更名为宝安县人民政府卫生院，曾瑞英同志任院长。"从此，党的红色基因被粤赣湘边纵队这支烙刻着我党优良革命传统的光荣军队铸入深圳医疗卫生事业的血脉里，并开启了特区龙头医疗机构——深圳市人民医院的历史新生。

一、边陲小镇医疗微光的凝聚与燎原

（一）筚路蓝缕（宝安县人民政府卫生院时期）

时间回溯到1949年10月。彼时刚被接收更名的宝安县人民政府卫生院位于南头中山公园内，由一座观音庙改建而成，面积仅有约250平方米，医疗条件极为简陋。由于县人民政府未设立卫生行政主管部门，当时的宝安县人民政府卫生院需要统管全县的医疗、卫生防疫、妇幼保健等业务和行政工作。

1953年12月，宝安县委、县政府机关驻地由南头镇迁至深圳镇，卫生院亦于同期迁至深圳镇广场北、县人民政府大院的东侧。院本部仅设病床15张，有工作人员18人，只有1间手术室和1台50毫安X线机。1954年，医院建造了约300平方米的门诊部，随后因城市建设用地需要而拆迁，并在和平路南侧建造了一个同等规模的门诊部。直至1955年，宝安县人民政府卫生院时期的工作人员最多至30余人，病床20张。在此期间，宝安县人民政府卫生院委派工作人员先后组建了石岩、蛇口、沙湾、沙头角卫生所及宝安县卫生防疫站。

（二）微光初聚（宝安县人民医院时期）

1956年4月，卫生院更名为宝安县人民医院，至1957年全院共有工作人员49名，病床74张，其中产科病床12张，显微镜2台，化验室首次能开展肝功能生化检查。医院与其他卫生院联合举办半农半医培训班，共培养赤脚医生 169 人，开展中西医结合，推广中草药应用，在艰苦的条件下凝聚着边陲小镇医疗卫生事业的微光。

1964 年 4 月，时任中共中央中南局第一书记、广东省委第一书记的陶铸同志在视察宝安县人民政府新址时，指出县人民政府新址离城镇 3 千米有余，时间长了会脱离群众，决定将县人民政府新址改为县人民医院，因此医院住院部遂迁移到现址。作为早年广东省宝安县乃至深圳经济特区建立初期唯一拥有住院部的医疗机构，大家习惯将深圳市人民医院称为"留医部"，留医部——这个人民群众健康所系、生命相托的名字，就成了深圳市人民医院的代名词沿用至今，也成为新老深圳人口口相传、不可磨灭的共同城市印记。

（三）携手共进（改革开放以来）

1979 年 5 月，宝安县人民医院更名为深圳市人民医院。当时，百万建设大军云集特区，医院在专业技术人员、医疗用房和设备等诸多方面都明显不能满足群众需求，这一现象引起了深圳市委、市政府的高度关注。1980 年 12 月底，时任市委书记张勋甫主持召开了解决居民看病难、住院难、扩大医院基础建设的专题会议。会议决定改建一门诊部，建筑面积为 6 600 平方米；新建医技楼和住院大楼，建筑面积分别为 9 957 平方米和 1 600 平方米。当时，由于深圳经济特区刚建立，资金困难，导致工程进度缓慢。1982 年 3 月，时任深圳市领导察医院工程进展情况后，当即拨款400 万元，加快了工程进度，三项建筑工程至 1983 年 7 月全部建成并交付使用。

1982 年，广东省人民医院派出由副院长带队、20 余名专业骨干组成的首批医疗队，帮助深圳市人民医院提高技术水平，此后每半年轮换一批，直至 1984 年完成任务离开。若干年后的 21 世纪，此种模式同样被已经发展壮大的深圳市人民医院复制到对兄弟省区医疗单位乃至海外的帮扶援助工作中。据不完全统计,多年来深圳市人民医院派出的援疆、援藏、援非及省内帮扶工作人员已超过数百人,医院持续加大对河源、喀什等8个地区医院的帮扶力度,在广西河池、环江及广东河源东源、和平开展组团式帮扶,尤其是积极指导和帮扶环江毛南自治县人民医院顺利通过二级甲等医院复审,为毛南族整族脱贫作出了重要贡献。多年来,深圳市人民医院践行"以人民为中心"的发展思想,深入实施自主创建的"对口帮扶五步法"帮扶策略,对受援医院的质量管理、学科建设、人才培养等持续开展滴灌式精准帮扶,全面巩固和拓展受援单位脱贫攻坚成果同乡村振兴有效衔接,真情帮扶大大提升了广东、广西、新疆三省(自治区)8个受援卫生健康机构的卫生健康服务能力。

如今,经过几代人的不懈努力,深圳市人民医院综合竞争力不断跃升,实现了重要的跨越发展。穿越时间维度看,七十多年的沧海桑田,深圳市人民医院顺应历史选择被永远镌刻于深圳医疗卫生事业发展史上。数次易址,几经变迁,从南头镇的卫生院起步,亲历深圳医疗事业从无到有的全过程;伴随经济特区成立实现华丽蜕变,1994年医院成为深圳经济特区首家三级甲等医院,2004年落子龙华,分院开业,医院在集团化、规模化发展的路上迈出坚实一步;2005年升格为暨南大学第二临床医学院,跨地区联合办学结出硕果;自2015年起,抢占以"名医(名科)、名院、名诊所"为重点的深圳医疗卫生"三名工程"建设先机,先后签约二十几个海内外顶级团队,全面提升医院学科建设水平;2018年成为南方科技大学第一附属医院,并作为广东省首批高水平医院建设单位;宝安院区建设方案通过市政府专题会议批准并于2023年8月动工建设,开启了向现代化、国际化、智能化高水平医院攀登的新征程。

深圳市人民医院的发展历程不仅浓缩映射了整个深圳医疗卫生事业发展的概貌,也是中国特色社会主义制度优越性在医疗卫生事业上的充分体现。深圳市人民医院七十多年来的沧桑巨变让全体医院员工深刻认识到:我们的事业来之不易,只有在中国共产党的领导下,把"一切为了人民健康"的宗旨意识融入干事创业的精神血脉，以艰苦磨砺勇气，以奋进凝聚力量，才能从一个胜利走向另一个胜利。

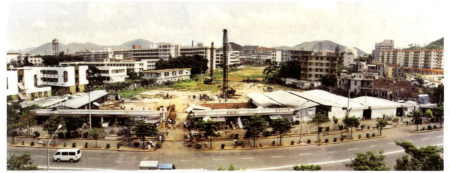

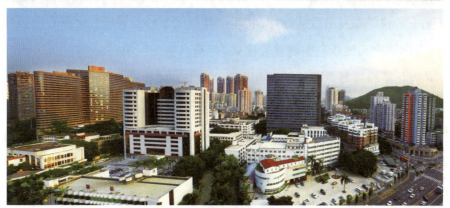

深圳市人民医院改革开放以来今昔对照

二、赓续特区精神，汲取不竭发展动能

在建设中国特色社会主义先行示范区和粤港澳大湾区核心引擎城市的新时代使命感召下，深圳市人民医院作为深圳土生土长的龙头医院，义不容辞担负起建设"健康湾区"、打造民生幸福标杆、实现"病有良医"的历史责任。

（一）"闯"与"试"开启学科建设新气象

学科建设是医院发展的一项根本性、基础性和战略性工作，是促进医院医、教、研工作全面提升、提高人才培养质量的重要保障。在广东省高水平医院建设和深圳医疗卫生"三名工程"的大背景下,深圳市人民医院抢抓有利契机,乘势而上。

强化整体医疗。推进体系整合和全面救治能力提升,对标国家、省级临床重点专科建设规划和遴选指标,统筹高水平医院、重点学科和"三名工程"建设,聚焦急危重症和疑难杂症等影响市民健康的重大疾病和主要问题,全面实施重点学科群建设计划,积极推动五大医疗中心建设。

强化多学科诊疗、学科整合融合。医院以满足重大疾病临床需求为导向,加强特色专科、平台专科、薄弱专科建设,积极开展先进医疗技术、高难度手术和疑难复杂疾病诊疗,将单一作战的学科发展模式逐渐过渡到综合、多学科交叉的学科集群发展模式,打造卓越医疗中心。

强化平台支撑。推动诊治服务集约化、一体化推进平台学科建设,聚焦点面结合,破解重症医学、肿瘤学、老年医学、康复医学等平台学科局限"某一专科"现象,推动平台学科向各临床专科延伸发展,探索建设急诊与重症医学中心、老年医学中心、健康医学中心(含全科、中医、营养、临床心理等)、康复医学中心。

强化学科评估和分层建设。完善学科评价体系,参照复旦大学医院管理研究所的中国医院及专科声誉排行榜、中国医院 STEM 以及深圳市学科评价等学科评价指标,邀请复旦医院管理所等专业机构并结合国家公立医院绩效考核指标,研究制定医院学科建设评价指标体系,努力实现对学科水平、临床水平、科研能力、教学能力和人才梯队等方面的全面、精准、客观评估。

强化学科建设统筹管理。成立学科建设办公室,下设高水平医院建设办公室、"三名工程"办公室,负责督促检查各临床学科建设、高水平医院建设相关学科建设、重点学科建设、三名工程团队管理,促使品牌学科更精、优势学科更强、新兴学科更优,进一步增强全院整体实力,迈入良性循环的发展轨道,努力将医院建成粤港澳大湾区和中国特色社会主义先行示范区的医疗中心。

通过近十年的"外引内拓"双向发力，深圳市人民医院学科建设终于开创出了一片新天地，学科发展呈现出新的勃勃生机。自启动"三名工程"以来，深圳市人民医院与广州呼吸健康研究院钟南山院士呼吸疾病团队等36家知名学科团队签订"三名工程"合作协议。通过医教研管四个方面全面带动医院学科发展，不断学习国内外知名医院的建设发展经验，在引进团队学科建设文化的熏陶下，医院于2021年实现国家临床重点专科建设项目"零的突破"，目前共有呼吸内科、普通外科、危重症医学科3个国家临床重点专科；共组建了4个专科联盟医联体（超声专科联盟、脑血管病专科联盟、ECMO及器官维护专科联盟、呼吸专科联盟），3个全方位协作医疗集团联合体（光明新区医疗集团、盐田区人民医院、宝兴医院）；牵头组建深圳市医防融合项目呼吸内科学项目组、深圳市医防融合老年病学项目组、深圳市重大疾病防治中心（老年痴呆症）。2023年9月，深圳市老年疾病临床研究中心与10余家医疗机构成功签署合作框架。

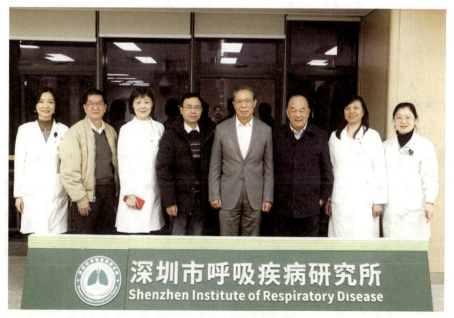

聘请钟南山院士担任深圳市呼吸疾病研究所荣誉所长

截止成稿时间，医院建成国家临床重点专科建设项目 2 个，广东省临床重点专科 8 个，深圳市临床重点专科 17 个及多个支撑平台。连续两年跻身中国医院排行榜前 100，2022 年度中国医院 STEM 排行榜进入百强。

（二）科技创新抢占高质量发展先机

为助力"健康中国"战略，赓续特区创新精神，医院党委明确了要把创新驱动作为医院发展的战略引擎，聚焦依托临床、服务临床，加大医学创新和转化应用力度，增强社会服务能力。

1. 打造高水平科技创新与成果转化平台　秉承特区敢闯敢试的"改革基因"，进入 21 世纪以来，医院加快实施创新驱动发展战略。医院建成国家级科研平台 76 个，省市级科研平台 41 个，医院于 2022 年首次进入中国医院 STEM 排行榜，位列全国第 99。从 2018 年起，医院先后荣选为首批广东省高水平医院、广东省公立医院改革与高质量发展示范医院，连续 3 年国家自然科学基金立项数位列全市第一，成功转化 16 项科技成果，其中核酸检测实验室主任黄维博士团队的"高毒力鲍曼不动杆菌快速检测试剂盒"专利许可费达 150 万元，单项成果转化金额创深圳市卫生系统历史新高。

2. 创建高水平转化医学创新中心　医院医学创新中心先后获批国家干细胞临床研究机构、广东省干细胞与细胞治疗工程技术研究中心、深圳市干细胞与临床转化重点实验室，并组建干细胞制备室、质量控制室。在新技术新项目方面，申请国家发明专利 20 项，其中授权国家发明专利 6 项，完成成果转化 3 项，完成了 5 个国家干细胞临床研究项目备案，成功举办多次国家级、省级干细胞临床研究研讨会，积极推进深圳市干细胞研究及临床转化，在国内、省、市具有一定影响力。

3. 创建高水平药械临床试验中心　医院生物样本库于 2020 年底完成 1、2 期建设，总面积约 408 平方米，目前正与国家高性能医疗器械创新中心合作开展第 3 期百万级全自动化样本库建设，建成后样本库总面积可达

708平方米。医院已有26个专业完成国家药物临床试验资质备案，35个专业科室完成医疗器械临床试验资质备案。医院2022年入选广东省临床研究质量控制中心主任单位，积极开展国家药物临床试验及研究者发起的研究。

4. 聚焦医研医工联动，打造科技创新高地 借助良好的区位优势，深圳市人民医院联合南方科技大学等国内一流高校和龙头企业，创新建立医工创新俱乐部以及医企联合实验室，开展"卡脖子"技术联合攻关。医院组织开展六期医工结合俱乐部活动，与相关高校、企业形成了院-校-企三方联动机制，促成临床科室与高校、企业研究配对近40项，逐步提升医院临床研究和转化能力。

5. 服务粤港澳大湾区，联通全球合作 牢牢抓住粤港澳大湾区和中国特色社会主义先行示范区双区建设机遇期，为充分利用政策优势和区位优势，既加强同粤港澳大湾区内高水平高等院校、科研机构、龙头企业的合作，又通过香港、澳门桥梁作用走向国际。2016年以来，医院柔性引进粤港澳大湾区高层次医学团队4个，柔性引进国际高层次医学团队6个，共获批立项国际合作项目8项，迅速提升医院在治病救人、科技创新、运营管理、人才培养等方面的国际化水平。

6. 创建国际一流的无创神经调控技术平台 医院于2016年柔性引进脑认知科学团队，医院神经内科引进全套斯坦福经颅磁刺激设备，与斯坦福大学现有国家级研究课题相连接，建立了国内最具影响力经颅磁刺激诊疗中心。

7. 创建深圳市人民医院-美国西北大学乳腺癌远程诊疗中心 引进美国西北大学教授及约翰霍普金斯大学教授乳腺外科团队，针对乳腺癌进行MDT讨论；每月第一个周五固定与医院乳腺癌多学科团队进行线上疑难乳腺癌病例远程会诊。

8. 引进国际领先三维基因组学技术 引进美国精准医学ChIA-PET和ChIA-Drop三维基因组结构分析技术，建立了3D基因组学实验室，首次利用 3D 基因组技术揭示了染色质三维空间结构变化对分化的影响,对了解干细胞分化机制和肿瘤发病机制等重要生物学问题具有着重要科学意义。

(三)埋首俯身志在现代化医院宏远目标

面对新形势新任务,深圳市人民医院党委坚持以习近平新时代中国特色社会主义思想为指导,以加强党的全面领导和党的建设为引领,以能力提升、人才引育、服务改善、文化建设为重点,持续推进医院疾病救治与诊疗服务水平国际化、医院治理体系与治理能力现代化。

1. 确立"124488"发展战略 聚焦公立医院高质量发展总体要求,以人民健康为中心(1 个中心),以患者满意、职工满意为标准(2 个满意),锚定医院在前沿技术与疑难危重症救治、医学科技创新与转化应用、现代医学人才培养与技能培训、现代医院治理体系与治理能力等 4 个方面先行示范的总体部署,持续推动发展理念、模式、方式、动力等 4 个方面调整转变,从而落实强化整体医疗,实现 8 个强化、8 个破解(破解传统医疗"对症治疗""阶段治疗"的弊病;强化学科融合,破解专科单设、内外科分设等现象;强化点面结合,破解重症医学、肿瘤学、老年医学、康复医学等平台学科局限"某一专科"现象;强化平台支撑,破解介入治疗、内镜治疗等分散设置情况;强化早诊早治,破解传统医院"以治病为中心"的被动应对局面;强化智慧服务,破解传统医院"只看不管"的医疗局面;强化科技赋能,破解当前非高校直属附属医院大兴基础研究、医疗大数据利用不足等局面;强化人才动能,破解依靠重金挖人、自我造血能力不足局面)。以推动疾病救治能力与医疗服务水平国际化、医院治理体系与治理能力现代化为重点,对标国际国内最优最好,着力打造品牌学科与特色专科,发展平台学科,推进学科融合整合,奋力建设人民满意、"深医"特色、国内一流的高水平医院。

2. 机制护航推进现代医院管理制度体系建设 通过党建引领完善医

院治理体制机制，医院管理逐渐向规范化、精细化、科学化转变，创建维护公益性、调动积极性、保障可持续的运行新机制，建立了"权责清晰、管理科学、治理完善、运行高效、监督有力"的现代医院管理制度。2019 年，医院入选广东省现代医院管理制度建设试点医院，2022 年入选广东省公立医院改革与高质量发展示范医院。

3. 依法治院全面融入医院治理各环节　全面落实《中华人民共和国基本医疗卫生与健康促进法》《深圳经济特区医疗条例》等法律法规。建立依法执业自查常态化、长效化管理机制。依据卫生健康相关法律法规规章研究制定依法执业自查管理制度，成立依法执业自查领导小组，负责本院依法执业自查工作的领导和组织协调以及依法执业自查工作的日常组织、管理工作。

4. 内控与综合监管强化医院精细化管理　着力构建与医院治理能力相适应的权责一致、制衡有效、运行顺畅、执行有力的内控运行机制，重点加强医疗质量安全、医疗费用以及大处方、欺诈骗保、药品回扣等行为的监管。成立大数据中心、运营管理部，坚持医院业务流、实物流、资金流、信息流四流合一理念，促进各环节互联互通。

在参与深圳经济特区发展建设 40 多年的创业历程中，深圳市人民医院广大干部职工深刻认识到：改革开放是推动事业大踏步发展的重要法宝，"敢闯敢试、敢为人先、埋头苦干"的特区精神是全体医院员工人解放思想、创新发展的永恒思想动力。

三、坚持"党建引领"，保证行稳致远

"厚德、和谐、博学、进取"的深圳市人民医院院训背后，是坚持"一切为了人民健康"的使命引领。深圳市人民医院党委充分发挥把方向、管大局、作决策、促改革、保落实的领导作用，加强政治引领、思想引领、组织引领和人才凝聚，促进党建业务融合，着力调动基层党组织的积极性、主

动性、创造性，积极扩大优质医疗卫生资源供给，加快构建国际一流的整合型优质医疗服务体系，努力实现以创新为底色的高质量发展。

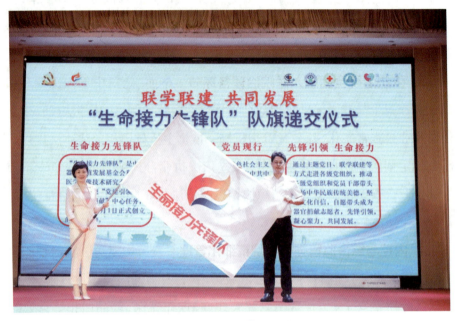

"生命接力先锋队"党建联盟

（一）不负如山重托

自 1957 年开始组建中共宝安县人民政府卫生院支部，到 1982 年 10 月改设为中共宝安县人民医院总支，再到 1983 年 10 月成立中共深圳市人民医院委员会，医院党组织不断发展壮大。截至目前，医院党委下设 20 个党总支，92 个党支部，党员 1 900 余名。全院广大干部职工在党组织领导下，牢记初心使命，不负如山重托，站在每一个急难险重的任务前列，始终把人民群众的生命健康放在首位。

1993 年 8 月 5 日，深圳清水河大爆炸发生时，爆炸声传出不足 10 分钟，全院 150 余名医护人员自发地从不同地方奔向急诊室接受急救任务。时任副院长王育才同志带领的医疗队第一时间赶到现场，在险情仍未消除的危急关头，救护人员不顾个人安危，深入现场抢救伤员。医院先后出动救护车 110 辆次，参加抢救的医护人员多达 1 600 余人次，救治各类伤员 200 余名，接收住院伤员 87 名。自 8 月 9 日开始，全市各医院收治的 42 名危重伤员全部转送到本院。医院临时成立了 8 个特护小组，对全部伤员进行了精心的治疗和护理，住院伤员无一例死亡，伤员的致残率降低到了最低限度。

2003 年，在抗击"非典"的斗争中，医院党委发动和带领全院广大党员干部按医院的统一部署坚守在抗击病魔的第一线，团结一致，众志成城，为抗击"非典"取得胜利发挥了重要作用。在抗"非典"的 100 个日夜中，全院主动请战 348 名同志（党团员占 91%），主动申请入党人数达 204 名。医院党组织和广大党员干部用自己的勇气爱心和奉献精神，用自己的实际行动展现了共产党员的政治本色和精神风貌，向党和人民交一份合格的答卷。在抗击"非典"的斗争中，涌现出一批先进个人，其中获省级一等功 2 人、二等功 3 人、三等功 5 人，市级一等功 4 人、二等功 4 人、三等功 15 人，市级嘉奖个人 292 人，市级优秀共产党员和优秀党务工作者 16 人，院党委荣获市级"先进党组织"称号。

在 2008 年"5•12"汶川地震发生后，按照上级党委、政府的统一部署，医院党委从统一思想、凝聚力量入手，注重发挥政治、组织优势，积极有效地组织了医疗救援队伍，带领广大干部职工既保证日常医疗工作的有序进行，又顺利开展灾区伤员的救治工作。医院赴一线参与救援的医务人员数量是深圳市医疗单位中最多的一家；参与救援的医务人员中有 3 人在灾区一线被吸收入党；经直接收治和从外院转入的危重伤员共计 24 名；党员缴纳"特殊党费"以及职工爱心捐款累计超过百万元；医院荣获原卫生部抗震救灾先进集体称号，骨科副主任医师陈蓟荣获原卫生部抗震救灾先进个人称号。

2020 年抗击新型冠状病毒感染疫情以来，医院党委提高政治站位，强化风险防范意识，慎终如始做好疫情防控，积极发挥党员的先锋模范作用，加强舆论宣传引导，强化意识形态阵地管理，圆满完成疫情防控阻击战的艰巨任务，促进医院快速全面复工复产，实现院内零交叉感染、医护人员零感染。抗击疫情过程中，医院涌现了一大批可歌可泣的先进人物和先进事迹，全院参与到援京、援港、援肇庆以及市内外核酸采集、疫情防控等工作的一线医务人员已达约2万人/天。全院医务人员坚守医院"主阵地"，共筑抗疫"全民防线"，圆满完成常态化防控和日常医疗救治任务，展现了敬佑生命、救死扶伤、甘于奉献、大爱无疆的崇高精神，书写了最美的战疫诗篇！

（二）学在深处、做在实处、走在前列

主题教育开展以来，深圳市人民医院党委通过"联学联建联宣""青年大学习"等活动的开展，有效引导带动全院职工群众深入开展学习贯彻习近平新时代中国特色社会主义思想主题教育，同时结合实际工作开展宣讲，把如何落实医院党建业务双融双促、引领医院高质量发展有效传递给全院干部职工。找到了更多指导工作实践、推进医院高质量发展的良策高招和创新举措，也以此为契机发掘医院各岗位部门的先进典型、感人事迹和工作亮点，达到凝心铸魂筑牢根本、实干担当促进发展、践行宗旨为民造福的目标。

"我从没想过，以前感觉只在电视剧才会出现的不幸，竟有一天会降临到我的头上。但幸运的是在现代医疗的进步和您的捐助下，虽'千金散尽'，但仍有'一线生机'。"这是来自一位白血病患者的心声。这位患者曾深陷绝望的泥潭，最后因一位骨髓造血干细胞捐献者而重获希望。这位捐献者就是来自深圳市人民医院皮肤科医师林丽娴。

2023年4月，林丽娴在历经了几天的皮下注射、抽血检测以及当日4.5小时的血液采集后，最终将233毫升造血干细胞悬液由专人快速运输至白血病患者所在医院。至此，她成为全国第15 139位、深圳第607位非亲缘造血干细胞捐献者。

医务工作者带头成为造血干细胞捐献者，是深圳市人民医院联学联建

的一次生动实践。联学联建，并不是简单学习和读懂理论，而是要以"学原文"为基础点，以"悟思想"为关键点，以"抓落实"为落脚点。

（三）内外"开刀"优服务

就诊信息不知道怎么查？马上在医院微信公众号增添信息变更推送功能。在医院就医体验感不好？着手改善候诊环境，缓解院内交通。担心多收费？上线医保精细化管理系统，在患者在办理出院结算证明时进行审核，避免违规收费……

深圳市人民医院党委深知，要真正改善医疗服务，让患者就医更舒适，就要善做"发现问题"的"加法"、"形式主义"的"减法"、"责任担当"的"乘法"。

民生是"考场"，群众是"考官"。为发现问题，医院党委组织了 14 个职能部门以"患者"身份换位体验在门急诊、住院期间的就医感受，梳理、提炼汇总发现和查找就医流程环节中的问题。整改后，医院还将"当下改"与"长久立"相结合。这些方便患者就医细致举措是否真正提升了患者就医体验，还要定期复盘，医院主题教育领导小组办公室会对问题解决情况进行督查督办和跟踪问效。

优化服务、提升患者满意度是由外向内的优化；而走访和调研科室则是由内向外的突围。

每位医院领导班子成员通过走访或座谈调研 10 个左右的党支部（科室部门）、1 个群团或民主党派组织、1 个对口帮扶单位或挂点联系街道，广泛听取分管领域各个方面、各类群体的意见建议。各基层党总支、党支部的支委成员，也要走访座谈所属党组织的科室部门及服务对象，广泛听取意见建议，负责督促协调"大走访、大座谈、大起底"行动的具体落实。

对于重大且长期未能解决的突出问题，医院主要领导及班子成员分别牵头揭榜，制定了详细的专项整治整改措施及整改目标。如针对多学科诊疗体系不够完善，多系统多器官疾病、疑难复杂疾病的综合诊治能力提升的问题,医院拟通过完善组织架构搭建和人员配置,加速心血管、呼吸、血液系统疾病基因组学和精准医学的转化和实施,开展随机实验研究与真实世界临床研究,对心血管、呼吸、血液系统相关疾病的诊疗模式改进,从而打破学科界限,建立以患者为中心、医教研一体的卓越中心。

(四)引育留用,激发人才活力

深圳市人民医院党委把"党管干部""党管人才"原则体现在干部人才队伍建设的全过程。着眼现代医院管理,以全面从严治党的责任担当净化干部人才成长环境;以业务一线单位的创新思维探索干部人才工作新机制;以多平台多主题推动提供干部人才发展动力,致力培养思想信念、医德操守、专业素养全面合格的干部人才队伍。

1. 全球招才:栽下梧桐引凤来栖 医院党委坚持"不求所有,但求所用"的人才引进策略,关注科技创新人才主力军,瞄准再生医学、精准医学、脑科学、人工智能、生物医学等重点医学前沿人才,聚焦"卡脖子"关键核心技术攻关团队引进。

2. 全力育才:深耕厚植助力成长 根据"缺什么就学什么、要什么就学什么"的原则,科学设计"政治锤炼+业务锻炼"培训教育模块,医院发布了《医疗人才培养实施方案》,确定了三类后备人才:学科带头人后备人才、学科后备人才和护理学科带头人后备人才。开展临床医生轮转培训,分层分类组织举办专题培训182场次,培训超10万人次。

始终坚持医教协同的发展理念,通过院校融合发展,积极整合院内外优质教育资源,培养一批复合型一流医学人才。医院加强与暨南大学、南方科技大学、英国伦敦国王学院等高校交流与合作,联合英国爱丁堡大学建设国际临床技能培训中心,推进创新型实用型人才联合培养。组织学科带头人、学科骨干、青年医学人才参加深圳市卫生健康菁英人才培养,派遣人才前往国内顶级医院深造培养,选送一批专业技术骨干前往美国耶鲁大学、斯坦福大学、哈佛大学医学院等国际知名学府进修学习。

3. 全心爱才：完善服务留住人才　　建立联系服务高层次人才制度，瞄准"高精尖"、突出"急缺专"、解决"老大难"，配套打出特殊学科特殊政策、"一事一议""一人一策"等吸引人才的组合拳，医院针对性出台《骨干人才参编管理办法》《退休专家聘任管理办法》《医疗人才培养实施方案》等一系列人才政策，为引育各类急需紧缺人才开辟"绿色通道"，形成医院领导班子成员内部服务高层次人才制度，为高层次人才解决生活中遇到的困难和问题。

完善一站式全流程跟进服务，为医务人员提供充分的关心与关爱。与市政府相关部门建立了沟通和协作机制，为引进的专家人才提供优惠政策和便利条件。同时成立专门的人才服务中心，设立人才发展专项资金5.3亿元，推进专家人才从引进到入职、落户、各类证照账户申办、住房保障以及协助子女入学等一站式、全流程跟进服务。

4. 科学用才：科学规划用好人才　　通过构建深圳市人民医院人才胜任力模型，搭建了以资历、临床技能、科研、教学、医德医风及医疗质量等六大胜任力维度的职称竞聘机制，以最大限度体现人才岗位价值。坚持把政治标准放在首位，严把选人用人政治关、能力关、廉洁关，大胆提拔使用实绩突出、群众信任的优秀干部。先后制定《深圳市人民医院临床（医技）科室中层干部调整、聘任实施方案》《深圳市人民医院科护士长、病区护士长岗位调整、聘任方案》等临床干部选拔任用制度，允许部分非编制的临聘人员参加护士长竞选，将一批敢闯、敢创、敢干的干部调整到中层岗位上来。

四、特色文化汇聚高质量发展合力

长期以来，深圳市人民医院党委坚持以文化人，强化文化治院，全面打造"深医"特色文化，围绕建设环境设施、服务质量、人文素养显著提升的"深医"新形象的工作目标开展工作，努力为医院高质量发展提供强大精神动力和文化支撑。

（一）高标准落实硬件软件建设

1. 聚焦智慧服务与管理 为提高人民群众数字健康水平，建设一流智慧医院，成为国内领先、广东一流的数字健康先行示范区，深圳市人民医院提出构建"四个一"发展体系，即一个泛在智能的基础设施支撑体系；一个高效全面的智慧医院赋能体系；一个便民惠民的"互联网+"服务体系；一个创新驱动的数字健康发展体系。

医院持续推进智慧医疗、智慧服务、智慧管理"三位一体"的智慧医院建设，推动云计算、大数据、物联网、区块链、5G等新一代信息技术与医疗服务深度融合。尤其在抗击新型冠状病毒感染疫情期间，互联网医院受到市民青睐。目前，医院44个临床科室均已开通在线问诊、线上处方、药品配送等网上诊疗服务。

2. 顺利推进基础项目建设 深圳市人民医院已形成"一院五区六址"的发展新格局，即深圳市人民医院留医部、东门一门诊、坂田院区、龙华分院、大鹏转化医学协同创新中心和沙井院区。"十四五"期间，医院以高标准持续推进基础项目建设和全面扩建计划，包括已立项和规划工程共九项，系统化、体系化完善医院规划，为广大患者提供高质量的医疗服务。

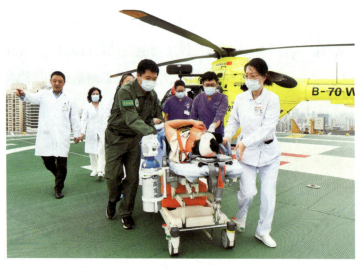

成功完成首例飞行救援任务

3. 强化文化识别认同 "十四五"期间，医院陆续开展医院整体形象设计与系列微改造、微提升，增强医院视觉识别；加强了对医院制度文化、行为文化、精神文化、物质文化的分类梳理和凝练提升。依托院史馆、系列文化长廊、宣传栏等阵地，全面展示好医院的历史沿革、传承发展和先进典型人物事迹，弘扬正能量，努力形成一批更符合医院发展实际的核心价值与特色文化产品。在推动文化传承创新方面，进一步完善医院各级各类管理制度，寓文化建设于制度之中，规范员工行为，提高管理效能；强化医疗服务质量管理，提升医院信誉度，树立医院良好形象。

（二）倡导人性化温情服务

医院坚持"以患者为中心"和"以医务人员为本"的服务观念，树立医学人文管理理念，探索建立以患者健康为核心、发展整合医学的诊疗服务体系。医院设立健康医学中心、临床心理（心身医学）科等相关专责部门，将医学人文文化建设纳入各科室、部门年度重点工作并开展定期考评。

1. 以信息技术为依托，实现全流程健康管理 充分利用信息技术，实现全流程健康管理，启动全院统一的医院客户关系管理平台建设，提供涵盖患者就医、用药、诊后咨询等的一站式便捷服务，建立"互联网＋延续服务"健康管理模式，实施"入院—住院—出院—出院后"全流程管理。

2. 以创促改，建立敬老爱老服务品牌 以创建文明城市和老年友善医院契机，着力推动医院环境、服务流程、人文服务持续改进。在深圳市人民医院，关怀老年人的细节无处不在。一进门，就可以看到醒目的老年人优先标志；门诊处设立了拥军优待服务站、门诊老年人综合服务点；便民轮椅、无障碍卫生间等设施一应俱全，处处体现了医院对老年人的关爱与照顾。为了给老年人提供更加贴心的医疗服务，医院还专门安排了专业的社工志愿者，为老年人在线下挂号、就诊、缴费、取药等环节提供指引和帮助。为了提升老年人住院期间的生活质量，医院住院部完成了适老化病房改造，在病房内配备扶手、防滑设施、无障碍卫生间、紧急呼叫铃等设施,以满足老年患者的特殊需求。一处处小细节,体现着深圳市人民医院积极营造敬老爱老尊老的氛围,特色医疗护理服务彰显"关爱老年人"的元素。

3. 以人文服务为落脚点,多方位多角度推动 发展医务社工和志愿者服务,设立医务社工,积极参与健康U站、社会慈善团体志愿服务。发展优质护理服务和延续服务,全面推广标杆病房建设,构建疾病"一病一品",优质护理开展率已达100%。拓展药学服务新领域,"深医说药"成为"以患者为中心"、利用新媒体手段打造的安全用药新举措,登上"学习强国"平台。开设夜间门诊,切实解决上班族、学生群体工作日就医难问题。开展安宁疗护特色公益,宁养院免费为贫困的晚期癌症疼痛患者提供镇痛治疗、护理指导、心理辅导、生命伦理等方面关顾服务。成功创建深圳市医学人文质量控制中心,助推医院及全市医学人文建设更上一层楼。

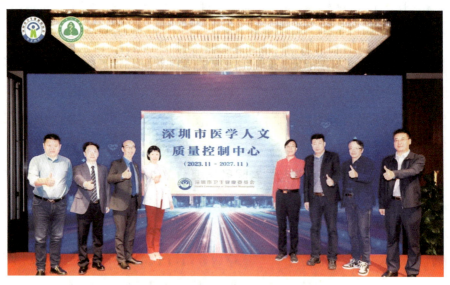

成功创建深圳市医学人文质量控制中心

(三)细化"双改善双提升"

围绕进一步改善患者就医环境和改善医务人员执医环境,提升医疗技术质量和提升医疗服务质量等4个方面,深圳市人民医院细化提出50个工作项目，扎实推动"双改善双提升"三年行动计划，不断增强人民群众获得感、幸福感、安全感。

1. 瞄准一流，持续改善　"双改善双提升"以建设"健康深圳"为导向，以提升患者和医务人员满意度为出发点和落脚点，努力打造与深圳社会经济发展相匹配的医疗卫生服务体系，强化主体意识，推动医院服务水平提升，促进医患和谐。

2. 以人为本，医患并重　相关工作项目突出"以患者为中心"和"以医务人员为本"，更新服务观念。坚持把"以患者为中心"作为核心服务理念，努力提供温馨、便捷、舒适的医疗服务；坚持把"以医务人员为本"作为核心管理理念，努力改善医务人员执业环境、提高医务人员薪酬福利待遇、完善医务人员职业发展平台、丰富医务人员文化娱乐生活。

3. 问题导向，需求导向　针对目前医疗服务中存在的突出问题、广大患者普遍关心的问题，运用 6S 精益化管理（整理、整顿、清扫、清洁、素养、安全）等工具和方法，从患者需求出发，在增加服务内容、简化服务程序、优化服务环境、改善服务态度、规范服务行为、提高服务质量等方面提出有针对性的措施并有效落实。

（四）"一切为了人民健康"成为"深医"文化的价值内核

深圳市人民医院在办院宗旨明确提出：坚持以人民为中心的发展思想，坚持"一切为了人民健康"的办院方向，坚持以社会公益为导向，保障患者安全，维护群众健康权益，努力为市民提供至诚至实、至精至专的卓越医疗卫生服务。

1. 党建项目引领价值取向　围绕医院党委以"争建五星党支部，争做五星党员"行动为切入点，以党建课题研究和党建特色项目为发力点，组织开展党建课题研究和党建特色项目，《公立医院党务工作者评价体系研究》课题获国家卫生健康委党校立项。在浓厚的党建文化中，逐渐将"一切为了人民健康"成为"深医"文化的价值内核注入医院各项文化工作中。

2. 宣传阵地传播"深医"故事 医院党委对宣传工作实行集中统一管理，形成一批符合医院发展实际的核心价值与特色文化产品。打造对内宣传阵地——"深医之声"微信公众号，从党的思想方针、党群部活动和党员动态等多维度展开文化内宣。对外扩大宣传声量，通过党建特色项目、宣传片拍摄、主题演讲等不同载体，挖掘整理传播院史文化，拍摄了《医心向党》《了不起的她》《我的白大褂》等多部教育宣传片。

3. 文化产品增厚历史沉淀 深入挖掘整理医院历史、文化特色，建设院史馆。组建《院志》编纂委员会，编写《院志（1946—2006年版）》及《院志（2007—2016年版）》，整理成册，记录每年医院革新升级与历史变迁，累计整理收集医院发展历史及党委成立历史记录共计数百万字。

千帆竞渡，百舸争流！新时代新征程，深圳市人民医院全体干部职工将以更加昂扬的精神风貌，坚守初心使命，赓续特区精神，始终坚持"一切为了人民健康"的办院方向，奋力实施"124488"发展战略，努力建成立足大湾区、面向全球化打造专科特色鲜明、品牌优势突出、优质人才集聚、温情服务凸显、特色文化浓厚的国际化、智慧化、研究型的高水平现代化医院。

第十一章

初心如磐担使命，医心向党逐梦行

——湖北省天门市第一人民医院党建案例分享

湖北省天门市地处江汉平原腹地，面积4.6万平方千米，交通便捷，人口密集，素有"陆羽故里·三乡宝地"之称，辖区人口167万人，东距武汉120千米，是省直辖副地级城市。在这片承载千年文明、孕育无限生机的江汉沃土上，巍然屹立着一座守护民众福祉的生命灯塔——天门市第一人民医院（以下简称天门一医）。

大江奔涌，百舸争流。位于天门市竟陵城区东湖之滨的三级甲等综合医院天门一医，宛如一颗明珠，熠熠生辉。作为"健康天门"的生力军，近年来，医院实行本部（东湖院区）、竟陵院区、汇侨院区，一院三区同质化管理，以高质量党建引领医院高质量发展，推进党建工作与业务工作深度融合，将"厚德精医·至善至美"的核心价值观内化于心，外化于行，倾力打造人民满意的医院。

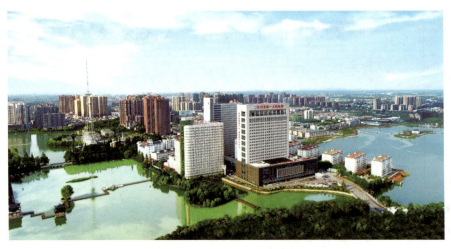

2024年，天门一医本部（东湖院区）全貌

三级甲等综合医院、全国百姓放心示范医院、全科专业住院医师规范化培训基地、国家级住院医师规范化培训基地、武汉科技大学研究生培养基地、全国医院（卫生）文化建设先进单位、全国改善医疗服务示范医院、全国医院改革创新奖、全国进一步改善医疗服务行动计划优秀医院、全国优质护理服务表现突出医院、中国医院科学抗疫先进保障团队、全国医院

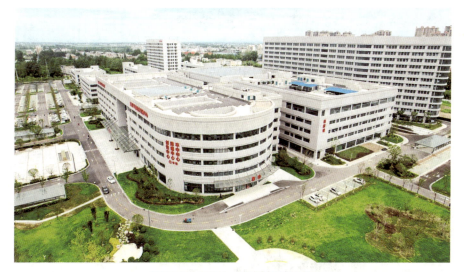

2024年，天门一医汇侨院区全貌

后勤管理创新先进单位、国家节约型公共机构示范单位、湖北五一劳动奖状对象……这是天门一医74年砥砺奋进交出的优异答卷；19、17、16、14、12、11、10、9、9、9、9，这是自2012年以来，天门一医在艾力彼医院管理中心中国县级医院排行榜上的历年名次；职工人数从12人到2 200余人、病床数从10张到2 350张、年门诊量从5.3万人次到120万人次，这是天门一医建院74年来的华美嬗变。

每一份收获都是辛勤汗水的付出，每一个数据都是奋进力量的镌注。

走进天门一医，社会主义核心价值观随处可见，"党建引领·清风廉韵"主题文化沿路铺展……仲夏时节，处处是崭新的面貌、处处是蓬勃的生机！

"一颗红心向党、一颗仁心向患者、一颗爱心向人民"，这是医院员工从医的初心，也是医院践行74年的初心。近年来，天门一医坚持以高质量党建引领高质量发展，推动党建工作融入医院运营管理、人才和学科建设、医疗服务、行风建设和社会公益活动等各个方面。医院始终坚持创新发展理念与红色文化底蕴交融，党政领导班子勠力同心，绘就了一个极具活力的天门一医，医院发展动能更足、服务氛围更浓、惠民品牌更响。

一、党建促发展

1950年，天门一医诞生，随后中国共产党天门县人民医院支部委员会成立，有正式党员3人。经过74年的发展壮大，医院现有18个党支部，党员480余名。党支部建在科室上，党委委员挂点支部，医院把支部党建工作的落脚点放在提升医疗服务质量上，从"大动脉"到"毛细血管"，形成了"深到底、纵到边、全畅通、能联动"的党建网络。

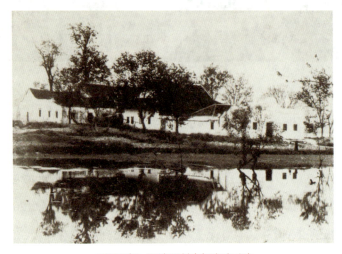

1950年，医院旧址（东寺古庙）

红色基因像一座灯塔，为天医人指明了前进的方向和道路。天门一医从中华人民共和国成立初期的县人民医院走来，到今天成为国家三级甲等综合医院，变的是环境条件、人员的新老交替，不变的是天门一医人对红色基因的继承，是自始至终为人民服务的信念。

党建兴则事业兴，党建强则事业强。近年来，天门一医院党委始终秉持"红色引擎"战略，牢记为民服务的"红心"与担当奋进的"初心"，坚持抓服务、强保障，以党员干部为骨干，倾力打造顺应时代需求的服务品牌，建设凝聚人心的"强磁场"，把党的全面领导融入医院建设的各个环节，内渗到基层一线的"神经末梢"，以高质量党建引领医院高质量发展，为打造"人民满意、医院发展、员工幸福"的医院愿景奠定了夯实基础。

（一）育才聚智，构建精英队伍

选贤任能：通过树立正确的选人用人导向，加强对人才的政治引领、政治吸纳和政治把关，突出政治标准，拓宽选人视野，创造性开展"三培养"，本着"把共产党员培养成业务骨干""把业务骨干培养成共产党员""把共产党员业务骨干培养成中层干部"的原则，把最合适的人选出来，放在最需要的岗位上，多形式、多渠道培养了一大批专业技术骨干和学科带头人。

政治引领：强化人才的政治意识，确保团队具备坚定的理想信念。通过良性竞争机制，不看资历，不靠人情，只看能力，通过竞赛考试、技能比武、演讲比赛等方式选拔优秀人才，一批有活力、有冲劲、有能力的中青年干部脱颖而出。

截至成稿时间，天门一医有高级职称358人，中级职称453人，博士、硕士研究生175人。享受国务院政府特殊津贴专家5人，省医学领军人才1人，省有突出贡献中青年专家6人，省政府津贴2人，历届天门市管拔尖人才20余人，硕士研究生导师55人。

（二）专科创优，培育重点科室

积极响应国家关于深化医疗卫生体制改革、加强重点专科建设和提升医疗服务能力的战略部署，天门一医在学科建设方面取得了显著成效。2024年3月4日，湖北省卫生健康委员会公布了2023年度湖北省三级医院省级临床重点（建设）专科名单。天门一医内分泌科、胸外科、结直肠肛门外科、小儿外科、烧伤科、口腔科和信息科共7个专科成功获评省级临床重点专科，彰显了医院在这些领域内的专业优势和技术实力。

截至2024年7月，天门一医已成功创建34个省级临床重点专科，另有3个临床重点建设专科：精神科、核医学科和血液科，这些成绩不仅反映了医院在多个医学领域内的深厚积累，也是医院积极响应国家"健康中国"战略的具体体现。

近年来，天门一医高度重视学科建设，坚持以人民健康为中心的发展理念，不断加强医疗技术和服务质量的提升。医院通过引进高端医疗人才、加大科研投入、深化与国内外知名医疗机构的合作交流等方式，有效促进了重点专科的快速发展。

此外，医院还注重信息化建设，将信息技术与医疗服务深度融合，不断提升医疗服务效率和患者就医体验。信息科被评定为省级临床重点专科，正是医院在智慧医疗建设方面取得显著成就的体现。

（三）跨越发展，引领高质量路

积极响应国家关于深化医疗卫生体制改革、强化基层医疗服务能力和提升公立医院管理水平的战略部署，天门一医在党建工作和医院管理方面取得了显著成就。

2024 年 5 月，在"强基层 新征程"第十一届中国县域卫生发展大会暨第三届县域肿瘤防治中心建设发展论坛上，天门一医党委书记因其在党建领域的突出贡献而被评为"党建领军人物"，同时天门一医荣获"最佳管理团队奖"。这一荣誉不仅是对医院领导班子带领全院上下团结协作、锐意进取的认可，也是医院在基层医疗服务体系建设中的积极实践得到的肯定。

2024 年 6 月，在 2024 区域健康发展博览会暨第六届中国健康县域大会上，天门一医再次荣获公立医院党建与新文化实践标杆等团体奖项。这些荣誉的背后是医院党委坚持以高质量党建引领医院高质量发展，充分发挥党组织的政治核心作用，不断探索和创新党建工作的新思路、新方法。

在这次大会上，天门一医党委书记围绕"高质量党建引领医院高质量发展"这一主题进行了发言，分享了医院在党建引领下推动医院全面发展的宝贵经验。同时，纪委书记以"院前急救'一张网'串联全域'生命线'"为主题进行了典型案例汇报，介绍了医院在院前急救体系建设方面的先进做法，展示了如何通过信息化手段提高医疗服务效率和患者救治成功率。

天门一医的一系列成就充分体现了医院在贯彻国家关于加强公立医院党的建设、提升基层医疗服务能力和促进区域健康发展的政策方针方面所作出的努力。

二、党务强政务

方向正确，路才好走。医院是船，党建是舵。掌好舵，船才能不偏离航向，乘风破浪，勇往直前。

（一）党建引领，凝聚集体智慧

天门一医党委认真贯彻落实党的二十大精神，切实加强党的领导和党的组织建设，围绕"坚持党建引领"这一中心，充分发挥集体智慧，以每年一个主题，办好十件大事为契机，强化督导，加强监管。不断增强政治意识，进一步压实领导班子"一岗双责"，坚定拥护"两个确立"，坚决做到"两个维护"，为各项事业提供强大的政治动力和组织保障，为医院科学发展按下了"快进键"。

（二）党委领导，院长负责制度

把方向、管大局、作决策、促改革、保落实。每年年末，由院党委发起，面向全院干部职工征集"一个主题"和"十件大事"，提交职工代表大会审议，由院党委办公会议投票通过，并做好年度预算，为下一年工作确定目标。强化政治引领。加强党的领导，必须把党的政治建设摆在首位。天门一医院党委书记和院长分设，开启了天门市各级医院党政一把手分设的先河。印发《中共天门市第一人民医院委员会会议议事规则》《天门市第一人民医院院长办公会议议事规则》，落实党委领导下的院长负责制，厘清党委会和院长办公会的职责范围。党委发挥把方向、管大局、作决策、促改革、保落实的领导作用，支持院长全面负责医院医疗、教学、科研、行政管理工作。加强对一把手和领导班子监督,健全"三重一大"决策制度及党委会、院长办公会议事规则,坚持每周召开一次党委会和院长办公会,研究决定医院重大事项,把党的领导落实到医院管理的全过程和各环节,保证医院党委的决策得到严格执行,把党的政治优势转化为医院发展优势,为医院高质量发展提供了强劲动力。

(三)思想堡垒,学习氛围浓厚

医院各党支部以《中国共产党支部工作条例(试行)》为基本遵循,严格落实"三会一课"制度,按照医院党委及党办安排,每月举行学习党的二十大精神等各类主题党日活动,加强党员思想教育与理论学习;坚持每次党日活动前重温入党誓词、奏唱国歌;每月召开支部委员会议,讨论支部建设及党建活动安排;在新党员入党、预备党员转正时召开党员大会;每年支部书记给支部党员同志讲党课,同时请医院党委书记和各党委委员到所属支部宣讲党的二十大精神、《中国共产党章程》等内容;每年初召开上一年度组织生活会并举行民主评议党员活动。技术水平的提升,不仅仅源于日常的工作积累,更重要的一个方面是理论学习和思维碰撞。例如外科二支部建立党员活动室,作为党建园地和医生、护士日常学习场所,并轮流开设党员业务骨干专题知识讲座,如住院医师规范化培训课程、实习医师基础知识培训等,提升医务人员专业水平。为方便不同科室之间医务人员的交流,解决工作时间各异、难以随时集中的问题,支部采用"互联网+党建"模式,设全体工作人员党建微信群,遇到问题随时在群里沟通交流,碰撞出思维火花,提升解决疑难杂症能力。

三、管理增内涵

医院千根线,全靠管理一条线。从 2012 年起,精细化管理成为新常态。

（一）主题年活动，持续深化内涵

从 2004 年开始，医院一年一个主题，一年一个台阶，推进了医院全面质量管理螺旋式上升。2004 年实施质量年"一二三四工程"，以"建成江汉平原一流医疗中心"为目标，树立"质量第一，诚信第一"两种意识，提升"诊疗、服务、管理"三项水平，实施"危机管理、品牌、人才和优化营销"四项战略。2005 年实施管理年"诚信、品牌、营销、创新"八字方针。2006 年实施科技年"守时、整洁、节支、堵漏、精技"十字方针。2007 年实施革新年"改革、创新、营销、和谐"八字方针。2008 年实施质量年"严管、勤练、规范、文化"八字方针。2009 年实施效益年"安全、创优、节支、增效"八字方针。2010 年实施达标年"文化、规范、创新、达标"八字方针。2011 年实施平安年"科研、严谨、优质、安全"八字方针。2012 年实施质量年"精细、创新、治庸、达标"八字方针。2013 年实施精益年"服务、质量、效益、改革"八字方针。2014、2015 年为科学发展年和科学发展常态年。2016 年为学科建设年。2017—2019 年为标准化建设基础年、实施年、提升年。2020—2022 年为智慧医院建设基础年、实施年、提升年。2023 年为高质量发展基础年。通过持续实施"精益管理、精确诊疗、精细文化"十二字方针，医院迈入快速发展的轨道。

（二）精细管理，提升服务品质

完善质控体系，落实三级质量督查机制。以"十大质量管理平台"为抓手，开展医疗、医技、药剂、护理、院感、设备器材、后勤保障、行政管理八大标准化体系建设，按照不同行业标准落实全面质量管理。从院规制定、医疗文书质量监管、合理用药监管、医用耗材监管、院感管理、临床路径与单病种质量管理、人员技术准入、不良事件上报、医院运营管理、绩效管理这十大平台入手，涉及医疗、护理、行政、后勤，通过抓核心管理做延伸的方式关注医院管理的每一个角落，并将追踪方法学、PDCA、品管圈等管理工具，纪检约谈机制运用于质量持续改进。

（三）以评促建，丰富管理内容

参与三方评价认证，丰富质量管理内涵。2013 年开展患者满意度第三方测评，对医疗服务态度、服务质量、服务效益、服务收费、咨询投诉等方面进行满意度评价。2016 年，医院引入 5S 精细化管理模式（整理、整顿、清扫、清洁、素养），在 10 个科室开展试点工作。2017 年，全面推开并通过 5S 星级评审，成为湖北省 5S 五星医院和 5S 国家级培训基地。2018 年底全院实施 6S 管理，2019 年成为中国医院 6S 管理联盟常务理事单位。

2019 年 3 月，启动中国医院竞争力星级医院认证工作，从医院管理、患者服务、医疗质量、医院运营等全方位持续改进。12 月通过五星评价，成为通过 2018 版五星级认证的医院。

四、学科强根基

（一）精进学科，点燃服务热情

以患者需求为锚，开设知名专家门诊、脑卒中筛查门诊、盆底康复门诊等，满足不同层次患者的就诊需求，为患者提供更加专业化、精准化的医疗服务。

"扶强、扶新、扶特"的"三扶"战略，促进了各学科的繁荣。心脏疾病手术与介入治疗技术、脑卒中筛查与规范化诊疗技术、恶性肿瘤调强适形放射治疗技术、亚健康与老年医学技术、试管婴儿技术试运行、静脉血栓栓塞症防治技术等诸多特色技术给天门百姓带来福音，在湖北省内乃至全国享有一定声誉。

截至 2024 年 7 月底，医院共有 79 个临床医技科室，拥有市级重点学科 35 个，省级重点专科 34 个。2017、2018 年，在艾力彼医院管理中心中国县级医院排行榜第三方医院评价活动中，医院 14 个专科连续两年全部入选县级专科 15 强。2019 年，第三方从学科软硬件建设、人才梯队、服务能力等多个维度进行评审评定，近 600 个专科参评，医院耳鼻咽喉科位列全国

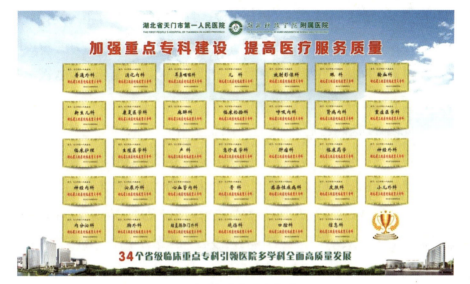

34 个省级临床重点专科

县市级医院品牌专科第一；胸外科、心血管内科、消化内科、泌尿外科、神经内科、儿科位列第二；眼科位列第四；血管内科、消化科、泌尿外科等 12 个专科进入前 20 强。2023 年 4 月 9 日，医院在中国健康县域大会主论坛上，围绕"千县工程时代，县级医院高质量发展新征程"作主题报告。

（二）科研教学，助力学科发展

近年来，天门一医高度重视科研教学工作，将其作为推动学科发展的重要引擎。医院积极响应国家关于深化医药卫生体制改革、加强医疗卫生人才队伍建设的政策号召，致力于建设高水平的教学科研平台，努力提升医疗服务能力和学术研究水平。

近 3 年来，医院取得了显著的科研成果，共有 153 项科技成果通过了省、市级的鉴定，其中不乏具有较高创新性和应用价值的研究项目。同时，医院还承担了 15 项省级科研课题，并在国内外重要学术期刊上发表了 730 余篇 SCI 及统计源论文，这标志着医院在科研领域的实力得到了显著提升。

在教学方面，医院不断深化与高等医学院校的合作。自 2012 年起，天门一医成为了湖北科技学院的临床学院，并于 2015 年 3 月正式授牌为湖北科技学院附属天门医院，进一步加强了医教研协同发展的力度。2018 年 11 月，医院又成为武汉科技大学研究生培养基地，为培养高层次医学人才提供了有力支撑。

除此之外，医院还是 7 个省级专科护士培训基地、国家全科医生临床培养基地以及湖北省住院医师规范化培训基地，这不仅有助于提升医护人员的专业技能和服务质量，也为我国医疗人才梯队建设作出了积极贡献。

天门一医通过持续加强科研教学能力，不仅促进了自身学科的发展，还积极响应了国家关于推进医疗科技创新、加强医疗卫生人才培养的战略部署，为构建优质高效的医疗卫生服务体系奠定了坚实的基础。

（三）人才战略，增强核心竞争力

人才是立院之本、强院之基，是学科建设的根本，是技术发展的关键，学科动力强劲的背后是不断加大的人才引进和培养力度。医院党委通过树立正确的选人用人导向，突出政治标准，拓宽选人视野，讲担当、重实绩，把最合适的人选出来，放在最需要的岗位上，多形式、多渠道培养了一大批专业技术骨干和学科带头人。在做好"双培养"的基础上，医院创造性开展"三培养"，本着"把共产党员培养成业务骨干""把业务骨干培养成共产党员""把共产党员业务骨干培养成中层干部"的原则，加强对人才的政治引领、政治吸纳和政治把关，医院建立了以医德、能力、业绩为重点的人才评价体系。2022 年 3 月，对部分中层干部进行调整，本着"公开、公平、公正、择优"原则，经过硬指标打分、测评计分环节，择优录用 13 名中层干部；院党委修改了 2023 年人才招聘条件，预计引进人才 100 人；加大人才培养力度，推荐陈俊峰、胡福英为 2022 年湖北省"青年拔尖人才培养计划"候选人。

为落实人才培养系列政策，打造科研孵化平台，培育临床创新人才和创新团队。2023 年 4 月初，天门一医启动了首届科技创新工作室建设，建设周期为 3 年，全院共有 11 个工作室递交申报材料；4 月底召开创建评审会，邀请武汉科技大学医学院 3 位专家担任评委，所有工作室均顺利通过专家评审。近年来，医院高度重视科技创新工作，始终坚持"科技兴院、人才强院"的办院宗旨，大力实施人才工程，强化学科建设。并将不断加大科技投入和奖励力度，出台一系列"扶上马送一程"的举措，勉励科技工作者勇挑重担，勇当科技创新生力军，实现学科、人才、科研的深度融合。

医院实施启明星人才工程，不拘一格招聘一批"实用型人才"。从 2016 年开始选送专业技术骨干、管理干部 60 余人次赴美国哈佛大学、耶鲁大学、英国剑桥大学等国外知名学府医院研修，强化职业胜任力。改革绩效分配方式，实施 RBRVS 劳动价值评价体系，建立起以工作数量、服务质量、劳动风险为关键考核指标的绩效工资管理新模式，基本实现优绩优酬，激发了职工积极性。

截至 2024 年 7 月底，医院拥有中高级职称 358 人，中级职称 453 人，博士、硕士研究生 175 人。享受国务院政府特殊津贴专家 5 人，湖北省医学领军人才 1 人，湖北省突出贡献中青年专家 6 人，湖北省政府特殊津贴专家 2 人，历届天门市管拔尖人才 20 余人，硕士研究生导师 55 人。总的来说，医院拥有全国优秀院长、全国医疗服务改革创新人物、全国卫生系统先进工作者、全省医政医管先进工作者、全省卫生系统财务管理百家理财能手等一批优秀人才。

五、党徽照初心

（一）红色引擎，铁肩为民担当

抗击新型冠状病毒感染疫情期间，院党委发出一份《公开信》，号召全院干部职工携起手来，众志成城，坚决打赢这场疫情防控阻击战！党政一条心，认真贯彻落实习近平总书记关于新冠疫情防控工作重要讲话精神，带领全院干部职工与时间竞速，与病魔较量，不惜一切代价救治患者，用收治 496 例确诊患者的战疫答卷，践行了"始终把人民群众生命安全和身体健康放在第一位"的初心使命。为应对疫情，医院组建 2 个临时党支部。支部是临时的，但党组织的关怀常在。党委书记、院长等院领导常常穿梭于市内各个院区，他们时刻关注着大家的安全；对口联系党委委员走进支部参加会议，深入党员驻地宿舍了解生活工作情况……据统计，医院先后有 2 个临时党支部、11 个党支部、300 多名党员干部在院党委的号召下主动投入疫情防控第一线，30 多名一线医务人员获国家、省、市表彰，8 名同志火线入党，90 多人递交入党申请书或一线请战书。

（二）智慧医院，优化就诊体验

　　一直以来，医院把人民满意作为服务改进的动力，通过改善医疗服务行动计划活动、实施人本位医疗护理模式、创建无痛医院等等手段，在服务的广度和深度上下功夫。

　　硬件提升更舒心。医院每年投入 6 000 万元购置医疗设备，现拥有先进大型医疗设备 400 余台件。2019 年底，设备总值达到 3.6 亿元。近 10 年新建现代化、智能化的 21 层 2 558.60 平方米内科住院楼，28 层 46 313.16 平方米外科住院楼，818 平方米核医学楼，21 层 63 120.10 平方米门急诊楼相继投入使用，编制床位从 2004 年的 508 张增加到 2019 年的 2 000 张。2016 年医院启动了市重点项目、重大民生工程——占地面积 21.2 万平方米、建筑面积 17 万平方米、床位 2 000 张的汇侨院区建设，现已正式投入使用。

　　延伸服务更省心。按照"最多跑一次"的标准，医院成立患者一站式服务中心、住院结算中心，一站式提供政策咨询、预约挂号、入院出院、转科转诊、异地就医、异地结算等功能，有效畅通"院前、院中、院后"一体化服务。

　　十大中心更安心。医院打造的中国胸痛中心已通过国家级胸痛中心认证，该中心在"五分钟生命链"的急救体系基础上，将院前急救、急诊抢救室、胸痛留观室、急诊导管室、急诊手术室以及心血管冠心病监护病房

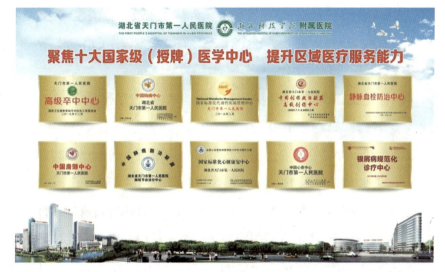

十大国家级（授牌）医学中心

等串联在一起，最大程度地为急性胸痛危重患者节约了救治时间。高级卒中中心在省内较早开展静脉溶栓、血管内取栓治疗，诊疗技术稳居省内前列，获批国家高级卒中中心。近三年，医院又斩获国家标准化代谢性疾病管理中心、静脉血栓防治中心、中国房颤中心、中国肺癌防治联盟肺结节诊治分中心、国家标准化心脏康复中心、中国心衰中心、银屑病规范化诊疗中心、中国创伤救治联盟创伤救治中心建设单位等荣誉称号。十大中心齐发力，跑出了健康天门加速度。

教授坐诊更放心。先后与武汉、北京等地医院在人才培养、科研合作、远程医疗、重点专科建设等方面深入开展协作，一批尖端医疗技术通过协作方式在医院落地生根，带动医疗技术提升，培养"带不走"团队，增强了医院服务能力。如今，定期坐诊、查房、手术、远程诊疗常态化开展，医院把越来越多的名医"请"到家门口，天门老百姓不用再跑冤枉路，省时省心又省钱，轻松享受高端医疗服务。

智慧医疗更贴心。加大基础设施和网络安全、软件系统建设力度，每年投入达千万元。完成 HIS、LIS、PACS、电子病历（含临床路径）、分诊叫号、120 调度、心电网络、区域影像、区域心电、漏费控费管理、OA 办公系统、智能停车场管理、统一支付管理等基础信息系统平台搭建，为多维度、全过程的医疗管理，人财物的科学化、精细化管理提供了信息支撑，实现患者服务和医院管理数字化。

市医疗单位首次实现利用 5G 和 MR 技术，进行远程医疗指导和移动在线教学。在此基础上，由医院牵头，2020 年 6 月挂靠在天门一医的天门市远程影像诊断中心正式成立，中心与市内 4 家市直属医疗机构和 26 家乡镇卫生院成功建立了远程心电、影像信息服务网络，实现了全市公立医疗机构远程医疗服务网络全覆盖，天门市全面开启医共体合作新时代。

天门一医在天门市的区域医疗救治中心建设中发挥着重大作用，带领全市各医院稳步前行，犹如一道坚固的健康长城，温暖万千家庭，照亮全民健康的前行之路。在各级部门的协同努力下，一幅优质医疗资源均衡分布、基层诊疗能力显著提升、人民群众健康获得感不断增强的美好图景正在天门大地徐徐展开。

（三）科普宣教，提升健康意识

为了响应国家关于加强公共卫生体系建设和提升全民健康素养的战略部署，天门一医积极发挥医疗机构的社会责任，通过多样化的健康科普活动来提高公众的健康意识。党员干部率先垂范，参与拍摄和制作了一系列高质量的健康科普视频，旨在广泛传播健康知识，增强公众应对疾病的能力。

例如，在 2023 年 4 月 7 日世界卫生日当天，由医院门诊二支部制作的科普作品《卒中急救歌》成功在全国舞台上展示，有效提升了公众对于脑卒中等急性疾病的认知和急救技能。

同年 8 月 15 日，在湖北省第五届健康科普大赛上，医院的情景舞台剧《决胜高老庄》荣获一等奖，该剧以生动有趣的形式向观众普及了高血压等慢性病的防治知识，进一步扩大了健康教育的覆盖面和社会影响力。

此外，在同年 11 月 5 日于雄安新区举办的第四届健康科普中国创新传播大会上，医院外联部原创的作品《白大褂》在健康品牌之夜暨健康传播达人风采展示晚会上亮相，展现了医疗卫生工作者的专业形象和对健康事业的奉献精神。

这些举措不仅体现了天门一医在健康科普工作上的积极探索和创新实践，也积极响应了国家倡导的"健康中国行动"计划，为构建全方位、全周期的人民健康服务体系贡献了力量。

六、党风带医风

在74年的发展历程中，医院积累沉淀下了辉煌厚重的文化，这是一笔宝贵财富，更是砥砺启发后人的一部教科书。

（一）清廉医院，树立行业标杆

医院党委通过多种渠道开展丰富多彩的活动，全面提升党建工作质量和水平，注重将党建文化阵地与医院同规划、同建设、同发展，争当百舸争流"奋楫者"。

以廉政制度为保障。重新制定了《天门市第一人民医院医德考评实施方案》《纠正医疗服务不正之风专项整治工作方案》，将《中华人民共和国医务人员医德规范及实施办法》《医疗机构工作人员廉洁从业九项准则》作为医风专题培训必学内容，党委书记与全体班子成员签订了"一岗双责"责任状，全体支部书记及中层干部签署了《干部职工遵纪守法和家属监督承诺书》。

以廉政基地为平台。对廉政教育基地进行提档升级，开辟了学习强国、医心向党、警钟长鸣等十个专栏，共同营造医院"思廉、崇廉、敬廉、践廉"的浓厚氛围。廉政教育基地共接待院内支部主题党日活动30余次，院外各界人士参观20余次。

以主题活动树廉风。开展道德讲堂、警示教育、重点岗位定期轮岗、廉政约谈、"清风廉韵伴我行"演讲比赛、设立年终"廉洁行医"奖等多种方式,把推动清廉思想、清廉制度、清廉纪律、清廉文化融入医院发展的各方面全过程,着力打造党风清明、院风清净、行风清新、医风清正、作风清朗的清廉医院。医院每年定期举办3·15医院开放日活动,接受社会各界人士"挑刺",对提出的意见和建议及时整改。2023年3月15日,医院举办的"学习党的二十大精神·争当天门先锋"暨"医心向党·健康为民"医院开放日活动,邀请市内部分基层一线党代表200余人走进医院,通过集中开会和现场红色快闪的方式,让社会各界建言献策,为天门卫生健康高质量发展助力把脉,同时号召更多的人追随先进、勇当先锋。

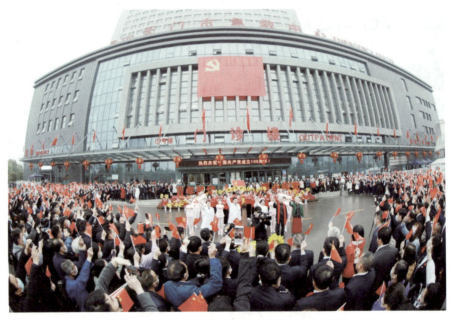

3月15日医院开放日《唱支山歌给党听》红色快闪活动现场

(二)健康为民,打造服务品牌

医院党委将护佑群众健康与为群众办实事解难题作为党建工作的出发点和落脚点,全力打造"健康为民"服务品牌。

争做表率。医院开展党员"亮身份、树形象、做表率"活动。为进一步加强党员干部职工的责任感和使命感，努力使每位党员成为一面靓丽的旗帜，不断推进党建与业务深度融合，充分发挥党员先锋模范作用和带头作用，天门一医党委在全院开展党员"亮身份、树形象、做表率"活动。亮身份——党员亮牌上岗，院党委为全院在职党员发放"党员示范岗"标志牌，提醒党员时刻亮明党员身份，接受群众监督，发挥好模范带头作用；树形象——倡导敬业奉献，活动要求全院在职党员干部在工作中坚持高标准、严要求、高质量，不断提高服务质量、服务效率，做到爱岗、敬业、廉洁、奉献，积极参与志愿服务活动，全方位树立党员新形象；做表率——争做模范先锋，院党委以"亮身份、树形象、做表率"活动为契机，评选"优秀党员先锋岗"，划分党员责任区，大力宣传先进典型，挖掘优秀事迹，在全院范围内形成学先进、赶先进、当先进的良好氛围。同时，院党委坚持在每年春节、建党纪念日、重阳节等重要节日组织院领导班子走访慰问离退休老党员，把医院的关怀送到他们身边，及时了解他们的生活情况和身体状况，积极帮助他们解决家庭生活中遇到的困难和问题，真正做到思想上关心、生活上照顾、精神上关怀老干部、老党员。

深入基层。医院建立院领导"包片联片"制度，院领导在做好分管工作的基础上，负责联系一个乡镇卫生院、一个科室、一个对口服务对象，着力解决对口服务对象，着力解决群众反映强烈的问题。全体班子成员及专家小组到各联系医院开展"一下三民"活动，进行义诊、疑难病例会诊、教学查房等，为天门偏远乡镇义诊50余次。

心系百姓。天门一医作为天门市贯彻落实湖北省影响群众健康突出问题"323"攻坚行动心血管病防治行动的牵头单位，充分发挥胸痛中心、卒中中心、专科专病联盟的引领作用，组织专家团队，定期开展业务培训、健康宣传教育等，指导26家乡镇卫生院开展活动，已在社区、乡镇、学校、企事业单位举行了一系列活动，并不定期组织专家下沉到社区、乡镇进行疾病筛查，切实造福广大天门群众。医院以百姓群众健康需求为导向，倡导公益为重，践行人文精神。由党员组建的志愿服务队，进企业、县乡医疗机构、贫困村、学校、社区、困难群众家中，开展专家义诊、卫生普法、送医送药、健康宣传教育、赠送生活物资等系列活动，累计服务群众近 3.5 万人。

省党代表带领重症监护团队定点帮扶乡镇卫生院，每年定期到卫生院开展义诊、传授技术等，大大提升了基层卫生院诊疗水平，缓解了群众看病贵、看病难的问题。一次下乡开展义诊时，一位患者找到他们，说经常头晕却查不清具体原因，他们免费帮这位患者做了检查，查明了是贫血导致头晕，告诉了患者护理的要点，让其少跑了冤枉路。数据显示，仅 2022 年，医院共派出党员干部 16 批次、128 人次深入全市 35 个乡镇、社区卫生服务中心开展送医、送药等公益活动，惠及群众 1.8 万余人。

2019 年，医院又斩获代谢性疾病管理中心、静脉血栓防治中心等荣誉称号；2003 年天门一医举办首届医院文化节，确立了医院格言、院徽、院旗、院歌。建设院史馆和廉政教育基地，编写出版《院志》，将文化元素融入医院环境建设，营造浓郁的文化氛围。以医院网站、微信公众号、图书室、文体活动场地为阵地，以新闻播报、微信推送、微影摄制、音乐短片等为载体，通过开展文明单位创建，3 月 15 日医院开放日、5 月 1 日五一国际劳动节和 5 月 4 日五四青年节 mini 马拉松健身跑，5 月 12 日国际护士节急救公益宣传活动，道德法制讲堂，廉政勤政系列谈话，"七一"党建活动，8 月 19 日中国医师节活动，青年成才沙龙，管理干部培训，质量管理直面问政等，奏响天医文化之歌，传导医院发展正能量。

"我是共产党员，只要国家需要、只要人民需要、赴汤蹈火、在所不辞。"这是天门一医党员的铮铮誓言，也是他们的初心和信仰。在医疗一线、爱心义诊、精准扶贫、健康扶贫等各项工作中，他们义不容辞、挺身而出，为人民筑起一道道坚实的健康防线！

医院党委助力脱贫，激发其他基层党组织的"红色活力"。2013 年以来，党员志愿服务队深入基层送医送药送健康，累计服务群众近 10 万人，落实精准扶贫、定点扶贫、三级医院对口帮扶贫困县县级医院、对口支援健康扶贫等脱贫攻坚工作，累计捐助资金、物品、设备、药品近 100 万元……

（三）鼓励生育，增添服务温度

设立一站式服务工作站。为深入实施鼓励生育综合性民生政策，市卫生健康委、公安局、财政局组建专班，在天门一医设立"鼓励生育一站式服务"工作站，通过优化对象摸底、资料申请、资格审定、补贴发放等工作流程，确保符合政策的家庭从产妇入院到新生儿出生，实现"一个出生证、一个户口本、一束花、一个红包"政策奖励落实落地，"一站式服务"让居民不出医院即可享受贴心、放心、舒心的政策红利。天门一医按照鼓励生育政策进行宣传，在门诊、住院部、鼓励生育一站式服务中心，鼓励生育相关资料随时可及，提升了老百姓对该政策的知晓率，进一步提高了人民群众获得感、幸福感。自2023年9月1日以来，医院组织鼓励生育专场宣讲会20余场次，并发放各类鼓励生育宣传资料数万份。

天门一医按照国家政策，通过现金补贴等形式鼓励生育。发放分娩补助及一次性生育奖励金427人次，发放购房认购券267张，按政策发放产假补助115人次，并规范建立发放台账。

整体提升生殖医学科水平。天门一医生殖医学科于2015年开始筹建，先后四次顺利通过国家卫生健康委员会组织的国家级专家组现场评审，是江汉平原获批准开展人类辅助生殖技术的医疗机构。科室拥有一支技术精湛、医德高尚、治学严谨的医疗队伍，人员均在国家卫生健康委员会指定的培训基地进行了辅助生殖技术专业培训，并多次参加国内外培训及学习，技术力量雄厚。科室主任崔云静和她的同事们迎难而上，深入钻研，主动学习生殖内分泌领域的前沿知识，医院还有计划、有目标地全面培养各方面的技术骨干，定期邀请全国知名的生殖专科领域专家授业解惑，发挥传、帮、带的作用，全方位加强专科理论知识和前沿进展的学习，全面提升专科专业技术水平，先后开展了夫精人工授精，第一、二代试管婴儿等技术。这些服务项目不仅让不孕不育夫妻成功圆梦，也得到了同行和社会各界的高度评价。

2024年1—6月，天门一医出生新生儿总数比去年同期增加了100人。

经过几代天医人的传承发展，医院构建了以"医德、素养、执行力、凝聚力"为主要内容的独特的十字医院文化体系，涵盖医院使命、愿景、价值观（院训）、精神、理念、宗旨。打响学习文化、服务文化、廉政文化、和谐文化、感恩孝亲五大文化品牌。以先进的文化引领人、凝聚人、感化人，以医院文化引领社会文明。

大鹏之动，非一羽之轻也；骐骥之速，非一足之力也。几代天医人不懈努力，代代相承，医院实现了质的飞跃。2023年门诊量120万余人次，年出院患者8万余人次，年手术和操作5.99万余台次。

回首来时路，特别是近十年，这一份厚重的成绩单，充分证明了院党委发展定位的科学精准。俯仰星辰大地，是院党委高瞻远瞩的蓝图擘画，是天医儿女的奋斗身姿，让东湖之滨这片热土呈现了气象万千的动人图景。

74年漫漫征途，医院所走的不是一条两边鲜花盛开的道路。但历史告诉我们：山再高，往上攀，总能登顶；路再远，走下去，定能到达。站在新的历史起点，在天门这片孕育希望、激荡活力的大地上。

天门一医将继续以习近平新时代中国特色社会主义思想为引领，全面贯彻落实党的二十大精神，踏着新时代党建工作的坚实步伐，凝聚起高质量发展的磅礴力量，以永不懈怠的精神状态坚守如磐初心，以一往无前的奋斗姿态担当崇高使命，以医者仁心为魂，以健康使命为旗，以更饱满的激情、更严谨的态度、更务实的行动，为实现"健康中国2030"宏伟目标、守护人民健康福祉、为早日将医院建成江汉平原区域医疗中心，江汉平原地区国家知名三级甲等综合医院而携手奋进，乘风破浪，续写高质量发展新篇章！

第十二章

风雨沧桑七十余载，不忘初心砥砺前行

——河北省正定县人民医院党建案例分享

河北正定，是一座有着千年建城史、文物古迹众多、文化璀璨，人才辈出的国家级历史文化名城、全国文明县城、国家园林县城、国家卫生县城、全国双拥模范县。习近平总书记1982年3月至1985年5月曾在正定县担任县领导职务，对正定知之深、爱之切，为正定县留下了宝贵的思想财富、精神财富和实践成果。

河北省正定县人民医院从1950年成立至今，始终践行医者初心使命，为古城人民健康筑起一道坚固的防线。尤其是近两年，在医院党委的带领下，医院驶上了快速发展的快车道。医院坚持以习近平新时代中国特色社会主义思想为指导，深入贯彻落实党的二十大精神，立足公立医院公益性，以深化医改为重要载体，按照加强公立医院党的建设要求，将党建引领体现在工作的方方面面，严格管理，筑牢战斗堡垒，狠抓医务人员作风纪律整顿、广开发展渠道、提升业务能力。党建与文化相融合，夯实文化根基，以党建引领、文化铸魂，提升医院干部职工的精神面貌。领导班子带领全院干部职工，开足马力提升医院整体实力，多措并举推进医院高质量发展。

一、医院历史与文化传承

（一）医院简史

正定县人民医院1950年4月建院，在70余年的发展过程中，历经四次整体搬迁。1950年4月，正定县群众药社与西医诊所合并为正定县卫生所，职工9人，标志着医院的正式成立；1951年更名为正定县卫生院，1952年设病房12张；1958年更名为正定县医院，当年职工33人，病床35张；1966年更名为正定县卫生防治院；1967年更名为正定县人民医院革命委员会；1973年，防疫站、妇幼保健站分设，医院正式更名为正定县人民医院。至今，医院更名5次，逐渐由青砖灰瓦小矮房发展成一所现代化大型综合医院。

正定县人民医院，是由正定县人民政府主办、正定县卫生健康局直属的，集医疗、教学、科研、预防、保健、急救、康复为一体的综合性二级甲等医院，全国爱婴医院。医院先后通过了国家级胸痛中心、卒中中心、高血压达标中心、标准化房颤中心建设的资质认证。为正定县危重孕产妇救治中心、危重新生儿救治中心、正定县职工医疗保险定点医院、正定县城乡居民医保定点医院、正定县交通事故定点医院。正定县急救中心、正定司法医学鉴定中心亦设在医院。正定县人民医院于 2024 年 1 月 6 日整体搬迁至新院区。

（二）医院党组织建设历史

1963 年，医院第一次设立党支部，当时全院党员仅有 10 余名，至 1995 年 12 月的 32 年间，医院历任 9 任党支部书记。1996 年 1 月，医院党组织机构从中国共产党正定县人民医院支部委员会改为中国共产党正定县人民医院总支部委员会。2020 年 9 月，鉴于医院党员人数达到成立党委条件，为更好地加强医院党的领导，落实党委领导下的院长负责制，经上级党委批示，成立党委会。同年 9 月 22 日，医院正式成立了中国共产党正定县人民医院委员会。医院从只有为数不多的党员，逐渐发展为党支部、党总支，最后成为有 200 余名中共党员的党委会。党组织的作用和重要性得到充分体现和发挥。医院共青团积极参与配合党组织开展各项活动。近几年，医院党员数量有了很大增长，人员结构更趋年轻化，知识结构和文化程度更广更高。截至 2024 年 7 月底，全院职工 940 人，其中在职党员 144 人，退休党员 86 人，共有 8 个联合党支部。各支部和科室党员在医院党委的领导下，全体党员在各个工作岗位上为医院发展建设切实发挥出共产党员的先锋模范作用。

二、党建与文化相融合，促进医院高质量发展

（一）夯实组织基础，提升基层组织力

一是深化制度落实。医院党委以制度建设为支点，以提升执行力为杠杆，从发挥党员领导干部"头雁效应"着手发力，构建上下贯通、纵横融合的党建工作新机制。修订完善党委会议事规则、院长办公会议事规则，建立党委会前书记、院长沟通制度，完善了干部管理制度，印章使用管理制度，进一步规范了财务报销流程，规范完善设备采购办法等。加强党对医院的全面领导，落实"一岗双责"，充分发挥医院党委把方向、管大局、做决策、促改革、保落实的作用。重点突出集体领导和个人分工负责相结合，按照政治强、促改革、懂业务、善管理、敢担当、作风正的标准进一步加强医院党政领导班子建设。把各项制度的落实情况作为监督检查、不作为不担当治理专项检查重点内容，发现问题立行立改、用制度机制夯实医院建设，进一步规范医院内部管理，提高科学决策、民主决策、依法决策水平。

二是持续深化党支部创建。医院党委始终遵循"围绕中心抓党建，抓好党建促发展"的指导方针，大力强化基层组织建设，推动医院可持续发展。医院按照省、市、县基层党建有关工作要求，根据党委、各支部工作开展情况，进行"书记项目"的申报，按照"小切口、重实效、有特色、可推广"的原则，结合年度工作重点任务，确定党支部"书记项目"，医院党委书记及各支部书记认真对接"书记项目"，找准年度工作重点，建立工作台账，设定了目标任务及完成时限。工作有了压力，干事才有动力，通过上级及医院对"书记项目"有关材料及工作推动的监督、审查，有力推动了医院党委书记及各支部书记的履职行动，也有效推动了党建及业务工作开展。

按照医改要求逐步实现将支部建在科室、支部参与科室建设的原则，根据医院各科室党员分布情况，将原来的五个支部重新划分为八个支部，临床医技科室党支部书记由业务骨干担任的比例达到100%，使党务工作更贴近医疗、教学、科研、管理、服务等实际工作。同时建立了把业务骨干

培养成党员、把党员培养成管理骨干的双培养机制，打造了高素质的党员队伍，以党的力量引领科室全面发展。

2022年10月25日，医院邀请河北医科大学第一医院检验中心党支部，与医院第四党支部以及党办室、院办室、医务科等科室党员代表，开展了党建交流活动，深入探讨"把支部建在科室、支部书记参与科室发展"等课题，取得圆满成功；2023年7月12日，医院相关党支部与河北医科大学第三医院检验科党支部开展党建及学术交流活动，就"党建引领科室发展提高整体技术水平的重要意义"进行了探讨交流，学习了省级医院党建工作与科室建设深度融合的先进经验。

三是加强党员教育管理。以开展迎"七一"系列活动及学习宣传贯彻党的二十大精神为契机，让医院党员进一步感悟初心使命，筑牢奋斗决心。医院党委多次组织全体党员干部职工收听收看党的二十大报告。党委书记向全体党员、各支部书记向支部党员传达学习宣传贯彻党的二十大精神，并通过学习交流，撰写心得体会等，不断将党的二十大精神学习贯彻引向深入。各支部通过设立党员先锋岗、党员示范岗、集中学习、实地观摩红色教育基地、志愿服务等形式，教育广大党员干部铭记党的历史，增强党性意识，发挥党员先锋模范作用。2022年以来，医院新设立15个党员先锋岗，2个党员示范岗，全院处处可见党员志愿者带头进行微笑服务、主动服务的身影，大大提升了医务人员形象；2023年开展健康教育讲座及义诊志愿服务活动62场，科普宣传48次，6 000余名群众接受健康教育及义诊服务，发放健康知识宣传手册及彩页16 000余份，到县内企业、学校开展5场急救知识培训，组织制作常见疾病、日常医学知识科普视频14个。

（二）抓好意识形态工作，促进服务能力提升

医院认真抓好意识形态工作，成立领导小组，每年出台意识形态工作计划，并列为重要工作内容，大力推进理论武装工作，并抓好时政教育。

医院每年开展精神文明创建活动，深化志愿者服务、诚信服务，评选"最美医护"等活动，注重发现模范人物和身边典型事迹，深入挖掘感人故事，弘扬社会正能量，唱响时代主旋律。医院多年被正定县评为精神文明建设先进单位。

医院把基层党组织的政治优势、组织优势、密切联系群众优势转化为服务大局的强大合力。为提升工作效能，要求医护人员一定要树立围着患者转的医疗意识；职能科室一定要树立围着临床科室开展业务转的临床意识；医院都要有围着人才效益、社会效益转的效益意识全面提升业务水平和服务质量。并出台了相关服务标准和举措，让全院人员动起来、转起来，大大改变了少数科室或个人"庸懒散"的工作状态。

2023年2月，制定了医院《临床、医技科室考核办法》《职能科室考核办法》，建立了有责任、有激励、有竞争、充满生机活力的内部运营机制，每月对科室进行绩效考核，并与评优、晋职等挂钩，极大地激发了医院医务人员奋勇争先的积极性，工作状态和精神面貌有了很大提升。

2024年7月1日，适逢建党103周年，为了让党建引领激发群众力量，大力促进医院发展，正定县人民医院召开了全院中层管理人员大会，在会上下发了《正定县人民医院"庆七一 铸党魂"争创"医疗标兵"实施方案》。医院从7月1日开始，利用三个月的时间，在全院范围内开展争当"医疗标兵"活动，到9月底前，将分别评选出"技术标兵、服务标兵、标杆窗口、标杆科室"进行表彰奖励。

（三）营造党建好风气，全力建设清廉医院

院党委以"党风清正、院风清朗、医风清新、群众满意"为立足点，全面打造清廉医院。严格履行"一岗双责"，强化医院党委领导的领导核心和政治核心作用，既要抓好党建工作也要抓好业务工作，切实履行分管职责，实现党内政治生活严肃规范，民主集中制得到有效执行。通过开展"纠正'四风'和工作作风、工作纪律专项整治""正定县医药领域腐败问题集

中整治""医药购销和医疗服务不正之风专项整治""收受红包、回扣专项整治""大排查、大整风、大整顿专项整治"、警示教育等活动，以中层干部座谈会、领导班子专题民主生活会、支部党员大会等形式深入查找思想意识、行业纪律、管理漏洞、制度空隙、责任缺位、工作作风等方面存在的问题，列出问题清单、制定整改措施、明确完成日期及责任人，解决医院发展中的瓶颈问题，持续推进党风廉政建设、反腐败工作、工作作风建设向纵深发展，从而推动领导班子转变工作作风，增强群众工作本领，提高履职能力。打造一支信念坚定、技术过硬、一心为民、风清气正的医疗队伍，构建了院风清朗的行业生态。

2022 年以来，医院党委持续开展"提标准、创亮点、严风纪、强担当"作风纪律专项整顿、优质医疗服务活动，先后下发《正定县人民医院作风纪律专项整顿工作方案》《正定县人民医院优质服务行为规范》，重点从医院职工思想、作风、纪律等方面作出详细规定，牢固树立"以病人为中心"的服务理念，进一步强化医务人员责任意识、服务意识、自觉意识。通过持续对相关方案和制度的落实情况进行监督检查，医院职工劳动纪律得到整顿、工作作风发生显著改变、管理制度得到落实，全院掀起"弘扬正能量、技术赶帮超、服务创一流"的热潮。

（四）凝聚党员先锋力量，勇于担当勤作为

2020 年初，武汉发生新型冠状病毒感染疫情，以及后续全省全国多地出现感染病例，医院积极响应，服从上级安排，号召医院党员争当先锋。除先期派出 4 名护士援鄂外，根据疫情发展情况，又先后派出有众多党员在内的 200 余名医务人员分别到雄安新区、衡水市故城县、廊坊市霸州市、石家庄市桥西区、新乐市、上海等地支援核酸采集及转运任务，圆满完成各项防疫支援任务；2022 年，医院 6 名同志赴北京冬奥会张家口赛区，参与冬奥会、冬残奥会疫情防控和医疗保障工作并圆满完成了任务，得到北京冬奥会运行指挥部的充分肯定。医务人员以实际行动诠释了"敬佑生

命、救死扶伤、甘于奉献,大爱无疆"的崇高精神,得到当地政府高度认可及肯定。其中多名同志因工作突出,发展成预备党员和入党积极分子。

在本地疫情防控工作中,作为全县新型冠状病毒感染的筛查定点医院,医院党委认真贯彻落实党中央号召和上级部门决策部署,在院党委和领导班子领导指挥下,组织成立专家组、院内梯队、高标准改建发热门诊、核酸检测实验室、组建县内隔离点、方舱医院等任务,医院克服人手少、任务重、身体高负荷工作等种种常人难以想象的困难,与时间赛跑、与病毒斗争,夜以继日在最危险、最艰苦的"战斗"一线,不计困难、不讲条件,圆满完成了各项工作,以实际行动践行人民至上、生命至上的铮铮誓言。医院146名在职党员充分发挥了战斗堡垒及攻坚核心作用,在疫情防控各条战线上与广大医务人员共同为有效阻止疫情蔓延作出重要贡献。2020年,在省委、省政府组织的河北省抗击新冠肺炎疫情表彰大会上,正定县人民医院党委荣获全省先进基层党组织、正定县人民医院荣获河北省抗疫先进集体、一名援鄂护士荣获河北省抗疫先进个人。

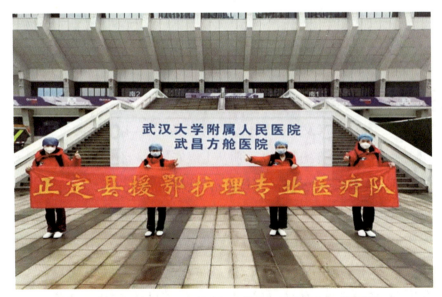

正定县人民医院派出四名护士援鄂抗击新型冠状病毒感染疫情

三、弘扬医院文化，传承良好医风

正定县人民医院在 70 余年的发展过程中，在抓业务促发展同时，始终本着"文化兴医、文化兴院、文化兴业"的理念，以文化凝聚共识，以文化塑造品牌，以文化铸造精神，夯实文化底蕴，为推动医院高质量发展增添新动能。

1974 年春季，石家庄地区卫生局在正定县人民医院开办了胸外科学习班。邀请中国人民解放军总医院（301 总医院）知名胸外科专家黄孝迈、苏鸿熙亲临授课、手术并指导手术实践，1976 年，医院开展胸外科手术（食管癌上、中、下段切除，肺叶切除），结束了不能开胸的外科手术历史。

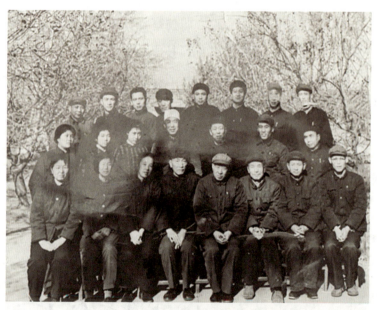

1974 年，胸外科学习班专家和学员合影

1976 年唐山大地震发生后，医院先后派出 20 名医务人员赴唐山进行抗震救灾工作，同时在正定本地救治伤员 180 余名，1977 年 4 月获得中共河北省委、河北省革委会颁发的"无私支援情谊深，团结抗震为人民"的奖状。

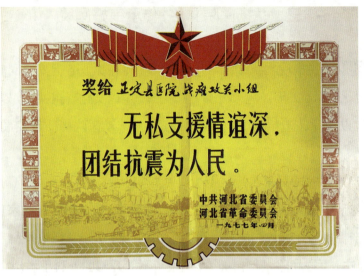

1978 年，医院内科案例《急性心肌梗塞心脏骤停抢救成功一例报告》，在石家庄市地区卫生局、科委主办的科技成果奖励大会上获得一等奖。同年，医院《在农村防治冠心病抢救急性心肌梗塞的研究》获得全国科学大会二等奖，内有时任国家主席华国锋的亲笔题词。

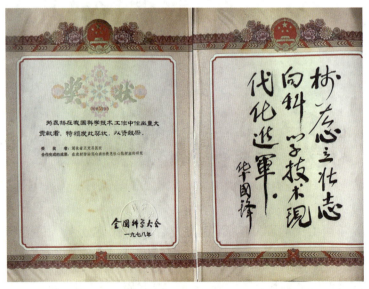

1978 年，正定县人民医院的学术文章《在农村防治冠心病抢救急性心肌梗塞的研究》荣获全国科学大会二等奖

1983 年 3 月 29 日，正定县《招贤纳士的"九条规定"》在《河北日报》刊发，在"九条规定"的感召下，正定县引进了几十位优秀人才，为正定县人民医院的技术人才有国际著名眼科专家、北京同仁医院副院长张晓楼教授和邢台市威县医院副院长、外科专家徐用明同志。

国际著名眼科专家、北京同仁医院副院长张晓楼教授（正定籍）自1983 年下半年，带领北京同仁医院和眼科研究所的专家张士元、孙葆忱及河北省市著名眼科专家每年一至两次来正定培训医务人员，举办各种学习班，亲自培训讲课，普及眼科知识和防盲治盲知识，带领正定县人民医院的医生下基层开展防盲筛查工作。1983—1986 年，张晓楼教授带领团队在县、乡医院为群众医治眼疾，先后普查 30 112 人，实施复明手术 2 139人。张晓楼教授团队的到来，使正定县医院眼科人员有了更多和省会、北京以及国际高级别眼科专家对接和学术交流的机会，不仅带动了医院眼科技术的跨越式发展，也使正定县的防盲治盲工作提升到前所未有的高度，正定县多次被评为全国防盲治盲先进县。

2024 年 3 月 21 日，"北京同仁专家走基层河北正定公益行"活动在正定县人民医院成功举办，进行了大型义诊、教学手术、疑难病例会诊、查房等活动，赢得了社会巨大反响，中央电视台、新华社、《北京日报》等媒体纷纷发布了这次公益行活动。正定县人民医院加入了由北京同医院牵头成立的全国眼科联盟、全国耳鼻咽喉头颈外科联盟，延续北京同仁医院和正定县特殊的历史渊源，传承张晓楼教授当年服务桑梓的火热情怀和无私大爱的科学奉献精神。

徐用明同志原在邢台市威县医院担任副院长兼外科主任职务，是当地非常著名的外科医生，在"九条规定"的感召下，回到正定县医院工作，担任县医院党支部书记、院长，和其他业务骨干组成了老、中、青相结合的县医院领导班子。从此正定县医院面貌有了大幅度改观，带动了医院快速前进的步伐。两年内，开展新技术项目 38 个，门诊人次、住院人数、开放床位、社会效益不断突破新纪录。改革成效受到省地县领导的重视。1984

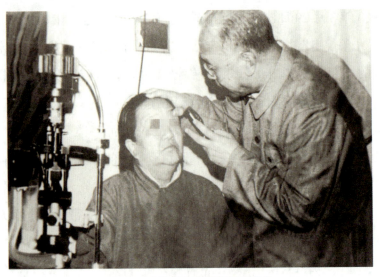

著名眼科专家张晓楼为群众看病

年，县医院的改革经验在承德召开的省卫生经济改革会上进行了大会交流，徐用明等人撰写的论文被河北省哲学社会科学研究院作为84年国庆献礼上报中央。徐用明应邀在省县医院院长学习班上做了医院改革经验专题报告。

为充分展示医院历史变迁和深厚文化积淀，医院历时半年时间，于2019年10月，将医院院史馆建成，成为弘扬医院优良传统的平台和医务人员爱岗敬业的教育基地。

近两年来，医院党委先后组织党员到革命圣地西柏坡接受红色教育、到正定塔元庄学习传承习近平总书记在正定工作期间留下的宝贵思想财富、精神财富和实践成果。此外还组织观看正定县十处革命遗址。通过制作党史展览、抗疫展览、重温入党誓词、唱红歌、开展党史学习、党纪学习教育等活动，传承红色精神，激发全院职工一心向党、奉献岗位的激情。

医院的党员和其他医务工作者牢记治病救人的共同使命。先后涌现了多位党员和普通医务人员在危急关头挺身而出，救治街头、公园猝死群众的事例，这些在关键时刻施救的"见义勇为好医生、好护士"事迹被中央电视台以及河北省电视台等重要新闻媒体报道，引起了巨大社会反响，形

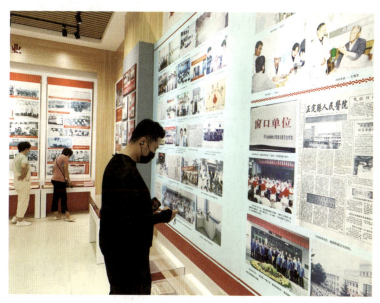

记者参观正定县人民医院院史馆

成一支弘扬社会正能量，彰显新时代新风采的见义勇为群体。

为进一步深耕医院文化，医院紧紧围绕"实干兴院、追求卓越、患者至上、质量第一"的医院核心价值观，联系医院实际，开展"道德讲堂""文化讲堂"活动，邀请院内外专家进行授课，提升医院人员的思想境界和个人素质。此外，以医院文化和医院核心价值观为题，开展医院文化全员培训，并进行考试考核。以上活动的开展大大激发了干部职工爱岗敬业、拼搏进取、无私奉献精神，增强了医院的向心力、凝聚力和战斗力。

2023年以来，医院30余名同志先后在省市级专业技能大赛中荣获多项团体和个人奖项：石家庄市"科普惠健康"护理科普竞赛中荣获团体一等奖；石家庄市危重孕产妇救治技能大赛二等奖；石家庄市健康科普作品大赛决赛二等奖；2023年"心动燕赵——心电图技能大赛"三等奖及优秀奖；石家庄市院前应急拉练暨卫生应急知识培训第三名；河北省第二届产科护理科普演讲比赛个人优秀奖；河北省手术室专业职业技能竞赛个人优秀奖等。荣誉背后，是医院重视医院文化传承，为医院高质量发展注入新动能的具体体现。

四、学科为根，广开渠道助力医院发展

（一）以专科建设为重点新项目技术补短板

医院按照"突出重点、发展特色、均衡发展"的学科建设思路，对优势特色学科重点发展，一般学科重点扶持，让更多院级"拳头科室"步入市级重点发展学科行列。在胸痛中心、卒中中心通过国家资质认证的基础上，2022 年 11 月，医院高血压达标中心建设也顺利通过中国心血管健康联盟验收，为提高胸痛患者、脑卒中患者、高血压患者救治率、降低致残率和死亡率提供了正定特色样板方式。在医疗技术飞速发展的今天，新技术、新项目是医院创新发展的形势，是医院医疗技术水平和专业水平提升的重要标志。2022 年 7 月 29 日，正定县人民医院与石家庄市综合医院适宜卫生技术推广项目进行学科建设提升对接会，学习市级医院先进经验、先进技术，为医院传技术、带人才、补短板，提升医院整体技术和服务能力，从根本上解决"大病不出县、看病难、看病贵"问题。2023 年 3 月，医院肺结节门诊开诊；4 月，尿失禁与盆底疾病门诊开诊，充分发挥了医院优势学科和特色学科的作用，针对性提高医院医疗质量和服务能力；5 月 27 日，由河北医科大学第二医院、第三医院、第四医院组成的专家团，对医院开展适宜卫生技术推广项目学术活动；10 月 24 日，河北省卫生健康委县级综合医院适宜卫生技术推广项目"辅助装置在骨与关节 X 线摄影中的临床应用培训班（正定站）"在医院举办。2024 年 3 月 27 日，筹办河北省适宜卫生技术重点项目"基层医疗机构心肺复苏全员培训与公共普及（正定站）"……以上活动的成功举办，进一步提升了医院学科建设能力和整体医疗服务水平。

医院积极拓展新的手术项目，目前，医院的特色技术包括泌尿外科输尿管软镜技术，妇科盆底生殖整复技术，骨科关节镜技术，外科胸腔镜技术，心脏、神经、外周血管介入等技术，做到内科外科化、外科手术微创化，技术水平得到了大幅度提升，让更多患者足不出县就享受到经济、高质的医疗服务。

（二）以医联体等合作乘势而上谋新局

近两年来，在医院党委的领导下，正定县人民医院审时度势，充分发挥地域优势，落实京津冀一体化发展战略，借势借力，广泛开展医联体合作和专科建设项目对接。2022年7月15日，与河北医科大学第一医院建立紧密型医联体；2023年3月2日，与河北医科大学第一医院建立肺结节专病联盟；2023年3月10日，医院加入两江盆底医学专科联盟；2023年3月30日，与天津医科大学口腔医院建立医联体合作；2023年4月21日，与河北医科大学第二医院儿科相关领域结成联盟单位并加入会诊单位；2023年5月6日，成为河北医科大学第二医院协作医院；2024年2月27日，与河北省胸科医院建立医联体合作；2024年3月21日，加入由北京同仁医院牵头成立的全国眼科联盟、全国耳鼻咽喉头颈外科联盟；2024年7月12日，与河北省人民医院建立医联体合作，并于8月6日在正定县人民医院建立"名医工作室"……与上述医院建立医联体及联盟合作，将重点在学科建设、信息化建设、人才培养、技术支持、远程医疗等方面开展全方位对接与业务交流，推动医院学科建设规范化、标准化和同质化发展，努力构建"基层首诊、双向转诊、急慢分治、上下联动"的分级诊疗格局，促进医疗技术与管理服务得到大跨步的提升。在信息化建设领域探索医疗资源一体化合作模式，进一步完善县域医疗服务体系建设，提高优质医疗资源区域辐射能力，实现医疗资源均衡布局，为广大人民群众提供更加优质服务。

（三）纵深推进紧密型县域医共体建设

以正定县人民医院为牵头医院组成的紧密型县域医共体，自2022年成立以来，紧紧围绕理念上、关系上、结构上"三个紧密"推动工作，打造了"思想同心、目标同向、行动同步"的医共体文化理念，建立了垂直化领导体系和扁平化管理模式的行政管理模式，初步实现了县强、乡活、村稳的县域医疗服务体系。目前医共体建设已初显成效，2023年医共体建设数据较2022年实现了"五升三降"的良好局面：县域内基层医疗卫生机构诊疗人次占比 62.8%，增长 3.8%；县域内就诊率增长 13.8%；基层医疗卫生机构床位使用率增长 28.4%；牵头医院出院患者 25 780 人次，增长 11.2%；三四级手术开展 3 016 例，增长 18.2%；药品耗材使用占比下降 6.7%；住院次均费用下降 10.51%；门诊次均费用下降 17.2%。在医共体建设的统一带动下，乡镇卫生院整体水平得到明显提高。一是优质服务基层行和社区医院建设成效显现。在医共体资源共享，正定县人民医院帮扶、指导下，正定县 9 所乡镇卫生院全部达到优质服务基层行基本标准，其中曲阳桥中心卫生院和新城铺镇卫生院已经达到优质服务基层行推荐标准，并且曲阳桥中心卫生院已经建设成为社区医院。二是基层医疗机构特色发展明显。曲阳桥中心卫生院的中医疼痛科已经挂牌省级特色专科，2023 年累计服务患者 8 292 人次。正定镇卫生院口腔科得到了广大群众的认可，2023 年接诊患者 1.33 万人次。2023 年正定县提出"大中医、小手术"的工作理念，在乡镇卫生院做强中医药服务，推广包皮、疝气等一级小手术开展。到目前，9 所乡镇卫生院中医药服务人次达到 2.4 万余人次，上报开展的外科小手术已经有 346 例。

在河北省卫生健康委、河北省医改办等四部门联合印发的《2023 年度紧密型县域医共体省级验收暨示范县评价工作情况的通报》中，正定县以 A 档成绩高质量通过省级验收，被命名为 2023 年度紧密型县域医共体建设省级示范县，正定县人民医院作为牵头总医院起到重要作用。2024 年 7 月 25 日，在石家庄市卫生健康委发布的《关于 2024 年医共体建设院长擂台赛评比结果的通报》中，代表正定县医共体出赛的正定县人民医院院长荣获了优秀等次，石家庄市卫生健康委对正定县医共体予以了通报表扬，本次竞赛获奖，充分展现了正定县人民医院领导的风采，也是对正定县医共体建设的高度认可。

（四）创新服务载体优质服务利民便民

医院党委不断深耕党建与业务工作互促融合，党员履行"医务工作者"

和"党员"的双重责任，着重从最贴近患者的需求入手，持续优化就诊流程，不断优化便捷和惠民服务措施，不断提升全县群众良好的就医体验。2022年5月，被列为正定县十项惠民利民实事之一的"一卡通变卡卡通"落地实施；同年10月，医院与正定县慈善总会签署合作协议，出台惠民措施，帮助更多老年白内障患者重见光明；2023年5月，医院正式启用"诊间结算""医保双通道电子处方流转"服务，进一步优化医保便民服务措施；开展医护共同查房，实行治疗、护理、康复一体化服务；邀请国家、省市级专家常态化坐诊，让县域群众在家门口就能享受到专家优质医疗服务；实行妇产科晚间门诊、外科门诊夜间正副班制度；开展"家医有约·健康惠民""健康教育进校园""健康知识进社区"活动等一系列便民惠民措施。进一步普及健康知识，提升服务内涵，满足群众就医新需求，大幅度提升群众就医获得感、幸福感、安全感。2024年，医院继续创新服务模式，医院根据目前互联网的优势，6月开展"护士到家"护理延伸服务，打通护理服务"最后一公里"，真正将护理延伸服务送到患者身边；截至7月，医院已经陆续为患者进行了中心静脉导管维护、导尿术、换药术等多项护理服务，有20余位患者接受了"护士到家"服务，受到普遍认可与好评。

（五）实现新院区顺利启用提升服务能力

新院区项目建设作为正定县有史以来公益性建筑规模较大的工程之一，从开始规划到实施建设，得到了县委、县政府和上级卫生健康行政主管部门倾力支持。该项目自2019年5月开工以来，医院及承建单位以高度负责的精神，以"人民群众时刻关注着我们工作进度"的紧迫感，严格管理、合理规划、统筹安排，克服重重困难，迎难而上，抢抓工期，严把质量关，确保了新院区工程如期高标准建设。目前，一期工程顺利完工，设施设备已完善，于2024年1月6日医院完成整体搬迁并顺利启用，目前二期工程已封顶。

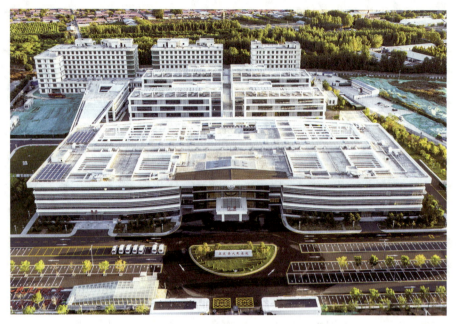

正定县人民医院新院区鸟瞰图

新院区位于正定镇兴德路 39 号，总建筑面积 14 万平方米，建设总床位 1 000 张，一期建设急诊部、门诊部、住院部、医技科室、病房部、保障系统、地下车库等设施。二期主要建设感染性病区、高标准急救中心、住院楼、体检中心、信息化机房、高压氧舱等。新院区配套设施包括接诊专用通道、呼叫系统、集中供氧、负压站、气动物流、消毒供应室、污水处理系统、医疗垃圾处理系统等。

新院区根据各科室提出的改造申请，依据最新的院感要求，对 24 个临床科室、9 个医技科室等，进行了科学合理的规划、调整和布局；新院区购进了百余台的磁共振成像、CT、数字 X 线摄影、钼靶、彩色多普勒超声设备，进一步提高诊疗水平，为县域人民群众获得更精准、更便捷医疗服务提供坚实保障；信息化建设也是医院现代化建设的重要组成部分，同样也是提高医院管理工作效率和医疗工作质量的重要途径。新院区按照三级医院信息化要求，全面更新 HIS、LIS、PACS、电子病历系统、院感综合监控系统、体检管理信息系统、合理用药系统、医保智能控费系统、临床路径系统、重症管理系统等的医疗信息化系统，实现医院信息化的互联网化、智慧化、一体化、平台化建设。新院区的启用，极大改善了县域群众就医诊疗环境，提升了患者的就医体验。同时，随着新院区医院规模、医疗设备、技术、人才的升级，医院将站在一个前所未有的发展高度，进入医院高质量发展的快车道。

从艰苦奋斗的年代到如今的高质量发展，正定县人民医院在公立医院党建历史长河中，不忘初心、牢记使命，立足新发展阶段，贯彻新发展理念，构建新发展格局，充分发挥党委领导核心和政治保障作用。今后，正定县人民医院将继续秉持初心，创新发展，以习近平新时代中国特色社会主义思想为指导，全面贯彻落实党的二十大精神，持续抓好党委三大主体责任，对标公立医院党建要求，逐步将党的领导融入医院各个方面。并牢牢把握医改发展机遇，积极创建三级医院，不断提升医院核心竞争力，助力医院腾飞，为县域群众安全优质医疗服务提供坚实保障。

第十三章

以人民的名义办人民满意的医院

——山东省威海市威海卫人民医院党建案例分享

历史，忠实地记录着一个国家卫生健康事业由弱到强的飞跃，也承载着中国最东端小城——山东省威海市中心的威海卫人民医院68年"为民而生"的执业荣光，见证着这座医学殿堂"为民服务"几十年不变的铿锵步履。

一、为民而生，小城卫生院长成二级甲等综合医院

1956年，威海卫人民医院的前身——威海市复康联合诊所、威海市中医联合诊所和威海市牙科联合诊所分别成立。1959年，三家诊所合并，正式组成了威海市城厢卫生院，职工只有35人。1959年底，由于威海市城厢人民公社更名为市区人民公社，医院随之更名为威海市区医院。

1964年，医院更名为威海市市区卫生院，当时医疗设施设备严重匮乏，连基本的X线机、超声机、心电图机等辅助设施都不具备，诊疗技术停留在较低水平。1975年，医院搬迁至青岛北路70号新院址，设立正规病房、成立医护办公室和护理组，同时设立了门诊注射室兼换药室，逐渐建立起护理查房、核对等制度。门诊以综合门诊、综合治疗的形式为主，全院设置病床35张，平均日门诊就诊人数10余人，日住院5～10人。

1985年，医院被威海市人民政府命名为威海市第二人民医院，隶属威海市卫生局直接管辖。共有职工63人，其中专业技术人员55人，行政后勤8人，开放床位57张，年门诊人次2.9万，年住院患者695人次，年手术27人次。

1987年威海市成立地级市并设区后，1988年医院正式更名为威海卫人民医院，隶属环翠区卫生局管辖。当时医院建筑面积1 200平方米，生活用房500平方米，共有职工70人，其中专业技术人员61人，行政后勤9人。开放床位57张，设有外科、内科、妇产科等10个科室。

1996年，医院门诊大楼开始接诊。建筑面积6 797平方米，全院共有职工154人，开放床位120张，设有外科、内科、妇产科、中医科、五官科、

检验科、B超室等12个科室。年门诊人次7.9万，年住院患者2 010人次，年手术956人次。

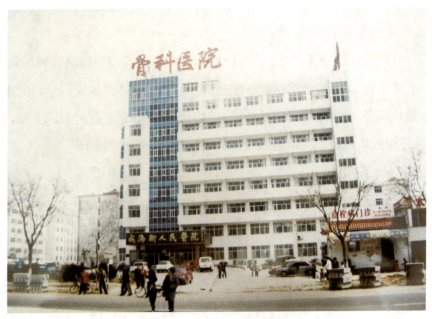

1996年建成投入使用的门诊大楼

2001年，医院外科病房大楼竣工并投入使用。建筑面积12 000平方米，设病区10个，病床350张，全院共有职工201人，新增了普外科、神经外科、创伤关节外科、显微外科、儿科、心内科、消化科等科室。年门诊人次达13.7万人，年住院患者数达3 743人次，年手术量为1 915人次。

2007年，医院新建内科病房大楼搬迁投入使用。建筑面积17 000平方米，主体高度17层，又增设有创伤骨科、神经外科、脊柱外科、泌尿外科、血液透析室、肾内分泌科、眼科、耳鼻喉科、神经内科、呼吸内科等科室。年门诊人次达15.4万人，住院患者达1.1万人次。与2001年相比，门诊增加约2万人次，住院人数增加了2倍多。

2017年，医院新建教学科研病房楼建设基本完成。到2017年底，医院总占地1.5万平方米，至此拥有门诊大楼、外科大楼、内科大楼、教学科研病房大楼及眼科、耳鼻喉科、口腔科辅助用房等建筑面积共6万余平方米。共有职工 875 人，开放床位 850 张，开设骨创外科、手足外科、神经外科、肾内科、妇科、产科、儿科、消化内科、耳鼻喉科、眼科等 43 个临床科室，全年医院门、急诊总诊疗人次达 23.6 万人次，住院患者达 2.99 万人次，完成住院患者手术 7 700 例。

2019 年至今，医院提出"打造服务质量、服务能力和医院管理优质化'三个优质化'建设，创建精致医院品牌"总思路，围绕"做强门诊、做细病房、做优服务、做精技术、总量可控、结构合理"的精致医院建设总方向，扎实推进精致医院建设持续健康发展。

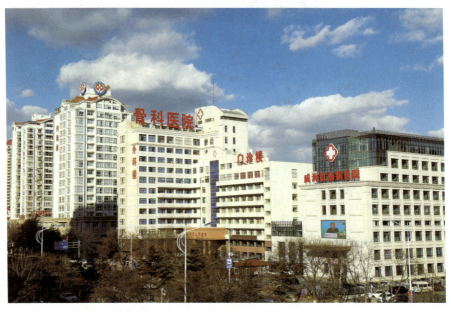

医院大楼全景

68 个春秋，威海卫人民医院从建院初期仅能开展小型普外手术、骨科仅限手法正骨和常见病治疗起步，经过一代代干部职工的刻苦钻研、创新求索，到今天骨科的省级临床重点专科、县级区域内的龙头医院，这些都离不开医院"团结、奉献、严谨、创新"的精神传承。

二、坚持为民服务导向，以"改革创新"构建高质量发展新格局

威海卫人民医院之成，贵在创新，成在创新。

（一）发挥龙头作用，带动基层医疗服务能力提升

医院所在的威海市是首批国家公立医院综合改革示范市。作为威海市中心区——环翠区医联体建设的龙头医疗机构。威海卫人民医院充分践行"医共体内人员统筹使用、技术资源共享、业务分工协作、管理和服务同质同效"理念，担起环翠医院集团龙头重任，主动建立完善医联体有效运行机制，积极主导、参与优质医疗资源辐射和下沉。

2019年起，院党委牵头4家镇卫生院和5家社区卫生服务中心组建县域纵联合作，并陆续选派四名业务骨干下沉到基层医院，以"业务院长"的身份强化基层卫生院建设。同时，每周选派各专业骨干到基层对口支援单位进行门诊、手术、业务查房、讲座等工作，帮助基层医院提高疾病的鉴别诊断能力，提高专业素养。

2020年，积极参与环翠区大力推行的远程诊疗服务体系建设，牵头成立环翠医院集团区级远程影像诊断中心。通过区域医疗影像资料的互联互通、资源共享，创建起了"基层检查、上级诊断"的远程影像会诊共享模式。远程影像诊断中心成立后，区域内基层医疗卫生机构只要将患者影像检查数据上传至威海卫人民医院影像诊断中心，由副高级以上专家阅片诊断后，诊断结果就将在第一时间反馈至各基层单位，实现了"乡镇检查、县级诊断、省级会诊、结果互认"。据统计，2020年至2023年，医院影像科共计为羊亭镇中心卫生院、温泉镇中心卫生院、张村镇中心卫生院影像会诊68 589人次。2022年3月，医院又与4个乡镇医院和5个社区卫生院建立了心电网络诊断中心，实现了心电图的远程诊断，截至2023年心电网络中心远程会诊21 623人次。其中不乏急危重症患者，众多基层患者在这里

接受同质化服务，找到"医"靠。

与此同时，医院牵头建设基层卒中、胸痛、创伤等六大中心，建设病案、创伤、影像、检验、护理等质控中心，促进医联体单位的协同发展，提升县域医疗水平；畅通双向转诊平台系统，县、乡医疗机构实现微信群内病史共享，方便连续就诊。

在提升基层医疗卫生服务能力上，医院还创建了"区—镇—村"互动机制，科室对接家庭医生团队包干负责，医生包村进行慢病指导，落实了"医通、人通、检查通"的目标，基本实现了环翠区范围内"小病不出镇、大病不出县"的目标。自2019年以来始终坚持组织医生队伍每周入村开展志愿巡诊服务活动，通过测量血压、健康咨询、送医上门等送温暖活动，为广大村民朋友普及医疗卫生健康知识，让基层群众在家门口就可体验到专家的精湛医术和医疗服务。截至2023年，医院参与巡诊医护人员有698人次，巡诊乡村345个，受益村民3 495人次。

（二）强化科学管理，推动医院精细化发展

医疗服务能力的提升，有威海卫人民医院赓续60多年的"人民医院为人民"的光荣传统、有现代医院管理制度的完善、有分级诊疗制度的有效落地，也有医院党委主动担当，对国家公立医院改革各项要求的积极推进，对二级公立医院绩效考核工作的抓细抓实。

自2019年国家二级公立医院绩效考核工作开展以来，医院党委高度重视。五年来，医院以绩效考核为抓手，紧紧围绕"指标导向、质量管理、专科建设、运营发展"中心主线，结合实际、整合资源，把"国考"标准融入日常诊疗工作中，规范医疗服务行为、加强内部运营管理，引领医院实现高质量发展。一方面结合二级公立医院绩效考核和现代医院管理制度，科学规划年度考核工作，落实院科两级质控考核，突出精细化管理，实现各项考核指标持续向好；另一方面强化优势专科建设，拓展专科联盟合作，注重专业人才培养。医院的骨科特色深入人心，专科优势日益凸显，成为

一个与国内外同步、传承有序的医护团队，多项技术达到了高、尖、精的国内骨科技术发展先进水平，医院核心竞争力得到持续提升；另一方面积极优化门急诊服务能力，持续巩固有温度的护理服务，提档升级患者满意度测评工作，坚持需求和期盼导向，持续提高群众满意度。

在 2019—2021 年度全国二级公立医院绩效考核中，医院实现全省第十五名、第五名和第一名的排名"三连升"，2021 年度以 865.53 分成绩领跑全省 153 家二级公立医院，取得全国第 9 名的优异成绩。

三、提升为民服务水准，以"特色学科 + 人才精进"双引擎锻造服务新本领

学科建设、人才精进是医院改革与发展的永恒主题，是医院核心竞争力和品牌实力的象征。威海卫人民医院党委坚持"科教兴院"，多年来始终把"打造群众信赖品牌"作为推动学科建设的重要标准，在骨科品牌建设和中西医结合传承创新发展上下功夫，坚持人才引进和人才培养齐头并进，锻造医院为民服务本领。

（一）学科建设"出实招"

为支持专科建设，院党委每年提取年度业务收入的 5% 作为重点专科建设与学科发展建设的专项基金，对重点专科开展新业务、新技术所需设备进行优先、重点配置，对优势专业与学科所需人才，进行优先引进。通过建立专科联盟，带动学科提升发展；通过引进学科带头人、外聘专家，引领弱小学科发展；通过专业分组，促进学科亚专业发展。为各学科制定一科一策高质量发展方案，在有条件的科室开展学科带头人、党建带头人"双带头人"建设，以党建带动技术创新。

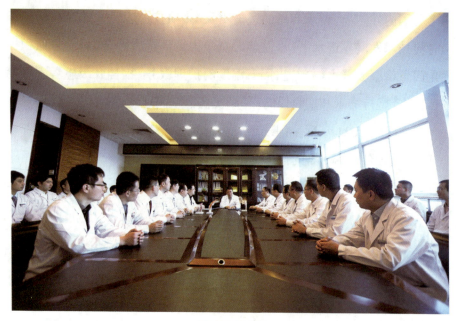

骨科医疗团队

　　具体到特色学科打造上，从二十世纪九十年代起，院党委就提出要将发展的重点放在骨科上，全力打造并擦亮骨科品牌。多年来，医院一直努力打造骨科重点技术品牌，集中优势资源，大力加强重点专科内涵建设，各科专业逐步精细化。经过40多年的发展，医院骨科从只能开展骨折手法整复治疗的小科室，逐步精细化发展成为包含骨创外科、手足外科、关节外科、关节骨病科、脊柱一科、脊柱二科五大亚专科六个病区的大骨科，拥有床位304张，年门急诊量达5万人次，年出院患者数超过8 400余人次。2022年骨科手术量达到5 000余人次，占医院手术的48%以上。

　　2015年，骨科被威海市卫生计生委评为市级临床重点专科。2020年，大骨科又被确定为山东省县域省级临床重点专科。近年来，随着骨科技术的日渐成熟，大骨科逐渐向微创骨科倾斜和发展，关节镜手术范围已涵盖膝、肩、肘、髋、踝、距下、腕关节等，诊疗技术与国内一流技术水平接轨，开展的各类关节置换术、关节镜手术，椎间孔镜微创手术、微创治疗骨伤等特色诊疗技术均达到国内先进水平。

同时，打通"上形式"医联体合作通道。2015 年，医院加入北京积水潭医院积水潭骨科研究联盟，成为中国中西医结合学会骨科微创专业委员会脊柱内镜学组椎间孔镜 BEIS 技术培训基地。2016 年，成为膝关节不均匀沉降学术联盟加盟医院。2018 年，成为北京大学关节病研究所骨关节疾病综合防治联盟成员单位。2020 年，中华足踝医学教育学院专家工作站落户医院，开展足踝医学培训工程。2021 年，加入山东省专科专病联盟髋关节微创诊疗与保髋联盟。2022 年，成为山东省骨标志物应用联盟理事单位，与山东第一医科大学附属省立医院合作，成为山东省经后路单侧双通道关节镜下脊柱内镜手术（unlateral biportal endoscopiy，UBE）技术推广联盟会员单位及区域培训中心。2023 年，与山东大学第二医院合作，加入山东骨科专科联盟。2024 年，成为山东半岛手足显微外科联盟理事单位、山东省脊柱侧弯防治联盟会员单位。

依托于大骨科优势，医院康复医学科也快速发展成为集中西医康复于一体的综合性科室。目前已设立针灸、推拿、艾灸、理疗、物理治疗大厅、作业治疗室、言语治疗室、康复评定和儿童康复 9 个诊疗区，开展针灸、热敏灸、推拿、理疗以及运动治疗、言语治疗、认知治疗等 20 多种中西医结合的康复治疗服务。2019 年，医院成为山东特殊教育职业学院和山东中医药高等专科学校的定点教学实习基地，被威海市卫生健康委评为市级临床重点专科建设单位，2020 年，被确定为威海市工伤康复定点医疗机构。2023 年，被评为市级临床重点专科。

另外，医院也全力推进肛肠特色品牌建设。医院肛肠科目前已建设成为全国肛肠治疗中心专家会诊基地，与海军军医大学第一附属医院（上海长海医院）肛肠科及南京市中医院肛肠科建立了良好的合作关系，定期对复杂性肛肠疾病进行会诊。肛肠科重视整体发展，将临床与科研紧密融合，积极结合现代医学知识探索新理论，如依据中医传统的"腐脱新生"理论，采用"蚀管"原理，以线代刀，先后首创了"隧道式对口拖线引流法""主管拖线法"等方法，做到了微创治疗。

（二）人才引育"有方法"

人才是事业发展最宝贵的财富，是党执政兴国的根本性资源。医院党委坚持党管人才原则，坚持把更多高层次人才吸纳进党组织、团结在党组织周围，按照"人才兴院，人才强院"的方针，秉承高端引进与整体开发、引进与培养并重的发展思路，积极构建"用事业凝聚人才、用实践造就人才、用机制激励人才、用法制保障人才"的人才队伍建设机制，探索建立以医德、能力、业绩为重点的人才评价体系，坚持"请进来，走出去"人才培养战略，让关键岗位有党员把关、关键时刻有党员带头，使党员人才成为医院发展的关键力量，培养和造就了一支德才兼备的人才队伍。

外引——"人才引进"，医院党委把好入口关，加大人才引进力度，临床医生以招聘硕士研究生为主。2013 年底，医院职工共 692 人，其中高级职称 49 人，占总人数的 7%，硕士 41 人，占总人数的 6%。截至 2023 年，医院职工 963 人，具有高级职称资格 200 余人，占比 21%，硕士 138 人，占比 14%。高学历基本集中在临床医生岗，临床医生硕士研究生学历占比为41%。

内育——"人才培养"，医院党委坚持把新时期医院人才的素质定位于"品德、服务、技术"，把人才培养的目标定位于对医院事业忠诚度高的专业技术人才与经营管理人才。近十年来，有 220 余名青年技术骨干，远赴北京、上海等省部级以上医院学习深造，三名青年技术骨干远赴美国、英国、日本等国际名校进行交流学习。另有四名骨科骨干、一名消化内科医生和一名妇科医生远赴非洲坦桑尼亚和我国青海、重庆等地进行支医扶贫。医院还培养了山东省优秀医师 1 人、山东省先进工作者 2 人、威海市优秀中青年骨干人才 2 人、威海市优秀青年中医师 1 人、威海市先进工作者 1 人、威海市环翠区中医临床技术骨干 2 人……一支与医院医疗卫生需求相适应的用得上、留得住的卫生人才队伍正在这里茁壮成长。

收获——"人才硕果"，水激石则鸣，人激志则宏。多年来，医院始终秉承全面落实"科教兴院"的发展战略，制定了关于学术成果奖惩办法的相关规定，对科研立项、获奖、发明专利的临床转化、学术论著出版等均设项立奖，对取得的学术成果给予奖励，积极鼓励和调动广大医院职工开展学术研究的积极性和创造性。截至 2023 年，医院近五年发表 SCI 论文共 10 篇，其中以第一作者发表的有 3 篇，系数最高为 1.469。发明专利 2 项，实用新型专利 49 项。医院为山东省医药卫生科技发展计划项目、山东省中医药卫生科技发展计划项目、威海市中医药科技项目中的"威海卫人民医院团队"设项立奖 9 项，向多位在威海市科学技术奖、威海市自然科学优秀学术成果奖等 24 个奖项中受表彰的个人发去喜报，为优秀学科带头人建立市级创新工作室 3 处。

四、激发为民服务动能，以"品牌建设"激活医院内部组织新活力

开展党建品牌建设，是推动全面从严治党向基层延伸、提升基层党组织政治功能和组织功能的重要载体。威海卫人民医院按照威海市委"用站位、用实绩、用口碑、用廉洁"的用人导向，选优配强医院党政领导班子成员，按照"一支部一特色党建品牌"工作格局，总结支部工作特色亮点、典型做法、成功经验，努力打造一批组织有活力、党员起作用、群众得实惠、立得住叫得响、可推广能传承的支部党建特色品牌。同时，积极倡树党员榜样，树立党员标杆，让党员这面旗帜高高飘扬在医院攻坚克难、服务群众的每一个现场。

（一）一支部一特色，擦亮党建品牌"新底色"

党建凝心，品牌铸魂。医院党委深入落实"党建统领、全面融合"工作要求，要求四个党支部以品牌创建活动为切入点，以争创五星级党支部为标准，在践行全心全意为人民服务宗旨、守护人民健康最前沿的具体实践中迈出基层组织建设新步伐、实现基层党建水平新突破。

医院外科党支部推出"坚持党建引领，加强学科建设，持续提升技术水平"党建项目，打造"精'医'求精、'手'护健康"党建品牌。通过推行"三线并进"工作法，成立威海首家保膝俱乐部，建立俱乐部微信群，医护人员24小时在线为患者答疑解惑。开办膝痛学校讲座，不断提高医疗技术水平，建立诚信的医患关系，在各项工作中充分发挥党员的先锋模范作用，切实做好百姓健康的守护者。2022年被威海市环翠区委组织部授予"环翠区优秀五星级党支部"荣誉。

医院内科党支部推出"以党建引领、促学术攻坚"党建项目，打造爱心、细心、耐心"三心"党建品牌。通过定期邀请上级医院专家到院开展"传帮带教"，促进医疗救治能力科学化、标准化、规范化，提升患者就医体验。成立"糖友会"，组建糖友微信群，坚持开展糖尿病健康知识讲堂，"线上"进行糖尿病知识宣传教育与互动，十几年坚持如一日。2011年起，每月走进乡镇、社区开展筛查糖尿病活动，为糖尿病患者免费测血糖，测血压，指导糖尿病饮食用药，每年免费测量血糖5 000余人次，累计受益群众5万余人。

医院行政科室党支部推出"服务群众传递温暖，做好群众贴心人"党建项目，打造"红色引擎、星火领航"品牌。坚持党建引领，以服务临床一线为目标，在运营管理、生活保障、学习培训、党群工作等方面，认真研究、制定切实可行的措施和办法，召开专题会议、专题培训，开展应急演练、行政查房、安全生产巡查、行政后勤部门走一线等行动，打好行政＋临床"组合拳"。

医院医技科室党支部推出"加强远程医疗协作，推动紧密型医联体建设深入发展"党建项目，打造"医心为民、健康之基"品牌。利用医技科室的优势资源，组织康复医学科专家定期走进共建社区，为困难家庭及有实际需求的群众开展健康查体、康复理疗活动，并根据社区需求，开展健康科普知识宣传讲座，提升群众的自我防护意识，减少病痛的发生。同时，成立"影像先锋服务小组"，由党员带动身边群众，主动延长工作时间，优化就诊流程,缩短患者就诊时间,每日接诊量提升 20%,为更多患者争取了治疗时间。

(二)一党员一标杆,赋能业务创新"新作为"

68 年来,始终融在威海卫人民医院全体党员血脉里的是争做"心中有党、心中有民、心中有责、心中有戒"模范党员的终身信仰,始终响在威海卫人民医院全体党员耳畔的是"更好满足人民日益增长的医疗卫生服务需求,更好建设人民满意的公立医院,更好推动公立医院高质量发展"的累累战鼓。

2020 年新型冠状病毒感染疫情发生后,医院党委将人民生命健康放在首位,严格贯彻坚定信心、同舟共济、科学防治、精准施策的要求,全面开展"救治防治、党旗飘扬、党员先行"行动,把新型冠状病毒感染救治防治作为践行初心使命、做到"两个维护"的重要实践,把党旗插在救治防治的最前沿。

在这期间,医院改造了发热门诊,打造了聚合酶链式反应(PCR)实验室,组建了感染性疾病科病区,承接"一点两区"患者,主管了多个隔离点以及环翠区定点医院。根据疫情防控形势的变化,不断修订各项应急预案,开展各项应急演练和培训,规范预检分诊、病房管理,开设"愿检尽检 应检尽检"窗口。

医院全体党员坚持"人民至上、生命至上",冲在疫情前线,带领广大干部职工一次次克服困难,一次次完成了"不可能完成的任务"。先后有283 人外派参与医疗支援工作,7 500 余人次外出支援核酸采样,6 950 人次参与疫苗保障工作,128 人次参与机场、高铁转运、方舱实验室、外出转运标本等工作。

3 年间,核酸实验室共检测标本 1 076 万人次,发热门诊接诊患者 1.3万余人次,收治"一点两区"患者共计 210 人。2022 年 12 月初,组织医护人员共 15 人组建环翠区方舱,共收治了 109 名轻型及无症状感染者,有效缓解了各级定点医院及市级方舱的救治压力。此外,医院成立了"党员先锋车队",29辆职工私家车志愿接送采样人员,平均每天出车42次,最多一天出车87次,让每一位外出参与核酸采样的医务人员顺利到达、平安返回,没有后顾之忧。

在医院党委的领导下,在全体党员干部的共同努力下,医院圆满完成了新型冠状病毒感染救治防治职责使命。医院被威海市委、市政府和威海市卫生健康委先后评为威海市先进集体、医疗服务先进单位,还有14人获得市级以上表彰及荣誉称号。

荣誉的取得是党员活力的释放,是医院党委严格落实"把方向、管大局、作决策、促改革、保落实"领导责任的成果。威海卫人民医院党委以患者满意、员工满意、党和国家满意为标准,不断完善医院党委会和院长办公会议事规则,构建党委统一领导、党政分工合作、协调运行工作机制。

在这里,党委书记坚持认真履行"第一责任人"职责,班子成员切实履行"一岗双责"制度,带头抓意识形态工作,班子成员严格按照党建工作组织领导与责任分工要求,切实履行工作职责,带头抓好党建工作保障。同时,医院把党风廉政建设作为重要议程,定期召开党风廉政建设工作会议,强化廉政教育,增强防腐意识。通过组织观看警示教育片、爱国主义红色电影、赴红色教育基地实地观摩学习,积极举办演讲、摄影、漫画、普法宣传新媒体作品比赛等活动,倡导崇廉尚洁、敬业奉献的职业道德,持续打造廉洁自律、诚信守法的廉政文化。

五、强化为民服务品质,以全程闭环管理打造群众就医体验新常态

民之所需,行之所至。作为党领导的卫生健康战线生力军,多年来,威海卫人民医院党委始终"以患者需求为导向,以病人满意为第一目标"为办院宗旨,直面患者就医痛点,以人民健康需求为"指挥棒",重塑医院

服务流程,创建优质服务品牌、建设"老百姓自己的医院"。

(一)优化诊疗流程,让就医诊疗"更便捷"

随着信息化不断发展,院党委将强化信息化建设和优化门诊服务两方面作为改善患者就医体验的重点工作。

医院通过升级预约挂号系统,投入自助缴费机、自助回诊机、自助药柜机,建设公众号线上缴费、查验报告,改造电子医保凭证,整合"诊间支付",建设"床旁入院""床旁结算""门诊电子病历系统""大型设备预约"等多项智能化措施,持续规范就医秩序,便捷就诊流程。

医院优化门诊格局,重新规划门诊就诊区块,开设便民、慢病门诊,增设骨科知名专家门诊等一系列专家门诊,增加坐诊信息显示屏和路径指示投影灯,明确指示功能,为来院就诊患者营造了更加便捷、更加舒适的就诊环境。

同时,建设了环翠区首个综合性便民服务中心,整合门诊服务、医疗服务、医保服务、病案复印、失物招领、协助自助血压测量等6大服务类别30余项服务内容,实现各项业务"一站式"办理;强化门诊导医设置,在导医台增加共享轮椅、雨伞、充电宝等便民服务,提升患者就医体验感和满意度。

(二)开展主题活动,让医疗服务"更友好"

2007年,威海卫人民医院就将"提升护理服务能力"作为推动医院发展的长远目标。当时,医院内科大楼刚刚投入使用,医院病区建设也更具规模。所以,从2008年起,医院每年举办年度主题服务活动,通过开展"温馨、感动护理服务""创建优质护理服务示范病房""倾力打造护理品牌、真诚提供温馨服务""引进先进护理服务理念、开展一对一健康宣传教育工作""评选患者最满意护士"等系列提升护理品质的主题活动:从为患者入院时提供的一杯温开水到住院中的中药药饮;从入院时发放的一张张医患联系卡到出院时运动、用药、饮食的指导说明书；从为患者准备的老花镜、饮水杯、雨伞、针线包到爱心土豆片、微波炉；从为患者的订餐、取药温馨提示到公交车、餐厅、银行的各种便民引导图，从为患者提供各种卧位的支撑垫、预防压疮的袋装牛奶到鼓励患者下床的移动输液架、既能当拐杖又能当座椅的助行器等，多途径、多举措展现护理服务的人性化、个体化和优质化，赢得了患者的信任和赞誉，医患关系更加和谐。

2016 年，随着中医技术的发展，医院又陆续开展了"提升中医中药绿色康复治疗及护理服务能力""关注服务细节，做有温度的护理人""学习中西医基础理论知识，争做精细化的护理人""聚力疫情防控、关注服务细节、打造精准化护理团队""重习天使初心、再续温度服务、提升综合能力""追求'精致'服务态度走心走实、树牢'深度'护理观念站高望远"活动。2018 年，引入"治未病"理念，建立了入院、术前治未病评估和绿色治疗效果评价制度，科学开展床边绿色预防干预措施并关注了治疗护理效果。2019 年，引入"同理心"服务理念，关注护理服务流程中的细节。内、外科各组建了"有温度的护理人"宣讲团，进行宣讲活动，营造了人人"关注服务细节，做有温度的护理人"的护理氛围；2020 年，医院积极开展读书角活动，组织开展刮痧、腕踝针、皮内针、督灸等专业培训，提升护理服务技能。

不但如此，医院聚焦"一老一小"，倾力打造儿童友好、老年友善关爱医疗体系，积极构建适儿化、适老化就医环境。在这里，医院为入院患者免费做老年综合评估，针对性地对有跌倒风险的患者提供平衡改善套餐，将锻炼的动作拍成照片，一人一案，指导督促者积极锻炼；在这里，医院为小朋友们打造了温馨舒适的治疗病房，设置了图书角和玩具站，开展"小小画家展"，让孩子们有归属感；在这里，对老年和儿童患者开展手术牵手服务，患者进入手术室，巡回护士守在患者身旁，给予安慰、鼓励。

此外，近几年医院通过绘制漫画、设立糖尿病知识学习角、制作离院带药的温馨提示卡等方式，多样化开展健康宣传教育，让患者和家属掌握了更多的健康知识和康复方法。今年医院通过探索开展"互联网＋护理"

的服务模式，为出院患者、母婴人群或罹患疾病且行动不便人群提供护理服务，推动护理服务更加贴近百姓。

（三）开展满意度测评，让患者就医"更高效"

多年来，医院党委高度重视医院服务品牌形象，"服务好"的赞许是医院几代职工引以为傲、悉心呵护、赓续传承的光荣传统。从几十年前到患者家中回访病情，到老百姓有了电话后的电话回访；从面对面地向患者做问卷调查，到现在信息化办公。不论医学模式如何转变，院党委都坚守初心，经过十几年的努力在探索中形成了"以人为本"的满意度调查管理方式和工作体系。

2015年，医院改变以往满意度测评工作由多个部门分散管理的模式，由医患关系办公室统一管理全院的满意度工作，对满意度调查、意见反馈、投诉、表扬等进行综合数据分析，形成满意度通报，每月进行全院通报；2023年，全院满意度工作再次升级，将工作内容分为四部分由四个部门进行责任分工，每月组织联席会议，加强各部门之间的沟通和协调，对医院满意度存在的问题分析、反馈、研究持续改进措施，并督导落实，进一步更新、优化满意度通报模式，提升全院职工服务意识，促进医疗质量和服务质量双提升。

满意度调查工作实行全流程管理，通过电话回访、患者问卷调查、医护评价、科室互评问卷调查、职工满意度调查等多种渠道，建立起立体化评价体系。患者满意度方面，对患者在门诊、住院、出院满意度情况进行全覆盖，诊间满意度即时评价、缴费自助机实时评价，二维码扫码评价，电话回访，短信回访，公众号意见反馈等多种形式，全范围、多途径听取患者意见。同时开展两级电话回访，主管医生电话回访，关注患者康复情况，及时跟进患者意见，增加医患粘连度，切实保证百姓的每一个问题都能得到及时的回应，以高质量发展回应"人民医院为人民"。

今日的威海卫人民医院曾被山东省卫生健康委评为全省卫生计生系

统先进集体，多次被市委、市政府，区委、区政府及卫生主管部门授予威海市先进集体、市级文明单位、卫生计生系统先进集体、卫生工作红旗单位、平安建设示范单位和先进基层党组织、威海市价格诚信优秀单位、威海市消费者满意单位……曾经的小城卫生院，因一直牢记、践行"人民医院为人民、人民医院靠人民"这一"传家宝"而始终向前、生机勃发。

使命呼唤担当，使命引领未来。如今，踏上新征程，威海卫人民医院将继续强化"人民医院为人民"的责任担当，继续高举"人民医院"大旗，主动对接当地卫生事业发展规划、主动对接区域内人民日益增长的健康需求，持续深化医改，大力加强学科建设，以更加优质高效的服务增进人民群众就医的获得感、幸福感，在"精致城市 幸福威海"建设中、在"健康中国"的宏图伟业中和无数兄弟医院一起走向百年辉煌。